Ultraschall in der medizinischen Diagnostik

Ultraschall in der medizinischen Diagnostik

herausgegeben von

P.N.T. Wells

W DE G

Walter de Gruyter · Berlin · New York 1980

Titel der Originalausgabe
Ultrasonics in clinical diagnosis
Second edition
Churchill Livingston
Medical Division of Longman Group Ltd.
Edinburgh, London, New York

Herausgeber
P.N.T. Wells, Ph. D., F. Inst. P.
Chief Physicist, Avon Area Health Authority
Avon Area, Großbritannien

Autoren
Ian Donald, E.J. Giglio, C.R. Hill, F.G.M. Ross, K.J.W. Taylor, P.N.T. Wells, D.N. White

Aus dem Englischen übertragen, überarbeitet und ergänzt von
Dipl.-Phys. Dr. med. U. Flesch, Rudolf-Virchow-Krankenhaus, Berlin

CIP-Kurztitelaufnahme der Deutschen Bibliothek

Ultraschall in der medizinischen Diagnostik /
hrsg. von P.N.T.Wells. [Autoren Ian Donald . . .
Überarb. u. erg. von U. Flesch]. – Berlin, New York : de Gruyter,
1980.
Einheitssacht.: Ultrasonics in clinical diagnosis <dt.>
ISBN 3-11-007646-2

NE: Wells, Peter N.T. [Hrsg.]; Flesch, Udo
[Bearb.]; EST

Satz: Druckerei Tutte GmbH, Salzweg-Passau. – Druck: Karl Gerike, Berlin. –
Bindearbeiten: Lüderitz & Bauer Buchgewerbe GmbH, Berlin.

Vorwort zur zweiten englischen Auflage

In den seit der Veröffentlichung der ersten Auflage vergangenen fünf Jahren ist die Zahl der in aller Welt verwendeten Ultraschallgeräte ständig gewachsen und wächst weiter. Die Ultraschalldiagnostik wird zunehmend routinemäßig bei der Untersuchung von Patienten angewandt. Immer mehr Ärzte verlassen sich auf die diagnostische Information des Ultraschalls und die Patienten ihrerseits beginnen, diese Untersuchungsmethode zu fordern.

Die neue Auflage soll der Ausbildung von Ärzten und medizinischem Personal dienen, das sich in wachsender Zahl mit der Ultraschalldiagnostik befassen muß. Die Darstellung entspricht den Anforderungen an die Kandidaten für die „Fellowship of the Royal College of Radiologists“ wie auch den Prüfungsbedingungen der „Society of Radiographers“ und der „American Society of Ultrasound Technical Specialists“. Das Buch wendet sich in gleichem Maße aber auch an medizinische Fachleute anderer Gebiete und dürfte dem Kliniker ebenso wie dem Ingenieur in der Industrie von Nutzen sein.

Die Beiträge meiner Freunde und Kollegen zur Veröffentlichung vorzubereiten, war eine angenehme Aufgabe für mich. Wir haben uns bemüht, Verbesserungsvorschläge von Lesern der ersten Auflage zu berücksichtigen. Meinen Freunden bin ich dankbar, daß sie mir gestatteten, ihre Manuskripte teilweise drastisch zu redigieren, um aus ihren Kapiteln – jedes für sich eine hervorragende und exakte Abhandlung – eine Einheit zu formen.

Den Mitautoren schulde ich großen Dank. Dieses Buch verdankt seine Veröffentlichung aber auch der Hilfe vieler anderer. Ich kann den Wert der Gespräche nicht hoch genug bewerten, die ich mit meinen Kollegen geführt habe, insbesondere mit Dr. Peter Atkinson, D.H. Follett, Dr. Michael Halliwell, Dr. R.A. Mountford, Professor A.E. Read und Dr. J.P. Woodcock. Frau Rosemary Cardwell und Fräulein Josephine Reynolds haben in mühsamer Kleinarbeit das Manuskript in Reinschrift übertragen. Die Mitarbeiter des Verlages Churchill Livingstone waren entgegenkommend und hilfsbereit. Schließlich möchte ich meiner Frau und Familie für ihre Unterstützung herzlich danken.

1977 P.N.T. Wells

Vorwort zur deutschen Übersetzung

Auch in Deutschland wird Ultraschall zur Unterstützung der klinischen Diagnose nicht mehr nur in Spezial- und Universitätskliniken eingesetzt, sondern auch in allgemeinen Krankenhäusern und ärztlichen Praxen. Die Literatur für die Ultraschalldiagnostik, die bisher in deutscher Sprache zur Verfügung steht, ist sehr umfangreich, jedoch fehlt ein Buch, das geeignet ist, als Grundlage für die Aus- und Weiterbildung zu dienen. Deshalb bin ich gern der Anregung vom Verlag Walter de Gruyter gefolgt, mich für die Übersetzung des Buches von P. N. T. Wells einzusetzen, das in einer knappen, jedoch übersichtlichen Zusammenfassung eine fast vollständige Darstellung der heute für die Klinik relevanten Untersuchungsmethoden der Ultraschalldiagnostik bietet. Grundlage der Darstellung sind naturwissenschaftliche Erkenntnisse, wobei jedoch die Physik nur in dem Umfang wiedergegeben wird, der notwendig ist, um die folgenden Ausführungen zu verstehen. Es werden nicht nur kritisch die Untersuchungsmethoden mit Ultraschall und die technischen Möglichkeiten gezeigt, sondern auch die klinisch sinnvollen Methoden abgegrenzt, auf die Schwierigkeiten und die Lösung rein praktischer Probleme eingegangen und die Wertigkeit der Ultraschalldiagnostik im Vergleich zu anderen Untersuchungsmöglichkeiten dargelegt. Die Ausführungen sind exakt mit Zitaten und statistischen Ergebnissen gesichert, wobei besonders die letzteren kritisch interpretiert werden. Es sind Musterbeispiele für den Normalbefund und die wichtigsten pathologischen Veränderungen zu finden, wobei fast sämtliche Ultraschallbilder durch erläuternde Skizzen ergänzt werden. Das Buch repräsentiert die sehr umfangreiche Erfahrung seiner Autoren mit einer für deutsche Verhältnisse sehr hohen Patientenzahl. Ausführungen über mögliche Gefährdung durch den Ultraschall sowie nützliche Hinweise vor Kauf eines Ultraschallgerätes ergänzen das Buch.

Bedingt durch die Entwicklung seit der 2. Auflage der englischen Fassung im Jahr 1977 war eine Überarbeitung und Ergänzung erforderlich. Für die Rohfassung der Übersetzung danke ich dem Übersetzungsbüro Miriam Magal, Tel Aviv, und für wertvolle fachliche Anregungen Herrn Dr. Gebauer, München. Mein Dank gilt ganz besonders den Mitarbeitern des Verlages Walter de Gruyter, die entgegenkommend und hilfsbereit die Übersetzung ermöglichten.

Berlin, im Mai 1980 Udo Flesch

Literaturhinweis

In die „weiterführende Literatur" sind – zusätzlich zu den Hinweisen der englischen Ausgabe – einige deutschsprachige Standardwerke und Lehrbücher aufgenommen worden. Wegen weiterer Literatur sei auf

Pohlmann, R., Ultraschall-Dokumentation
Documentation in Ultrasonics
(Laboratorium für Ultraschall, Dokumentationsstelle der Rheinisch-Westfälischen Technischen Hochschule Aachen)

verwiesen.

Inhalt

Teil I Grundlagen und diagnostische Methoden

Teil I
Grundlagen und diagnostische Methoden

1. Grundlagen

P.N.T. Wells

Die Ultraschalldiagnostik beruht auf physikalischen Messungen der Wechselwirkung zwischen Ultraschallwellen und biologischer Substanz. Für ein richtiges Verständnis der Methoden der Ultraschalldiagnostik ist eine erschöpfende Kenntnis der grundsätzlichen physikalischen Vorgänge bei der Erzeugung, Fortpflanzung und dem Nachweis von Ultraschallwellen erforderlich. Das vorliegende Kapitel soll diese Grundlagen in einfachster Form vermitteln.

1.1. Physikalische Grundbegriffe

1.1.1. Wellen

Der Ultraschall ist eine aus mechanischen Schwingungen bestehende Energieform, deren Frequenzen oberhalb der menschlichen Hörgrenze liegen. Die untere Grenze der Ultraschallfrequenzen beträgt im allgemeinen ungefähr 20 kHz[1]. Am häufigsten werden in der Ultraschalldiagnostik Frequenzen im Bereich von 1 bis 15 MHz angewendet.

Die Ultraschallenergie pflanzt sich in Form von *Wellen* durch ein Medium fort. Obwohl verschiedene *Wellenarten* möglich sind, nutzen fast alle diagnostischen Anwendungen *Longitudinalwellen.* Die Teilchen, die das Medium bilden, schwingen um ihre mittlere Lage nach vorn und wieder zurück. Auf diese Weise wird die Energie in einer zu den Schwingungen der Teilchen parallelen Richtung durch das Medium getragen. Die Partikel bewegen sich dagegen nicht selbst durch das Medium, sondern schwingen nur hin und her. Die Energieübertragung erfolgt demnach in Form einer Störung der Anordnung des Gleichgewichts im Medium, ohne daß ein direkter Transport von Substanz stattfindet.

Der Ultraschall und andere mechanische Wellen unterscheiden sich von elektromagnetischen Wellen. Elektromagnetische Wellen werden durch elektrische und magnetische Felder gebildet und benötigen keine Teilchen als Transportmedium.

In einem Ultraschallfeld treten – wie bei allen Wellen – periodische Bewegungen sowohl auf den Ort als auch auf die Zeit bezogen auf. Als einfachste Schwingungsform ist in Abb. 1.1 eine *harmonische* Schwingung mit konstanter Amplitude dargestellt: Wird ein Partikel aus seiner Gleichgewichtslage gedrängt, tritt eine seiner Verschiebung proportionale Rück-

---

[1] Hz (Hertz) = 1 Schwingung pro Sekunde. Daher 1 kHz = 1000 Schwingungen pro Sekunde, 1 MHz = 1000000 Schwingungen pro Sekunde.

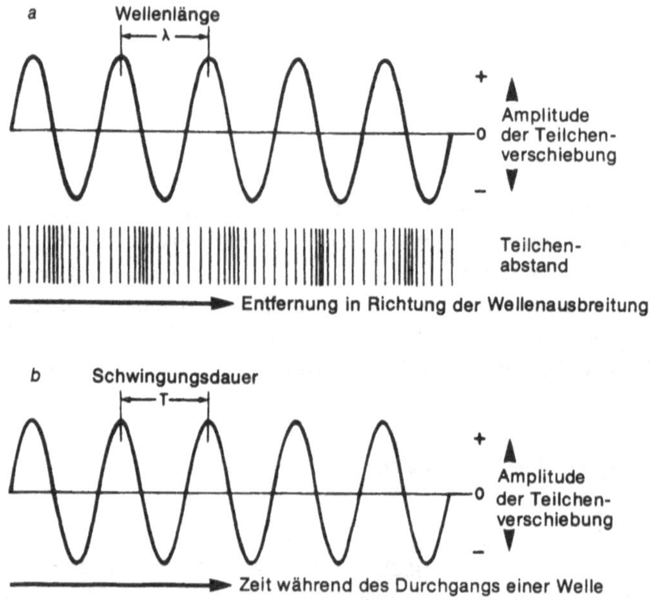

Abb. 1.1 Longitudinalwellen. (*a*) Teilchenverschiebung und -abstand im Ultraschallfeld zu einem festen Zeitpunkt. Die Kurve zeigt die *räumliche* Wellenverteilung. (*b*) Teilchenverschiebung an einem gegebenen räumlichen Punkt im Ultraschallfeld. Die Kurve zeigt die *zeitliche* Wellenverteilung.

stellkraft auf. Dieses *proportionale Verhältnis* unterscheidet die einfache, harmonische Bewegung von anderen, komplizierteren Störungen. Die Wellenlänge λ ist der räumliche Abstand zwischen zwei aufeinanderfolgenden Partikeln im Medium mit identischer Verschiebungsamplitude. Entsprechend ist die *Schwingungsdauer T* die zur Fortpflanzung der Welle im Medium über die Entfernung λ erforderliche Zeit. Die *Frequenz f* der Schwingung ist die Anzahl der Wellen, die innerhalb einer Zeiteinheit (gewöhnlich eine Sekunde) einen bestimmten Punkt des Mediums passieren. Demzufolge ist:

$$f = 1/T \tag{1.1}$$

(f = Frequenz, T= Schwingungsdauer)

Wellenlänge und Frequenz sind durch die folgende Gleichung mit der Fortpflanzungsgeschwindigkeit c verbunden:

$$c = f\lambda \tag{1.2}$$

(c = Fortpflanzungsgeschwindigkeit, λ = Wellenlänge)

bei einer Frequenz von 1 MHz beträgt die Wellenlänge im Wasser (c = 1500 m s^{-1}) zum Beispiel 1,5 mm.

Diese Gleichungen gelten strenggenommen nur für kontinuierliche Wellen mit einer konstanten Amplitude. Störungen anderer Art (z. B. Wellenimpulse) treten nicht in Verbindung mit einer bestimmten Frequenz auf, deshalb sind λ und T nicht konstant (c ist größtenteils von der Frequenz unabhängig).

Die Geschwindigkeit, mit der die Energie durch das Medium übertragen wird, hängt von der Verzögerung zwischen den Bewegungen benachbarter Partikel ab. Sie ist von dem *Elastizitätsmodul K* (beeinflußt die bei einer gegebenen Verschiebung im Medium auftretende Kraft) und der *Dichte* ϱ (beeinflußt die Beschleunigung bei einer gegebenen Kraft im Medium) entsprechend der folgenden Gleichung abhängig:

$$c = \sqrt{(K/\varrho)} \qquad (1.3)$$

(K = Elastizitätsmodul, ϱ = Dichte)

Die Geschwindigkeiten sind in Gewebsweichteilen sehr ähnlich. In Knochen ist die Geschwindigkeit höher, in der Lunge dagegen niedriger. Die Geschwindigkeiten in verschiedenen Substanzen sind in Tabelle 1.1 angeführt.

Tabelle 1.1 Ultraschalleigenschaften einiger häufig vorkommender Substanzen einschließlich Gewebsarten

	Ausbreitungsgeschwindigkeit (ms^{-1})	Schallimpedanz (10^6 kg $m^{-2}s^{-1}$)	Schwächungskoeffizient bei 1 MHz ($dBcm^{-}$)	Frequenzabhängigkeit des Schwächungskoeffizienten
Luft	330	0,0004	10	f^2
Aluminium	6400	17	0,02	f
Knochen	2700–4100	3,75–7,38	3–10	f–$f^{1,5}$
Rizinusöl	1500	1,4	1	f^2
Lunge	650–1160	0,26–0,46	40	$f^{0,6}$
Muskel	1545–1630	1,65–1,74	1,5–2,5	f
Plexiglas	2680	3,2	2	f
Gewebsweichteile (außer Muskeln)	1460–1615	1,35–1,68	0,3–1,5	f
Wasser	1480	1,52	0,002	f^2

1.1.2. Verhalten an Grenzflächen

Trifft eine Welle senkrecht auf die Grenzfläche zwischen zwei Medien auf, so pflanzt sie sich ohne Ablenkung in der Ausbreitungsrichtung im zweiten Medium fort. Trifft sie schräg auf (Abb. 1.2), erfolgt eine *Brechung*, es sei

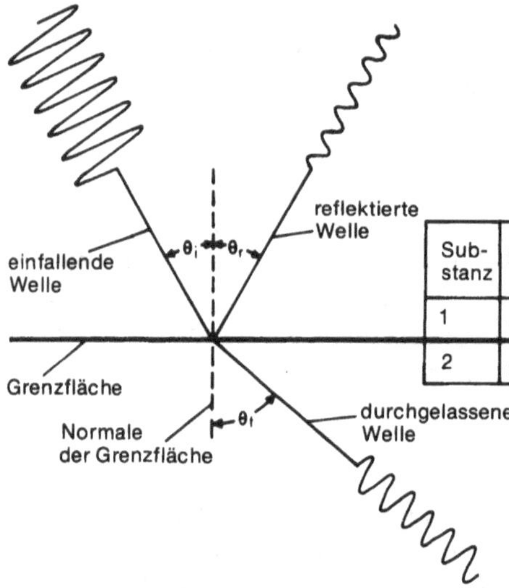

Substanz	Dichte	Geschwindigkeit	Impedanz
1	ϱ_1	c_1	$Z_1 = \varrho_1 c_1$
2	ϱ_2	c_2	$Z_2 = \varrho_2 c_2$

Abb. 1.2 Verhalten einer Welle, die auf die Grenzfläche zweier Substanzen auftrifft.

denn, die Geschwindigkeit in beiden Medien ist gleich. Die Gleichung dafür lautet:

$$(\sin \Theta_i)/(\sin \Theta_t) = c_1/c_2 \tag{1.4}$$

(Θ_i = Einfallswinkel, Θ_t = Transmissionswinkel, Θ_r = Reflexionswinkel)

Ein Teil der einfallenden Welle wird an der Grenzfläche reflektiert. Dabei ist $\Theta_i = \Theta_r$, es findet eine *Spiegelung* statt. An den Grenzflächen zweier Substanzen ist aus Gründen der Stetigkeit der Schalldruck und die Normalrichtung der Ausbreitungsgeschwindigkeit gleich. Daraus ergibt sich nach einer einfachen Theorie, daß der reflektierte und der durchgelassene Anteil der Welle außer vom Einfallswinkel nur von der Schallimpedanz Z („charakteristischer Schallwiderstand") abhängt. Die folgende Gleichung verbindet sie mit Dichte und Geschwindigkeit:

$$Z = \varrho c \qquad (Z = \text{Schallimpedanz}) \tag{1.5}$$

Beispiele für Werte der Schallimpedanz sind in Tabelle 1.1 angeführt.

Sind die Schallwellenwiderstände in beiden Medien gleich, pflanzt sich die Welle durch die Grenzfläche unverändert fort, abgesehen von einer möglichen Brechung, wenn die Ausbreitungsgeschwindigkeiten in beiden Medien unterschiedlich sind und die Welle nicht senkrecht auf die Grenzfläche trifft. Bei Schallimpedanzunterschieden tritt zusätzlich eine Reflexion auf und die Energie der einfallenden Welle wird zwischen der reflektierten und der durchgelassenen Welle an der Grenzfläche so aufgeteilt, daß die oben genannten Bedingungen für Schalldruck und Normalgeschwindigkeit erfüllt werden.

Das Verhältnis der zeitlich gemittelten Energiedichten in der reflektierten und einfallenden Welle wird auch als Reflexionskoeffizient R bezeichnet und bei lotrechtem Einfallen der Welle durch die folgende Gleichung wiedergegeben:

$$R = [(Z_2 - Z_1)/(Z_2 + Z_1)]^2 \tag{1.6}$$

Bei $Z_1 = Z_2$ wird $R = 0$. An der Grenzfläche zwischen zwei Medien mit gleichem Schallwellenwiderstand und senkrechtem Einfall findet also keine Reflexion statt. An der Grenzfläche zwischen zwei Gewebsweichteilen mit ähnlichem Schallwellenwiderstand ist die Reflexion gering. Ist andererseits $Z_2 \ll Z_1$ (z.B. an der Grenzfläche zwischen Gewebsweichteilen und Luft) so ist $R \approx 1$ (entspricht fast einer vollständigen Spiegelung bzw. Totalreflexion).

1.1.3. Streuung

Es ist wichtig zu wissen, daß die Ergebnisse aus einer Berechnung der Brechung und Reflexion an einer ebenen Grenzfläche nicht für rauhe Grenzflächen oder kleine Hindernisse gelten müssen. Die Komponente der reflektierten Energie wird durch Streustrahlung ersetzt; ihr Umfang hängt dabei von den geometrischen Eigenschaften der Grenzfläche ab. Dieser Effekt nimmt an Bedeutung zu, wenn die Abmessungen der Bereiche, in denen sich die Impedanz ändert, in der Größenordnung einer Wellenlänge oder darunter liegen. Liegt die Korngröße des Materials mit unterschiedlicher Schallimpedanz erheblich unter einer Wellenlänge, so zeigen experimentelle Ergebnisse, daß sich die Intensität der reflektierten Welle (bei gegebener Impedanz) reziprok zur vierten Potenz der Wellenlänge verändert. Dies trifft zu, wenn die Ultraschallwellen im niedrigen Megahertzbereich durch Blut gestreut werden. Ein Zustand zwischen Spiegelung und der eben erwähnten Streuung ist von der Theorie her schwer zu beschreiben. Viele Grenzflächen zwischen biologischen Geweben fallen in diese Kategorie; erst vor kurzem hat man mit Messungen begonnen, um die theoretischen Ergebnisse zu überprüfen. Um die Reflexionsverhältnisse abzuschätzen, sollte man sich in derartigen Fällen daher eher auf Versuchsergebnisse verlassen.

1.1.4. Dopplereffekt

Bei den in Abb. 1.3 dargestellten Verhältnissen sind die Frequenzen der einfallenden und der reflektierten Welle gleich, wenn der Spiegel sich in Ruhestellung befindet. Bewegt sich jedoch die spiegelnde Oberfläche in

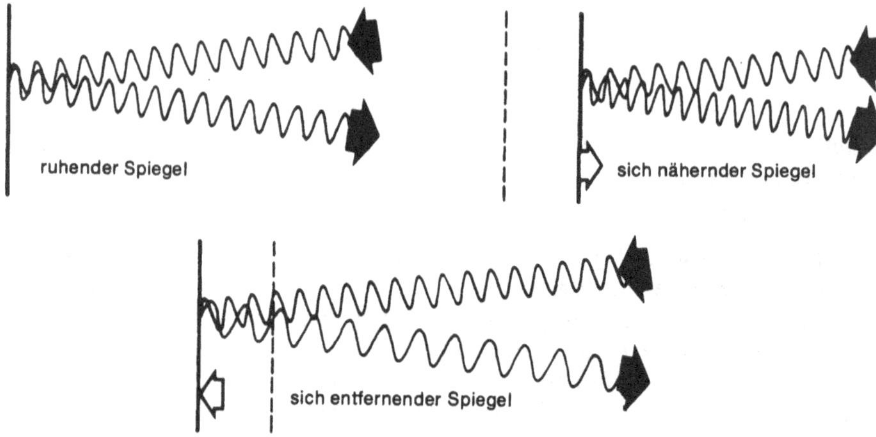

Abb. 1.3 Änderung der Frequenz einer an einer bewegten Oberfläche reflektierten Welle nach dem Dopplerprinzip.

Richtung auf den Ausgangspunkt der Wellen, wird die Wellenlänge „zusammengedrückt" und bei entgegengesetzter Bewegung „auseinandergezogen". Da die Ausbreitungsgeschwindigkeit konstant ist, rufen diese Änderungen der Wellenlänge entsprechende Änderungen der Frequenz hervor. Diese Erscheinung wird als der „*Dopplereffekt*" bezeichnet.

Angenommen, die Frequenz der einfallenden Welle ist bei lotrechtem Einfall f und v die Geschwindigkeit der sich in Richtung auf den Ausgangspunkt der Welle bewegenden Spiegelfläche, dann wird die Dopplerverschiebung f_D der Frequenz, die in der reflektierten Welle auftritt ($f_D = f'-f$; f' ist die Frequenz der reflektierten Welle), durch die Gleichung

$$f_D = 2vf/c \tag{1.7}$$

wiedergegeben, vorausgesetzt, $v \ll c$, was im allgemeinen bei der diagnostischen Anwendung zutrifft. Bei der Anwendung in der Diagnostik bildet die Bewegungsrichtung der reflektierenden Fläche mit der Richtung der einfallenden Welle häufig einen Winkel γ. In diesem Fall ist

$$f_D = 2v\,(\cos\gamma)\,f/c \tag{1.8}$$

1.1.5. Leistung, Intensität und Dezibelbezeichnung

Die Ultraschall*leistung* kann in verschiedenen Einheiten ausgedrückt werden. Am praktischsten ist das *Watt* (W). Eine Leistung von 1 W entspricht einem Energiefluß von 1 Joule pro Sekunde. Die Ultraschall*intensität* ist gleich der Energiemenge, die in einer Zeiteinheit durch eine Flächeneinheit fließt: Sie kann in *Watt pro Quadratzentimeter* ausgedrückt werden[1].

Die absolute Größe der Ultraschallintensität ist wichtig im Hinblick auf mögliche biologische Auswirkungen und die Fähigkeit eines Systems, eine Ultraschallwelle in Gegenwart von Störgeräuschen festzustellen. Oft ist es jedoch am praktischsten, das *Verhältnis* zwischen zwei Intensitäten oder Amplituden zu messen, insbesondere wenn der *Pegel* einer dieser Größen als Bezugsgröße für Vergleiche mit der anderen benutzt wird. Dadurch werden Messungen der absoluten Größe unnötig, und relative Wellenamplituden können als Spannungsquotienten ausgedrückt werden, da Ultraschallwellen gewöhnlich elektrisch erzeugt und nachgewiesen werden.

Es ergeben sich zwei Vorteile, wenn diese Brüche in logarithmischer Form ausgedrückt werden. Zum einen wird ermöglicht, Intensitäten über einen Bereich mehrerer Größenordnungen durch einfache Zahlen auszudrücken, zum anderen erhält man das arithmetische Produkt zweier oder von mehr Zahlen durch Addieren ihrer Logarithmen (und entsprechend ihres Quotienten durch Subtraktion). Die am häufigsten gebrauchte logarithmische Einheit ist das *Dezibel*, das wie folgt definiert wird:

(relativer Pegel in Dezibel)

$$\mathrm{M_{lg}} = 10 \lg (P_2/P_1) \text{ dB} = 20 \lg (A_2/A_1) \text{ dB} \tag{1.9}$$

mit P_1 und P_2 als den beiden Leistungen, bzw. A_1 und A_2 als entsprechenden Wellenamplituden, wobei $\mathrm{P} \sim \mathrm{A}^2$ ist.

Die einem weiten Bereich von Leistungen und Amplituden entsprechenden Dezibelpegel sind in Tabelle 1.2 angeführt. Wichtig ist zu wissen, daß es keinen Sinn hat, eine absolute Größe in Dezibel auszudrücken, wenn keine Bezugsgröße angegeben ist. Beispielsweise entspricht 40 dB Schwächung oder Dämpfung von 1 W cm^{-2} einer Intensität von 0,0001 W cm^{-2} (d.h. 10^{-4}W cm^{-2}):

Man beachte, daß die *Intensitäten* in derselben Weise wie die Leistungen verglichen werden können. Ebenso ist z. B. der Quotient zweier Wellenamplituden, die eine 20 dB und die andere 40 dB unterhalb einer bestimmten Bezugsgröße, gleich 10 (d.h., die Amplitude der ersten Welle ist 20 dB größer als die der zweiten). Die *Halbwertsdicke* (die Entfernung, in der die Hälfte der Energie absorbiert wird) ist gleich annähernd der Dicke einer Schicht, in der sich die Intensität um 3 dB verringert.

---

[1] Die internationale Grundeinheit ist W m^{-2}; die entsprechende Fläche ist jedoch für biomedizinische Zwecke zu groß. Die Einheit W cm^{-2} ist international zulässig.
Die Intensität I wird mit der Gleichung $I = \varrho c v_o{}^2/_2$ definiert, mit v_o als Amplitude der Schallschnelle (größte Teilchengeschwindigkeit) wobei $v_o = 2\pi f u_o$ ist, mit u_o als Verschiebungsamplitude (größte Teilchenverschiebung).

Tabelle 1.2 Leistungs- und Amplitudenquotienten bei verschiedenen Dezibelpegeln

dB-Werte (Schwächung)			dB + Werte (Verstärkung)	
Amplituden-quotient	Leistungs-quotient	dB	Amplituden-quotient	Leistungs-quotient
1·000	1·000	0·0	1·000	1·000
0·989	0·977	0·1	1·012	1·022
0·977	0·955	0·2	1·023	1·047
0·944	0·891	1·5	1·059	1·122
0·891	0·794	1	1·122	1·259
0·794	0·631	2	1·259	1·585
0·708	0·501	3	1·413	1·995
0·631	0·398	4	1·585	2·512
0·562	0·316	5	1·778	3·162
0·501	0·251	6	1·995	3·981
0·447	0·200	7	2·239	5·012
0·398	0·159	8	2·512	6·310
0·355	0·126	9	2·818	7·943
0·316	0·100	10	3·162	10·000
0·282	0·0794	11	3·548	12·59
0·251	0·0631	12	3·981	15·85
0·224	0·0501	13	4·467	19·95
0·200	0·0398	14	5·012	25·12
0·178	0·0316	15	5·623	31·62
0·159	0·0251	16	6·310	39·81
0·141	0·0200	17	7·080	50·12
0·126	0·0159	18	7·943	63·10
0·112	0·0126	19	8·913	79·43
0·100	0·0100	20	10·000	100·00
0·0562	0·00316	25	17·78	316
0·0316	0·00100	30	31·62	1000
0·0178	0·00032	35	56·23	3162
0·0100	0·00010	40	100·00	10000
0·0056	0·00003	45	177·83	31623
0·0032	0·00001	50	316·23	100000
0·00100	10^{-6}	60	1000	10^{6}
0·00032	10^{-7}	70	3162	10^{7}
0·00010	10^{-8}	80	10000	10^{8}
0·00003	10^{-9}	90	31623	10^{9}
0·00001	10^{-10}	100	100000	10^{10}

1.1.6. Dämpfung

Die Intensität einer Ultraschallwelle kann bei ihrer Ausbreitung durch zwei Vorgänge vermindert werden. Erstens kann die Welle aus dem parallelen Strahl divergieren oder durch kleine Partikel mit unterschiedlicher Schallimpedanz gestreut werden, so daß die Ultraschalleistung eine größere Fläche durchsetzt. (Konvergenz des Strahls führt zu einer Erhöhung der Intensität in Richtung auf den Brennpunkt.) Zweitens kann die Welle *absorbiert* werden, wobei Ultraschallenergie in Wärme umgewandelt wird.

Bei jeder beliebigen Frequenz geht ein konstanter Teil der in einer ebenen Ultraschallwelle enthaltenen Energie beim Durchgang durch eine bestimmte Dicke der betreffenden Substanz durch Absorption verloren. Wird z.B. die in einer Welle enthaltene Energie beim Durchgang durch 100 mm einer bestimmten Substanz mit einem Faktor 0,1 verringert, so folgt daraus, daß eine Substanzdicke von 200 mm die Wellenenergie mit einem Faktor 0,01 vermindern würde (die ersten 100 mm würden 90% der Energie absorbieren, die restlichen 10% in die zweite 100 mm Strecke gelangen; von diesen restlichen 10% würden wiederum 90% absorbiert, so daß nur 1% der ursprünglichen Energie übrigbleibt). Wenn keine anderen Verluste vorliegen, stellt die Absorption die Gesamtdämpfung dar, die bequem in logarithmischen Einheiten wie z.B. Dezibel (siehe Abschnitt 1.1.5) ausgedrückt werden kann, da man arithmetische Produkte durch Addieren der Logarithmen erhält. So würde z.B. im o.a. Beispiel eine Substanzdicke von 100 mm die Wellenenergie um 10 dB, eine von 200 mm um 20 dB verringern: Der *Schwächungskoeffizient* α ist dann gleich 1 dB cm^{-1}. Demnach würde eine Substanzdicke von 120 mm die Wellenenergie um 12 dB verringern (wie aus Tabelle 1.2 hervorgeht, entspricht dies einem Faktor von 0,0631 für die Energie bzw. Leistung; die Berechnung durch lineare Arithmetik wäre ziemlich umständlich). Entsprechend ist die Halbwertsdicke gleich 30 mm.

Der bei Ultraschalldämpfung auftretende Vorgang hängt von den Eigenschaften der Substanz ab, in der sich die Welle fortpflanzt. Einige Größenwerte für typische Substanzen sind in Tabelle 1.1 angeführt. In nicht-biologischen Gasen oder Flüssigkeiten wie Luft und Wasser ist der Dämpfungsfaktor proportional zum Quadrat der Frequenz; die Absorption wird durch Zähigkeit verursacht, die auf Reibung zwischen den Partikeln beruht. In nicht-biologischen festen Körpern wird die Absorption hauptsächlich durch Wärmeleitung verursacht; die durch Verdichtung erzeugte Wärme strömt davon, so daß während einer Schwingung Energie verlorengeht; der Dämpfungsfaktor ist dann proportional zur Frequenz. Bei biologischen, quasi flüssigen Gewebsweichteilen haben Messungen jedoch gezeigt, daß der Dämpfungsfaktor wenigstens in einem begrenzten Frequenzbereich proportional zur Frequenz ist. Es scheint, daß der größte Teil der Absorption durch *Relaxationsvorgänge* in den Eiweißbestandteilen der Gewebe verursacht wird. Bei einem Relaxationsvorgang wird der Ultraschallwelle zunächst Energie entzogen und deutlich später wieder zugeführt. Energie in Form von Bewegungsenergie – so könnte man die Ultraschallwelle bezeichnen – wird in andere Energieformen umgewandelt, z. B. Schwingungen oder Rotationen der Atome in den Molekülen. Energieverluste treten auf, wenn die momentane Bewegung der Teilchen in der Ultraschallwelle entgegengesetzt der Bewegungsrichtung ist, die sich aus der Rückführung der Energie aus anderen Schwingungsformen in die Welle ergibt. Die Höhe des Energieverlustes wird bestimmt durch den in andere Energieformen umgewandelten Teil der Bewegungsenergie und die Zeitkonstanten der Relaxationsvorgänge. Bei sehr niedrigen Frequenzen ist die Verzögerung bei der Umwandlung der Energie geringfügig, so daß die ursprüngliche Bewegungsrichtung der Teilchen im wesentlichen mit der durch die rückgeführte Energie verursachten übereinstimmt (gleiche „Phase“) und die Absorption entsprechend gering ist. Die Absorption erhöht sich mit der Frequenz bis zu einem Höchstwert, bei dem die rückgeführte Energie genau zu einer gegenphasigen Bewegung führt; oberhalb dieser Frequenz nimmt die Absorption ab, da weniger Zeit zur Umwandlung zwischen den Energieformen zur Verfügung steht. Das lineare Verhältnis, das in einem bestimmten Bereich in biologischen Gewebsweichteilen zwischen Dämpfungsfaktor und Frequenz besteht, könnte seine Ursache in einigen verschiedenen Relaxationsvorgängen mit unterschiedlichen Zeitkonstanten haben.

Der Dämpfungsvorgang in der *Lunge* ist besonders komplex. Das Verhalten der mit Gas gefüllten Hohlräume ist in dieser Hinsicht nicht ganz klar. Ebenfalls nicht genügend geklärt sind die im Knochen stattfindenden Vorgänge, obwohl Streuung in der Substantia spongiosa eine wichtige Rolle zu spielen scheint.

1.2. Erzeugung und Nachweis von Ultraschallwellen

1.2.1. Piezoelektrizität

Bei diagnostischen Anwendungen wird Ultraschall gewöhnlich unter Anwendung des *Piezoeffektes* erzeugt und nachgewiesen. Erzeugung und Nachweis sind Vorgänge, bei denen eine Umwandlung zwischen elektrischer und mechanischer Energie stattfindet.

Piezoelektrische Substanzen werden als „*Wandler*“ (Transducer) bezeichnet, da sie eine Umwandlung von elektrischer und mechanischer Energie bewirken. Die im Ionengitter der Substanz gebundenen elektrischen Ladungen sind so angeordnet, daß sie bei Wechselwirkung mit einem äußeren elektrischen Feld eine mechanische Wirkung zeigen und umgekehrt. Im nicht verformten Zustand fallen die Symmetriezentren der positiven und negativen Ionen zusammen. Weil die Ionenladungen zwar gleich groß sind, aber umgekehrte Vorzeichen haben, tritt im gesamten *Kristall* keine wirksame Ladungsdifferenz auf. Bei Druck auf den Wandler fallen die Symmetriezentren nicht mehr zusammen, so daß eine Ladungsdifferenz an den Elektroden erscheint. Bei Dehnung des Wandlers erscheint die umgekehrte Ladungsdifferenz. Der umgekehrte Piezoeffekt tritt auf, wenn ein elektrisches Feld die Symmetriezentren der Ionenladungen in entgegengesetzte Richtungen verschiebt, wodurch der Wandler verformt wird.

Obwohl viele in der Natur vorkommenden Kristalle piezoelektrisch sind (am bekanntesten ist *Quarz*), sind synthetische keramische Stoffe wie Blei-Zirkonium-Titanat die in der Ultraschalldiagnostik am häufigsten benutzte Substanz. Dies ist eine erstarrte Lösung, die während der Fertigung durch ein elektrisches Feld polarisiert und dadurch hochgradig piezoelektrisch wird. Dieser Stoff gehört einer als *ferroelektrisch* bezeichneten Gruppe von Stoffen an. In einem ferroelektrischen Material befinden sich zahlreiche kleine Elementarbereiche elektrischer Ladungen, die sich durch die Polarisation vorzugsweise in einer bestimmten Richtung ausrichten. Diese Elementarbereiche sind asymmetrisch, wie aus Abbildung 1.4 hervorgeht. Wegen der Ähnlichkeit mit dem Ferromagnetismus wird dieses Verhalten „ferroelektrisch" bezeichnet.

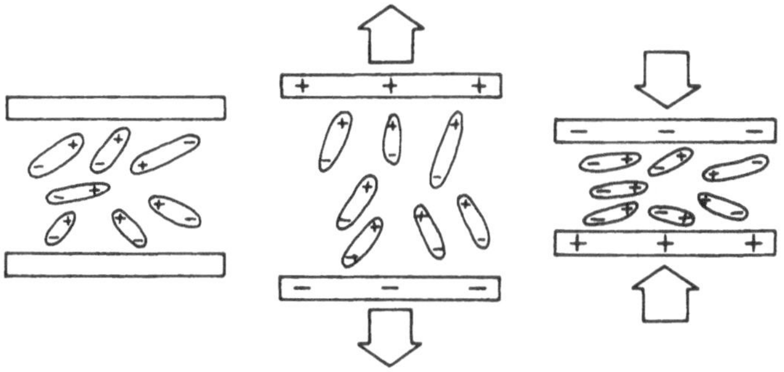

a unbelastet *b* bei Zug *c* bei Druck

Abb. 1.4 Wechselwirkung zwischen Kraft und elektrischer Ladungsverteilung in einem piezoelektrischen Wandler der polarisierten, ferromagnetischen Art. Die Pfeile zeigen in Richtung der verformenden Kräfte, die resultierenden Oberflächenladungen sind auf den Elektroden angegeben. Der umgekehrte Effekt verformt den Wandler als Reaktion auf eine angelegte elektrische Spannung.

1.2.2. Schallköpfe für Ultraschalldiagnostik

In der Ultraschalldiagnostik sind fast immer schmale Ultraschallstrahlen erforderlich. Ein derartiger Strahl wird oft (siehe Abschnitt 1.3) durch eine Platte aus piezoelektrischem Material erzeugt, die durch zwei Elektroden (je eine an jeder parallelen Oberfläche) elektrisch erregt wird. Wird eine Wechselspannung an die Elektroden gelegt, verursacht der Piezoeffekt eine entsprechende Änderung der Dicke des Schwingers (Transducers oder Wandlers). Durch die Bewegungen der Schwingeroberflächen wird Energie in das angrenzende Medium abgestrahlt. Der Anteil der abgestrahlten Energie hängt vom Impedanzunterschied Transducer/Medium (bzw. Körperoberfläche) ab (wie in 1.1.2 erklärt). Im allgemeinen wird daher ein Teil der Schwingungsenergie an den Oberflächen des Transducers reflektiert und läuft als Welle durch den Wandler selbst zurück. Wenn sich der Momentanwert der an den Wandler gelegten elektrischen Spannung ändert, entsteht wegen des Piezoeffektes eine neue Beanspruchungslage und zwar innerhalb des Zeitabschnittes, in dem die reflektierte Energiewelle den Wandler bis zur gegenüberliegenden Oberfläche durchläuft. Die den Wandler verformende mechanische Spannung ist gleich der Summe der piezoelektrischen und der von der reflektierten Welle erzeugten Spannung. Ist die Dicke des Wandlers gleich der halben Wellenlänge der Ultraschallwelle bei der Frequenz der elektrischen Erregung, verstärken sich diese Beanspruchungen gegenseitig. Dieser Zustand wird als „*Resonanz*“ bezeichnet: Die Verschiebungsamplituden sind an den Wandleroberflächen am größten, wenn die Frequenz der elektrischen Erregung gleich der mechanischen Resonanzfrequenz des Wandlers ist. Ebenso ist der Wandler als Empfänger am empfindlichsten, wenn er durch Ultraschall in der Resonanzfrequenz erregt wird. Die Geschwindigkeit von Ultraschallwellen in Blei-Zirkonium-Titanat beträgt ca. 4000 m s^{-1}, bei einer Frequenz von 1 MHz beträgt demnach $\lambda/2 = 2$ mm.

Bei einigen Anwendungen ist der Betrieb des Transducers mit höchstem Wirkungsgrad erwünscht. Zu diesem Zweck muß die Übertragung der elektrischen Energie vom Schwinger auf den Untersuchungsgegenstand (und umgekehrt) mit so geringen Verlusten wie möglich erfolgen. Dabei wird der Transducer zur Verringerung der Verluste in der Halterung von Luft umgeben; weitere Verbesserungen sind durch *Anpassung* des Schallwellenwiderstandes vom Wandler an den des zu untersuchenden Mediums möglich. Dazu wird eine Anpassungsschicht am Wandler befestigt, deren Impedanz einen Zwischenwert einnimmt und deren Dicke einem Viertel der Wellenlänge entspricht. Bei vielen diagnostischen Anwendungen stellt jedoch die Fähigkeit des Transducers, auf sehr kurze Energieimpulse zu reagieren, eine wichtigere Anforderung dar. Hochgradig wirksame Wandler sind für derartige Zwecke im allgemeinen ungeeignet. Das liegt daran, daß derartige Wandler mit der bei Resonanz auftretenden Verstärkung der Schwingungen arbeiten, und diese ist am stärksten, wenn die *Dämpfung* des Wandlers am geringsten ist. Der Wirkungsgrad sinkt schnell bei nur wenig von der Resonanzfrequenz abweichenden Frequenzen. Die *Reaktion* des Wandlers auf die angelegt Spannung wird jedoch mit steigender Dämpfung unabhängiger von der Frequenz. Der Wirkungsgrad bzw. die Empfindlichkeit des Wandlers müssen daher verringert werden, um eine geringere Abhängigkeit von der Frequenz zu erzielen.

Es ist eine wichtige Eigenschaft von kurzen Energieimpulsen, daß die Energie nicht auf eine einzige Frequenz beschränkt ist. Je kürzer die Impulse sind, desto breiter ist das Frequenz*spektrum*, die Verteilung der Energie in Abhängigkeit von der Frequenz. Damit ein Wandler auf einen Energieimpuls von kurzer Dauer (der über ein breites Frequenzspektrum verteilt ist) reagieren kann, muß er mit Dämpfung arbeiten, um so über ein breites Frequenzband empfindlich zu sein.

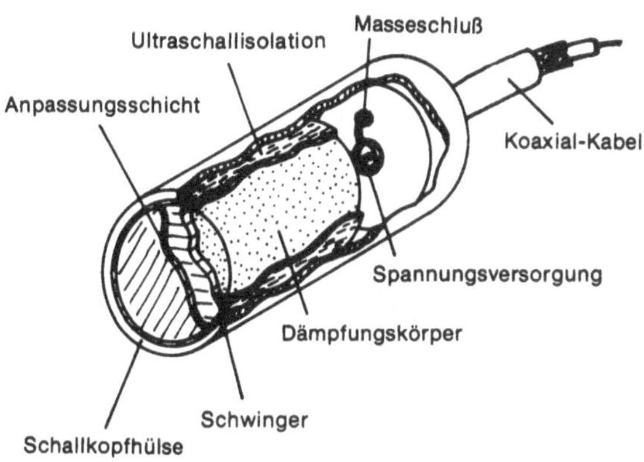

Abb. 1.5 Aufbau eines typischen Ultraschallkopfes für Pulsbetrieb. Die elektrischen Anschlüsse sind an dünnen Metallelektroden befestigt, die mit den ebenen Oberflächen des Schwingers (Tranducers) verbunden sind. Die hintere Elektrode ist im allgemeinen an Spannung gelegt, die vordere Elektrode ist mit der geerdeten Metallhülse verbunden.

Abbildung 1.5 zeigt die typische Konstruktion eines Ultraschallkopfes zur Erzeugung und zum Nachweis kurzer Ultraschallimpulse. Die mechanische Dämpfung wird durch ein hochgradig absorbierendes Material (z.B. Wolframpartikel, eingebettet in Kunststoff) bewirkt, das an der Rückseite des Wandlers befestigt ist. Die Vorderseite des Ultraschallkopfes besteht aus einer Anpassungsschicht aus Kunststoff. Im Idealfall sollte die Dicke dieser Schicht $\lambda/4$ betragen, um den höchsten Wirkungsgrad zu erzielen; ein Kompromiß ist jedoch wegen des weiten Frequenzbereichs der Schwingungsenergie und der von der Frequenz abhängigen Wellenlänge notwendig. Der Ultraschallisolator (z.B. mit Gummi imprägnierter Kork) zwischen Wandlerhülse und Dämpfungsmaterial verringert die Übertragung von Ultraschallenergie von und zu der Hülse. Eine derartige Übertragung ist unerwünscht, da die Hülse aus einem wenig absorbierenden Material (z. B. Metall) bestehen kann und dann leicht eine Zeitlang als Reaktion auf einen Ultraschallimpuls *nachschwingt.* Nachschwingungen würden in diesem Fall vom Wandler als Artefakte registriert werden.

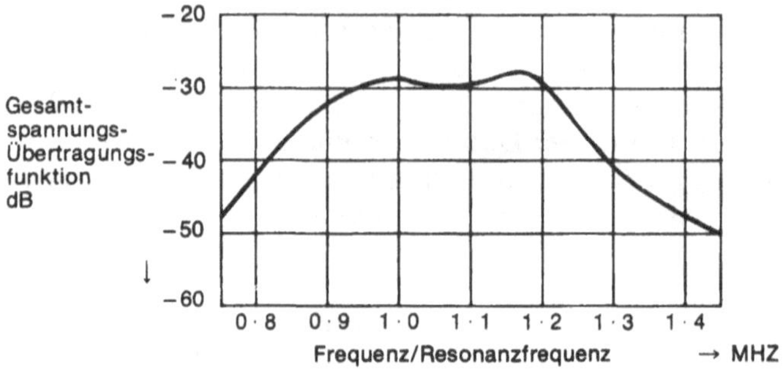

Abb. 1.6 Frequenzspektrum eines typischen Ultraschallkopfes für die Diagnostik.

Das Verhalten einer typischen diagnostischen Ultraschallsonde ist in Abbildung 1.6 in Abhängigkeit von der Frequenz dargestellt. Die *Gesamtspannungs-Übertragung* eines Wandlers (bei einer bestimmten Frequenz) wird definiert als der Quotient (im allgemeinen in Dezibel ausgedrückt) von Ausgangs- und Eingangsspannung des Wandlers, wenn die Ultraschallenergie verlustlos in den Transducer reflektiert wird. In der Praxis ist der Bau eines idealen Reflektors schwer, und man verwendet einen ebenen Re-

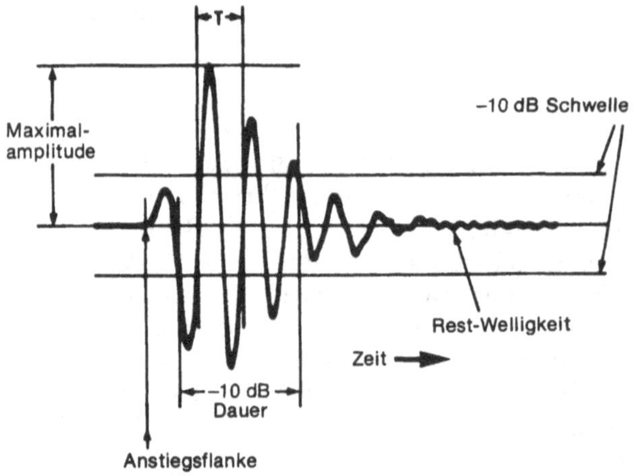

Abb. 1.7 Impulsansprechen einer typischen Ultraschallsonde für die Diagnostik. Die Nulldurchgangsfrequenz ist gleich 1/*T*. Die auf den Impuls folgende Welligkeit wird durch *Nachschwingen* der Schallkopfhülse und Radialschwingungsresonanz des Schwingers (Transducers) hervorgerufen.

flektor mit bekanntem Reflexionsvermögen, wobei die Meßergebnisse der Übertragungsfunktion entsprechend korrigiert werden.

Das Impulsansprechen des gleichen Ultraschallkopfes ist in Abbildung 1.7 dargestellt. Die *Impulsform* kann mit Hilfe der *Null-Durchgangs-Frequenz* und der *Dauer* zwischen bestimmten *Schwellenwerten* unterhalb des *Amplitudenspitzenwertes* festgelegt werden. Das sind wichtige Größen zur Abschätzung der *Auflösung* eines diagnostischen Impuls-Echo-Systems (siehe Abschnitt 2.1.3).

1.3. Das Ultraschallfeld

1.3.1. Stationäre Verhältnisse

Mit dem Begriff *Ultraschallfeld* eines Transducers wird die räumliche Verteilung der ausgestrahlten Energie beschrieben und umgekehrt die Empfindlichkeitsverteilung des als Empfänger wirkenden Wandlers charakterisiert.

Die Analyse des Ultraschallfeldes beruht auf der Anwendung der Huygensschen Konstruktion, derzufolge die Oberfläche des Wandlers als eine Reihe getrennter Elemente betrachtet wird, von denen jedes eine Kugelwelle aussendet. Die Elemente bewegen sich synchron mit gleichen Ampli-

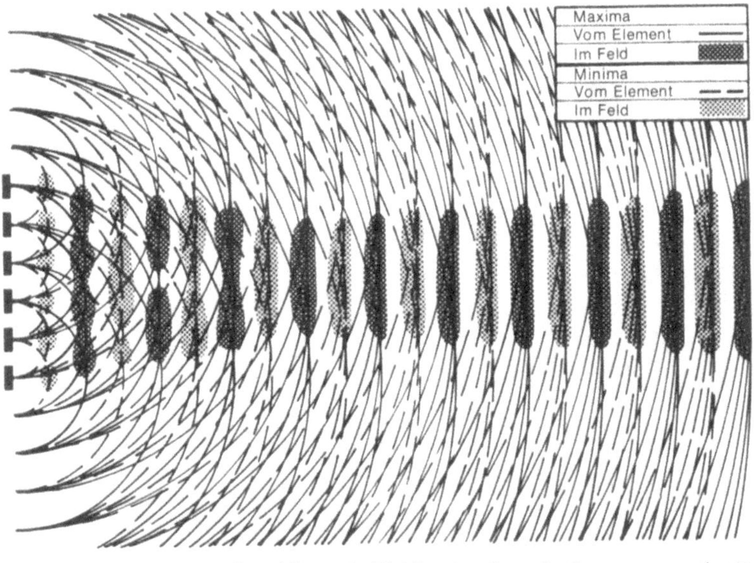

Abb. 1.8 Entstehung eines Ultraschallfeldes durch sechs linear angeordnete Elemente.

tuden (d.h., ein Plattenwandler wird als ein Kolben betrachtet, dessen Oberfläche bei konstanter Amplitude phasengleich schwingt). Man bezeichnet dieses Verhalten als „*stationäre*" Bedingung. Das Analyseverfahren wird in Abbildung 1.8 durch ein einfaches Beispiel veranschaulicht, in dem die Ultraschallquelle aus sechs linear angeordneten Elementen besteht. Die Wellen stehen in Wechselwirkung miteinander (Interferenz). Sie verstärken sich gegenseitig in dem Bereich, in dem Maxima oder Minima der erzeugten Kugelwellen sich überlagern („konstruktive" Interferenz). Außerhalb dieser Stellen fallen Maxima und Minima der Kugelwellen aufeinander, so daß Auslöschung („destruktive Interferenz) erfolgt oder nur eine geringe Anregung resultiert. Demnach ist das Ultraschallfeld in einem *Strahl* konzentriert, der mit wachsender Entfernung von den Elementen immer gleichförmiger wird.

Die Anwendung der Huygensschen Konstruktion zur eindimensionalen Analyse des von einer Elementenreihe erzeugten Ultraschallfelds ist verhältnismäßig einfach. Die Problemstellung wird aber komplizierter, wenn die Ultraschallquelle z. B. die Form eines runden Kolbens hat. Wir stehen dann einem Problem der dreidimensionalen Geometrie (Stereometrie) gegenüber: Das theoretische Feld, von einer derartigen Ultraschallquelle erzeugt, ist in Abbildung 1.9 graphisch dargestellt. Die Intensität wächst entlang der Mittellinie des Strahls in Richtung auf die Quelle und erreicht ihren Maximalwert in einer Entfernung X'_{max} von der Quelle. Der Abstand des von der Ultraschallquelle am weitesten entfernten Maximums ist gegeben

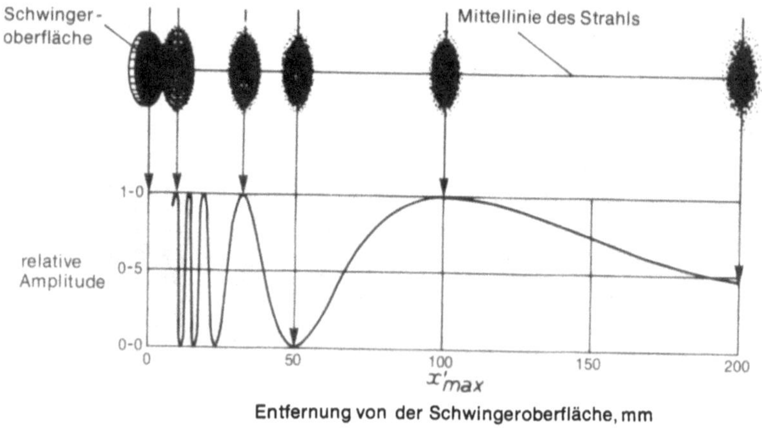

Abb. 1.9 Ultraschallfeld. Dieses Beispiel zeigt die Verteilung für einen 1 MHz Wandler mit einem Radius von $r = 10$ mm. Das sich entlang der Mittellinie ausbreitende Ultraschallfeld hat einen kreisförmigen Querschnitt, und die abgebildeten Ellipsen stellen derartige Schnitte in den auf der Kurve markierten Ebenen dar. Das Diagramm zeigt die Änderung der Amplitude auf der Mittellinie bei wachsender Entfernung von der Quelle.

durch:

$$X'_{max} \approx \frac{r^2}{4\lambda} \tag{1.10}$$

wobei r gleich dem Radius des Schwingers und $r^2 \gg \lambda^2$ ist (bei der Ultraschalldiagnostik im allgemeinen der Fall). Bei weiterer Annäherung auf die Quelle finden sich Maxima und Minima der Schalldruckamplitude in immer kleiner werdenden Abständen. Für auf der Achse gelegene, aufeinander folgende Extremwerte, ausgehend von dem Maximum X'_{max} in Richtung auf die Quelle, ergeben sich darüber hinaus – dazu senkrecht, entlang des Strahlradius – eine Zahl von Extremwerten, deren Anzahl jeweils um den Wert 1 steigt. Der Strahl zerfällt also in zwei unterschiedliche Bereiche. Der Bereich zwischen der Ultraschallquelle und dem letzten auf der Mittellinie liegenden Höchstwert (bei x'_{max}) heißt *Nahfeld* oder Fresnel-Zone, während der weiter entfernt gelegene Bereich als das *Fernfeld* oder Fraunhofer-Zone bezeichnet wird. Im Nahfeld ist der Strahl fast kreisrund. In großer Entfernung (im Fernfeld) divergiert der Strahl mit einem Öffnungswinkel von $\pm\,\Theta$ zur Mittellinie, wobei

$$\sin \Theta = 0{,}61\lambda/r \tag{1.11}$$

ist.

(Anmerkung: Wobei ein Abfall der Schalldruckamplitude auf Werte von weniger als 50% zur Achse des Schallfeldes betrachtet wird).

Die Form des Ultraschallfelds hängt demnach von dem Durchmesser des Wandlers und der Wellenlänge der Ultraschallschwingungen ab. So ist das Nahfeld z. B. bei einem Transducer von 20 mm Durchmesser und einer Betriebsfrequenz von 1,5 MHz in Wasser 100 mm lang, während der Divergenzwinkel (doppelte Öffnungswinkel) im Fernfeld 3,5° beträgt. Die Nahfeldlänge wächst mit dem Durchmesser des Wandlers und der Ultraschallfrequenz (da $\lambda = c/f$); der Öffnungswinkel im Fernfeld verringert sich jedoch bei größer werdendem Durchmesser und steigender Frequenz.

1.3.2. Nicht-stationäre Bedingungen

Bei stationären Bedingungen hängt die Form des Ultraschallfeldes von der Wechselwirkung zwischen den von der gesamten Schallkopfoberfläche ausgestrahlten Wellen ab. Bei einem Ultraschallimpuls von kurzer Dauer müssen in der Aufbauphase jedoch nicht alle Komponenten vorhanden sein, die später an einem bestimmten Punkt im Raum das stationäre Feld bilden. Der Grund dafür liegt in der Tatsache, daß im allgemeinen nicht alle Oberflächenpunkte sich im gleichen Abstand vom betrachteten Punkt befinden (mit Ausnahme des Brennpunktes eines gekrümmten Schwingers (Transducers). Das Feld ändert demnach im Laufe der Zeit seine Form. Im Fernfeld herrschen stationäre Bedingungen schon ungefähr eine halbe Schwingungsperiode nach Ankunft der aufbauenden Welle; im Nahfeld kann jedoch der Übergang von nicht-stationären zu stationären Bedingungen drei bis sechs halbe Schwingungsperioden dauern. Die Verhältnisse sind verhältnismäßig kompliziert und für die Ultraschalldiagnostik von wenig praktischer Bedeutung, da, wenn notwendig, Prüfmessungen der Schallfelder auch bei nicht-stationären Bedingungen ausgeführt werden können.

1.3.3. Fokussierte Felder

Bei den meisten diagnostischen Anwendungen ist ein möglichst kleiner Schallbündelquerschnitt erwünscht. Bei Benutzung eines ebenen Plattenschwingers hängt die Feldform von dessen Durchmesser und der Ultraschallfrequenz ab (wie in Abschnitt 1.3.1 besprochen). In einem gewissen Umfang hängen diese Faktoren ihrerseits von der Art der diagnostischen Untersuchung ab. Die Eindringungsstiefe nimmt demnach mit steigender Frequenz ab (wegen der entsprechenden größeren Dämpfung; die Frequenz wird im allgemeinen unter Berücksichtigung dieser Beschränkung so hoch wie möglich gewählt). Bei jeder beliebigen Frequenz wird der Durchmesser des Ultraschallbündels im Nahfeld durch Verringerung des Durchmessers des Transducers vermindert, dadurch wird aber ebenfalls das Nahfeld verkürzt und das Fernfeld stärker gespreizt. Die Fokussierung kann jedoch eine Verringerung des Schallbündelquerschnittes in einem begrenzten Teil des Feldes bewirken. Einen Brennpunkt kann man mit Linsen, Spiegeln oder entsprechend geformten Schwingern (Transducern) erhalten. Ein Beispiel für günstigere, durch Fokussierung erzielbare Verhältnisse ist in Abbildung 1.10 dargestellt.

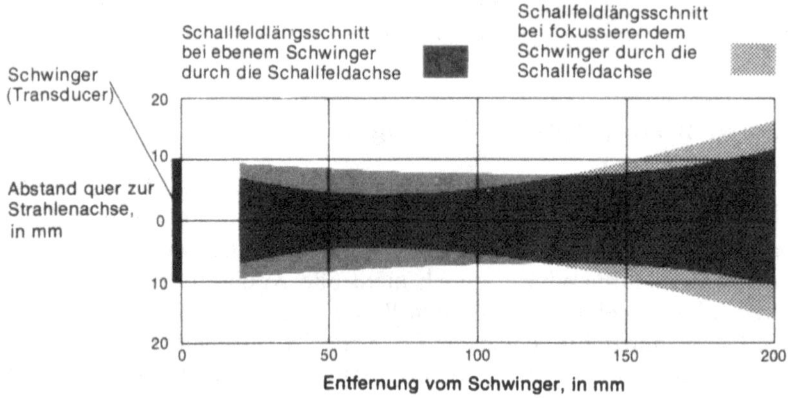

Abb. 1.10 Einfluß der Fokussierung auf den Schallbündelquerschnitt. Dieses Beispiel zeigt die typischen existierenden Schallbündelquerschnitte bei einem 1,5 MHz Schwinger (Transducer) mit einem Radius von $r = 10$ mm. Der Schwinger für ein fokussiertes Feld hat einen Krümmungsradius von 100 mm.

1.1.4. Arrays

Eine aus mehreren einzelnen, elektrisch und akustisch isolierten Schwingerelementen bestehende Sonde wird als *Array* bezeichnet. Es gibt zwei Arten von Arrays. Bei der einen Art funktioniert jedes Element des Array unabhängig von den anderen, so daß die Form des erhaltenen Strahls, wie oben besprochen, bestimmt werden kann. Bei der zweiten Art arbeiten zwei oder mehr Elemente zusammen und die resultierende Schallfeldform hängt dann von der Anordnung aller Wandler, den Eigenschaften der ausgestrahlten Signale und der Verarbeitung der empfangenen Signale ab. Bei Einsatz einer ausreichenden Anzahl hinreichend kleiner Elemente kann die Huygenssche Konstruktion zur Berechnung der Form des Ultraschallfelds verwendet werden.

Arrays werden hauptsächlich bei Schnellabtastsystemen angewendet (siehe Abschnitt 2.1.3). Sie können auch einen einstellbaren Brennpunkt erzeugen, um die Einschränkungen auf einen konstanten Fokusbereich bei statischen Systemen zu überwinden.

Weiterführende Literatur

Krautkrämer, J., Krautkrämer, H. (1975). *Werkstoffprüfung mit Ultraschall.* Berlin, Heidelberg, New York: Springer.

Matauschek, J. (1961). *Einführung in die Ultraschalltechnik.* Berlin: VEB Verlag Technik.

Rayleigh, J.W. St. (1880). *Die Theorie des Schalles.* Braunschweig: Vieweg.

Stenzel, H., Brosze, O. (1958). *Leitfaden zur Berechnung von Schallvorgängen.* Berlin, Göttingen, Heidelberg: Springer.

Tietz, H.-D. (1974). *Ultraschall-Meßtechnik.* Berlin: VEB Verlag Technik.

Wells, P.N.T. (1977). *Biomedical Ultrasonics.* London and New York: Academic Press.

2. Diagnostische Verfahren

P.N.T. Wells

Die Ultraschalldiagnostik beruht mit wenigen Ausnahmen auf der Reflexion von Ultraschallwellen, die an den Grenzflächen zwischen verschiedenen Geweben im Körper stattfindet. Ein Teil der einfallenden Ultraschallenergie wird reflektiert, wenn sich der Schallwellenwiderstand an einer Grenzfläche ändert. Obwohl das Echo, das an einer Grenzfläche zwischen Gewebsweichteilen entsteht, nur eine sehr kleine Amplitude aufweist[1], kann es mit einem empfindlichen Empfänger nachgewiesen werden. Die nicht reflektierte Energie breitet sich jenseits der Grenzfläche weiter aus und kann an tiefer gelegenen Grenzflächen reflektiert werden. Das Eindringen in die Tiefe wird durch die Dämpfung des Ultraschalls beim Durchgang durch das Gewebe begrenzt.

Der Ultraschall wird an Grenzflächen zwischen Gewebe und Gas fast vollständig reflektiert. Dadurch wird eine Untersuchung durch das Gas verhindert, und gashaltige Strukturen sind mittels Ultraschall nur sehr begrenzt zu untersuchen. Darüber hinaus muß auch die Luftschicht zwischen Transducer und Körperfläche beseitigt werden. Dies geschieht mit Hilfe eines flüssigen Kopplungsmediums.

Im Knochen liegen Schwächungskoeffizient und Ausbreitungsgeschwindigkeit viel höher als in Gewebsweichteilen. Demnach sind Untersuchungen durch Knochen schwieriger, und sind daher auch nur bei einigen speziellen Anwendungen wirklich zufriedenstellend.

2.1. Das Impuls-Echo-Verfahren

Ein Ultraschallimpuls wird beim Einfallen auf eine Grenzfläche zwischen zwei Medien mit unterschiedlichen Schallwellenwiderständen reflektiert, und die Zeitdifferenz zwischen dem Aussenden des Impulses und dem Empfang seines Echos hängt von der Ausbreitungsgeschwindigkeit und der Weglänge ab. Auf diesem Prinzip beruhende Systeme zur Messung der Echotiefe werden in der ärztlichen Diagnostik häufig angewandt. Die Ausbreitungsgeschwindigkeiten sind in verschiedenen Gewebsweichteilen ähnlich, und ein durch Annahme eines konstanten Verhältnisses zwischen Zeit

[1] Wenn man die entsprechenden Zahlenwerte in die Gleichung 1.6 (Abschnitt 1.1.2) einsetzt, sieht man, daß z.B. an einer ebenen Grenzfläche zwischen Niere und Fett ungefähr 0,6% der einfallenden Energie reflektiert wird.

und Entfernung verursachter Fehler kann im allgemeinen unberücksichtigt bleiben. Bei einer Geschwindigkeit von 1500 m s^{-1} breitet sich der Ultraschall in ungefähr 6,7 μs über eine Entfernung von 10 mm aus.

2.1.1. Das A-Bild

Das Prinzip des Impuls-Echo-Verfahrens ist in Abbildung 2.1 veranschaulicht. Die Diagramme zeigen, wie ein Ultraschallimpuls zur Messung der Tiefenlage einer Grenzfläche verwendet werden kann, die ein Echo verursacht. Wird der Vorgang schnell genug wiederholt (mehr als zwanzigmal pro Sekunde), entsteht beim Betrachter des Bildschirms der Eindruck eines stehenden Bildes. In Gewebsweichteilen beträgt die Laufzeit nach der Sendung des Impulses ungefähr 13,3 μs pro Zentimeter der Eindringtiefe, wobei der von dem Impuls während dieser Zeit zurückgelegte Weg hin und zurück 20 mm beträgt.

Das in Abbildung 2.1 gezeigte Verfahren wird als *A-Bild* (A = Amplitude; Synonyma: A-Scan, A-Mode) bezeichnet. (Dieser Ausdruck gleicht, wie so viele andere in der Ultraschaldiagnostik, der Bezeichnung für den entsprechenden Schirm in der Radartechnik.) Das Verfahren kann auch zur Untersuchung mehrerer Grenzflächen benutzt werden, die im Bereich des Ultraschallfeldes liegen.

Die Hauptbestandteile des A-Bild-Verfahrens sind in Abbildung 2.2 dargestellt. Der Generator, der die Abtasthäufigkeit steuert, löst gleichzeitig den Sender, den Regelverstärker für das empfangene Signal und die Zeitablenkung der Anzeige aus. Die von dem Ultraschallkopf empfangenen Ultraschallimpulse werden in Spannungen umgewandelt, verstärkt und den senkrechten Ablenkplatten (Y) der Kathodenstrahlröhre zugeführt. Der Ausgang des Generators für die Zeitablenkung ist mit den waagerechten Ablenkplatten (X) verbunden.

Eine wesentliche Verbesserung der auf dem Bildschirm erscheinenden Information wird dadurch erzielt, indem die Echosignale von tiefer liegenden Strukturen mehr verstärkt werden als die Signale von den näher zur Sonde gelegenen, da diese Signale wegen der größeren Weglänge mehr gedämpft werden und kleiner sind. Diese Aufgabe erfüllt der zeitabhängige Verstärker (Tiefenausgleich), der die Verstärkung im Empfänger in Abhängigkeit von der Zeit erhöht, die seit der Aussendung des Signals vergangen ist. Im Idealfall sollte diese Verstärkung eine ähnliche Darstellung äquivalenter Grenzflächen ohne Rücksicht auf ihre Entfernung von der Sonde ergeben. In der Praxis ist es jedoch schwierig, eine derartig genaue Verstärkung zu erhalten, und zwar aus zwei Gründen: Erstens unterscheidet sich die Dämpfung in den verschiedenen Geweben. Zweitens verteilt sich die Energie des Ultraschallimpulses über ein ziemlich breites Frequenzspektrum, wobei die Impulskomponenten höherer Frequenz mit

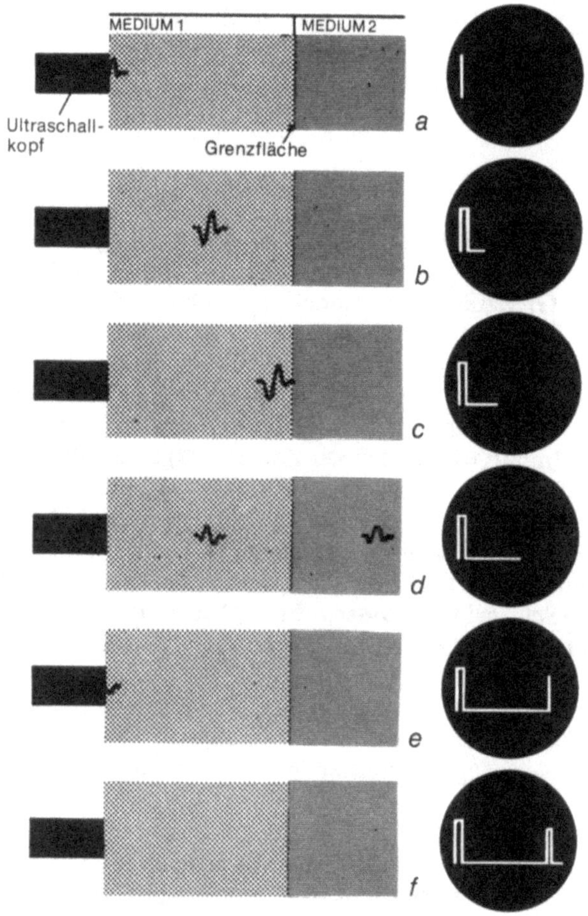

Abb. 2.1 Grundlagen des Impuls-Echo-Verfahrens. (*a*) Der Ultraschallkopf sendet einen Impuls von kurzer Dauer in das Medium 1 und gleichzeitig beginnt der Punkt auf dem Kathodenröhrenschirm sich mit gleichförmiger Geschwindigkeit von links nach rechts zu bewegen. Die senkrechten Ablenkplatten der Kathodenröhre sind an den Ausgang eines Verstärkers angeschlossen, dessen Eingang mit der Ultraschallsonde verbunden ist. Der Punkt wird senkrecht auch in dem Augenblick abgelenkt, in dem der Ultraschallimpuls ausgestrahlt wird, da der Sendeimpuls auch an den Verstärker für die senkrechte Ablenkung gelangt. (*b*) Der Ultraschallimpuls pflanzt sich als ein schmaler Impuls mit konstanter Geschwindigkeit durch das Medium 1 fort, und auf dem Schirm beschreibt der Punkt eine waagerechte Linie. (*c*) Der Ultraschallimpuls erreicht die Grenzfläche zwischen den Medien 1 und 2. (*d*) z.B. Besteht an der Grenzfläche ein Impedanzunterschied der aneinandergrenzenden Medien, so wird ein Teil der Ultraschallenergie in das Medium 1 reflektiert. (*e*) Der reflektierte Schallimpuls erreicht den Ultraschallkopf und erzeugt eine Spannung, die den zweiten Ausschlag auf dem Schirm verursacht. (*f*) Der Abstand zwischen den beiden Ausschlägen auf dem Schirm ist proportional zur Entfernung vom Ultraschallkopf zur Grenzfläche zwischen den beiden Medien.

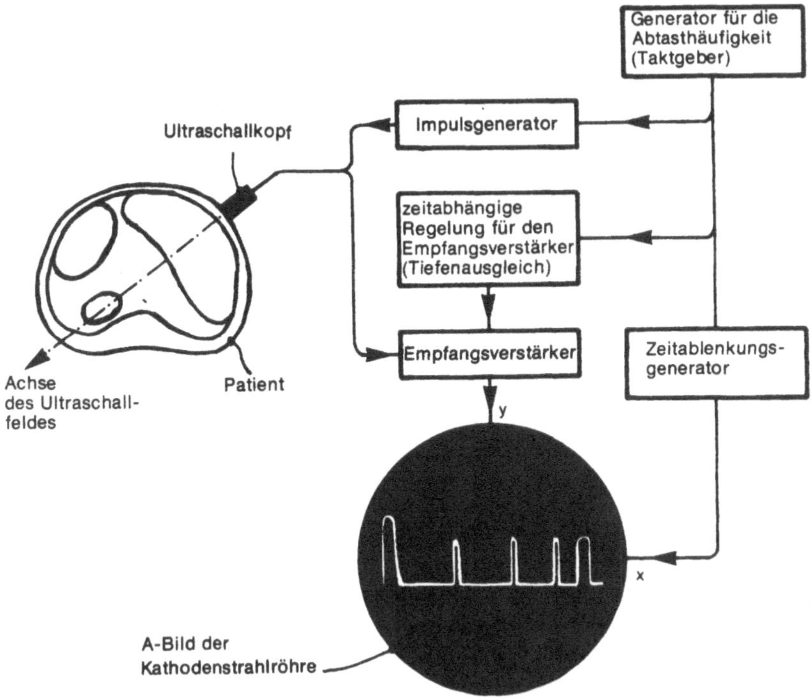

Abb. 2.2 Grundprinzip des A-Bild-Verfahrens. Der Ausgang des Empfängers ist mit den senkrechten (Y) Ablenkplatten des Kathodenstrahlröhrenschirms verbunden und der Ausgang des Zeitbasisgenerators mit den waagrechten Ablenkplatten (X). (Mit Genehmigung des Herausgebers des *Journal of the Royal College of Physicians.)*

wachsender Eindringtiefe zunehmend gedämpft werden (der Dämpfungsfaktor ist in Gewebsweichteilen ungefähr proportional zur Frequenz).

Unter bestimmten Umständen erhält man bereits eine diagnostische Information durch Betrachten der Echoamplituden. Derartige Untersuchungen werden oft erleichtert, wird das System mit Tiefenausgleich betrieben. Dies ist notwendig bei der Grauwert-Abtastung zur Nutzung der Vorteile, die dieses Verfahren ermöglicht (siehe Abschnitt 2.1.5). (Anmerkung: Die Justierung des Tiefenausgleichs läßt sich leicht mit einem handelsüblichen Gewebsphantom [2.1–2.3] der Fa. Dr. Georg Wazau, Berlin 10, Keplerstraße 12, durchführen.) Man sollte auch bedenken, daß eine große, glatte Oberfläche sich wie ein Spiegel verhält, und die Amplitude des von einer derartigen Fläche reflektierten Echos sehr richtungsabhängig sein kann; das von kleinen Bereichen mit deutlicher Änderung des Schallwellenwiderstandes verursachte Echo ist zwar von kleiner Amplitude, jedoch weniger richtungsabhängig.

Obwohl bei einigen Systemen eine lineare Abhängigkeit zwischen Eingangs- und Ausgangssignalen des Empfängers besteht, wird andererseits häufiger eine bestimmte Form der *Signalverarbeitung* angewandt. Das Signal wird z. B. im allgemeinen *demoduliert* (gleichgerichtet), so daß die an der Sonde auftretende Wechselspannung am Ausgang als Signal einer Auslenkungsrichtung (Polarität) dargestellt wird. Darüber hinaus kann die Dynamik des Signals verringert werden, so daß eine große Amplitudenschwankung am Eingang einer geringeren Schwankung am Ausgang entspricht. Das kann u. a. durch einen Verstärker mit logarithmischer Kennlinie erreicht werden.

2.1.2 Einstellung am A-Bild-Gerät

A-Bild-Geräte besitzen im allgemeinen verschiedene, manuell zu bedienende Steuerungen. Da bei den verschiedenen Bauarten in dieser Hinsicht erhebliche Unterschiede bestehen, kann an dieser Stelle nur eine kurze Beschreibung der wichtigsten Funktionen erfolgen.

Regelung der Wiederholfrequenz
Die Wiederholfrequenz für den Ultraschallimpuls kann einstellbar sein. Eine höhere Wiederholfrequenz ergibt zwar ein deutlicheres Bild, begrenzt aber die Eindringtiefe (da sich der Zeitraum zwischen den einzelnen Ultraschallimpulsen dem Zeitpunkt nähert, in dem ein Echo empfangen wird) und erhöht die Möglichkeit biologischer Gefährdung.

Impulsgenerator
Es kann eine manuell einstellbare Reglung der Anregungsintensität des Schwingers zur Steuerung des ausgestrahlten Ultraschallimpulses eingebaut sein, wodurch die Gesamtempfindlichkeit des Systems wie auch das ausgesandte Frequenzspektrum gesteuert wird.

Tiefenausgleich
Die Eigenschaften des Tiefenausgleichs, d.h. Beginn, Tiefenbereich und Verstärkerkennlinie können einstellbar sein. Es kann die Möglichkeit der gleichzeitigen Darstellung von A-Bild und Verstärkerkennlinie vorhanden sein, womit der Einfluß der Verstärkung leichter erkennbar wird.

Empfänger
Gesamt- und Grundverstärkung kann bei den meisten Geräten eingestellt werden, um die Empfangsempfindlichkeit des Systems zu regeln. Außerdem können die Geräte mit einer Justierung der *unteren Schwelle* zur Untedrückung der Wiedergabe schwacher Echowellen ausgerüstet sein. Während die meisten Geräte das demodulierte Signal darstellen, bieten einige auch die Möglichkeit, das nicht demodulierte Signal sichtbar zu machen.

Außerdem kann die *Frequenzempfindlichkeit* wählbar sein, oft innerhalb vorgegebener Grenzen um eine bestimmte Frequenz.

Zeitablenkung
Die *Geschwindigkeit* der Ablenkung auf dem Leuchtschirm (Zeitablenkung, Zeitbasis) kann steuerbar sein. Manchmal ist ein Zeitmarkierungsgenerator in das Gerät eingebaut, durch den Zeichen – entsprechend den bekannten Abständen in Gewebsweichteilen – auf dem Schirm eingeblendet werden.

Bildschirm
Der Apparat kann mit den üblichen Steuerungen zum Einstellen der Tiefenschärfe, Helligkeit und Astigmatismus ausgerüstet sein. Auch die Möglichkeit der *umgekehrten Darstellung* (Ablenkung nach unten statt nach oben) sowie waagerechte und senkrechte *Verschiebung* des Bildes kann gegeben sein.

2.1.3 Geisterbilder durch Mehrfachreflexion

Das Impuls-Echo-Verfahren wird durch *Mehrfachreflexion* oder Wiederholungsechos des Ultraschallimpulses während der Ausbreitungszeit des nichtreflektierten Impulses in seiner Anwendbarkeit erheblich beeinträchtigt. Zum Beispiel wird in Abbildung 2.1 der von der Grenzfläche zwischen den beiden Medien zum Ultraschallkopf zurückkehrende Impuls, der eine entsprechende Auslenkung der Anzeige auf dem Bildschirm verursacht, von dem Schwinger unvollständig absorbiert. Dies ergibt sich aus dem deutlich unterschiedlichen Schallwiderstand des Schwingers und ist eine Ursache dafür, daß ein erheblicher Teil der Echoenergie des zurückgekehrten Ultraschallimpulses von der Oberfläche des Schwingers in das erste Medium reflektiert. Dieser reflektierte Impuls verhält sich wie ein zweiter ausgestrahlter Impuls – von kleinerer Amplitude als der erste – der, nach einer dem vom Echo zurückgelegten Weg entsprechenden Verzögerung gesendet wird. Ein zweites Echo kehrt demnach von der Grenzfläche zwischen dem ersten und dem zweiten Medium zurück und erzeugt seinerseits auf dem Schirm ein Bild, dessen Standort der doppelten Entfernung der Grenzfläche entspricht. Ähnlich entstehen *Geisterbilder* (Artefakte) durch drei- oder mehrfache Reflexion, bis der Ultraschallimpuls so schwach ist, daß er nicht mehr nachgewiesen werden kann.

Vielfachreflexionen (Wiederholungsechos), die Scheinbilder verursachen, sind leicht an den regelmäßigen Abständen zwischen den Impulsen zu erkennen. Die durch Gas und Knochen verursachten Vielfachreflexionen setzen den Möglichkeiten der Ultraschalldiagnostik Grenzen.

2.1.4 Das B-Bild

Die mit Hilfe eines Impuls-Echo-Systems erhaltene Information ist eine Kombination von Daten über Entfernung und Amplitude, eine Information, die oft günstig als A-Bild dargestellt werden kann. Sie kann aber auch über eine in der Helligkeit modulierte Zeitbasis abgebildet werden, wobei die Helligkeit gemäß Abbildung 2.3 mit der Amplitude des Echos zunimmt. Diese Darstellungsform wird als B-Bild (B = Brightness = Helligkeit; Synonyma: B-Scan, B-Mode) bezeichnet. Das B-Bild stellt die Grundlage für die zweidimensionale Abtastung (siehe Abschnitt 2.1.5) sowie für die häufigsten Typen von Zeit-Positions-Geräten dar (siehe Abschnitt 2.1.9).

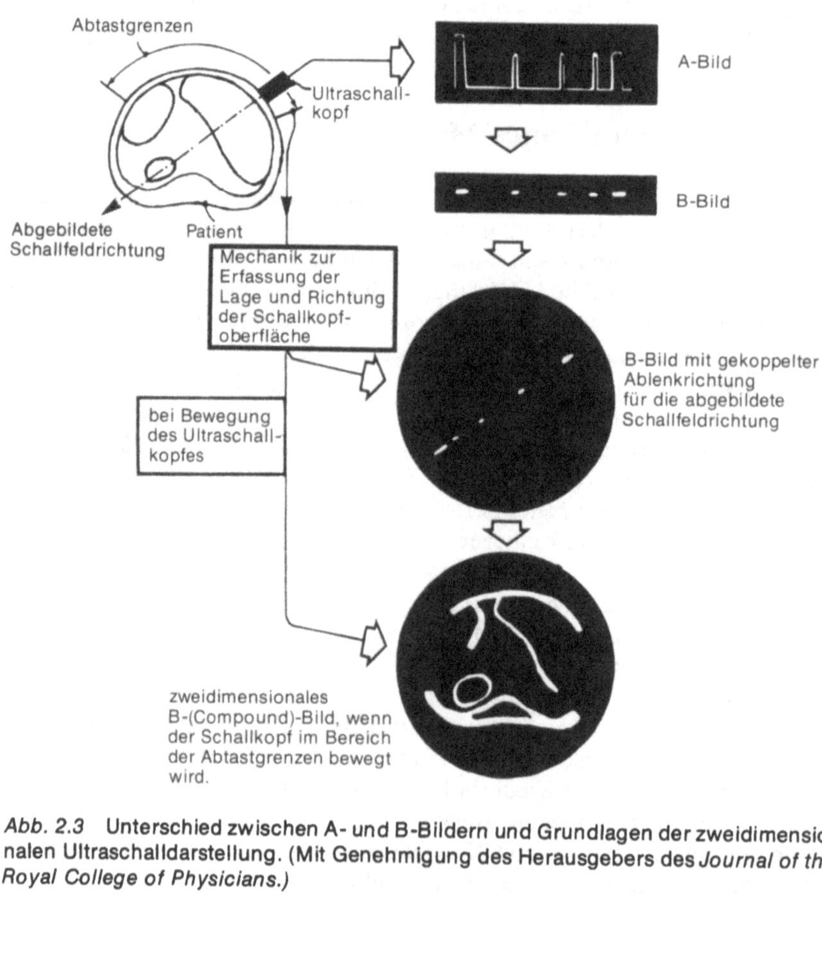

Abb. 2.3 **Unterschied zwischen A- und B-Bildern und Grundlagen der zweidimensionalen Ultraschalldarstellung. (Mit Genehmigung des Herausgebers des *Journal of the Royal College of Physicians.*)**

2.1.5 Das zweidimensionale B-Bild

Die Ultraschallsonde kann auf einem mechanischen Abtast-Arm, der Bewegungen in zwei Richtungen erlaubt, montiert werden. Er koppelt (elektrisch oder mechanisch) Richtung und Lage einer B-Bild-Zeitbasis auf einer Kathodenstrahlröhre mit den entsprechenden Größen des Ultraschallfeldes im Inneren des Patienten. Durch kontinuierliche Speicherung der empfangenen Echos bei gleichzeitiger Bewegung des Ultraschallkopfes um den Patienten herum ergibt sich ein zweidimensionales Querschnittbild in der Scan-Ebene (*Tomogramm*). Das Verfahren ist in Abbildung 2.3 veranschaulicht. Der kontinuierliche Aufzeichnungsvorgang kann entweder fotographisch (oft mit einem Polaroidfilm[1], wodurch das Summationsbild innerhalb kürzester Zeit vorliegt) oder elektronisch erfolgen. Die elektronische Aufzeichnung kann mittels einer Direktspeicherröhre (bistabil oder mit Grauwertwiedergabe, Grey-Scale) oder – bei Benutzung einer Grauskala – mit einem Abtastumformer mit Fernsehmonitor vorgenommen werden.

Die Dynamik des Bildschirms ist ein Maßstab für seine Fähigkeit, die Änderung der Eingangsamplitude als Änderung der Helligkeit eines Punktes darzustellen. Sie kann als Dezibelquotient zwischen der geringsten Eingangsamplitude, bei der ein Befund gerade noch auf dem Bildschirm sichtbar ist, und der größten Eingangsamplitude, bei der keine weitere sichtbare Zunahme der Helligkeit erfolgt, ausgedrückt werden. Ein weiterer, ebenso wichtiger Gesichtspunkt ist die Zahl der unterschiedlichen Helligkeitsabstufungen, die auf dem Bildschirm innerhalb seiner Dynamik zu erkennen sind. Diese Zahl hängt von einer Reihe von Faktoren ab, einschließlich der technischen Eigenschaften des Bildschirms und den psychophysischen Besonderheiten des Betrachters. Einige allgemeine Grundlagen sind in Abbildung 2.4 dargestellt.

Gegenwärtig kommt der Leistungsfähigkeit der Grauwertwiedergabe bei dem zweidimensionalen Abtasten eine große Bedeutung zu. Im Gegensatz zum bistabilen Bildschirm oder zum Bildschirm mit geringer Dynamik, der für Organ -„Karten“ verwendet wurde, ermöglicht ein Grauwert-Bild Schlußfolgerungen aus dem Abtastergebnis auf Grund geringer charakteristischer Unterschiede der Echohöhen, die aus dem Inneren von Organen und Strukturen kommen.

Die Einfalls- und Reflexionswinkel eines Ultraschallstrahls sind bei einer ebenen Oberfläche gleich. Die größte Echoamplitude wird bei lotrechtem Einfall nachgewiesen, da das Echo nur in diesem Fall direkt zum Transducer zurückkehrt. Demnach erhält man zumindest bei einer gewöhnlichen Organaufzeichnung durch Schwenken des Schallkopfes beim Umkreisen

[1] Eingetragenes Warenzeichen der Polaroid Corporation, Cambridge, MA 02139 USA.

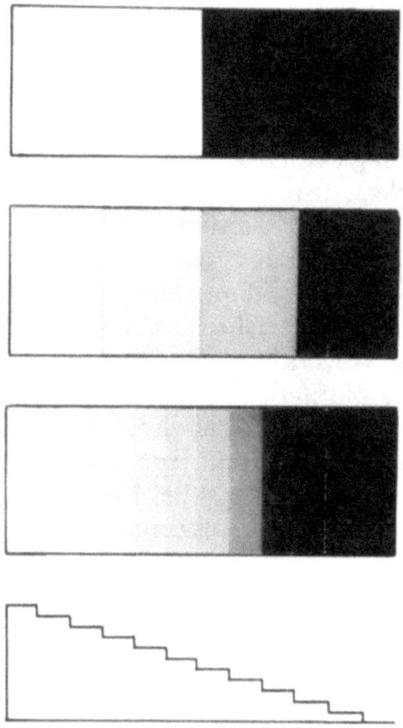

Abb. 2.4 Dynamik und Grauskala eines Bildschirms. Die Kurve unten stellt die Eingangsamplitude dar. (*a*) Bistabiler Bildschirm mit Schwellenwert, unter bzw. über dem das Bild vollkommen weiß bzw. schwarz ist. (*b*) Auf diesem Bildschirm gibt es zwei erkennbare Helligkeitsabstufungen zwischen weiß und schwarz, und die *Grauskala* hat vier Werte. (*c*) Diese Grauskala hat 12 erkennbare Werte.

eines Patienten ein besseres Bild, ein (Verbund-) *Compound-B-Bild*, weil auf diese Weise die Wahrscheinlichkeit eines lotrechten Einfalls vergrößert wird und damit die eines vollständigen Empfangs des reflektierten Echos. Man erhält jedoch keine vollständige Information, wenn die untersuchte Oberfläche nicht senkrecht zur Schallfeldrichtung steht; auch ist nicht immer ein Abtasten in einem geschlossenen Kreis möglich.

Es gibt verschiedene Arten von zweidimensionalen Ultraschallgeräten. Am besten teilt man sie in zwei Hauptgruppen ein, je nachdem, ob der Transducer den Patienten durch ein Wasserbad hindurch abtastet oder seine Haut direkt berührt. Die *Wasserbad-Scanner* haben den Vorteil, daß die Schallkopfbewegung automatisch vollzogen werden und daß der Patient im Fernfeld des Ultraschallstrahls abgetastet werden kann. Außerdem kann der Patient untersucht werden, ohne daß die Bewegung des Schallkopfes irgendeine örtliche Störung der Körperstruktur verursacht. Andererseits kann es ziemlich schwierig sein, eine befriedigende Verbindung zwischen Patient und Wasserbad herzustellen (es sei denn, er kann eingetaucht werden), da sich zwischen den biegsamen Wänden des Wasserbehälters und der Haut des Patienten Luft ansammeln kann. Dieser Umstand begrenzt die Körpergegenden, die auf diese Weise untersucht werden können. Die (Berührungs-) *Contact-Scanner* sind in dieser Hinsicht vielseitiger anwendbar, obwohl sie sich weniger zur Untersuchung kleiner Organe (Auge) oder von Weichteilen eignen, wenn Informationen in Hautnähe (Nahfeld, wie z. B. Brustdrüse) benötigt werden – es sei denn, das Nahfeld wird durch eine Vorlaufstrecke überbrückt –. Diese Art von Scannern wird demnach häufig bei Untersuchungen des Abdomens angewendet; der Schallkopf wird für gewöhnlich mit der Hand geführt und die Ultraschallkopplung durch einen auf die Haut aufgetragenen Ölfilm (oder Gel) bewirkt. Diese Kopplung genügt, solange der Winkel, um den der Schallkopf zum Bildaufbau geschwengt werden muß, nicht so groß ist, daß über das Gel nicht mehr der volle Kontakt des Schallkopfes zur Körperoberfläche gewährleistet ist.

Die verschiedenen Arten der im Handel erhältlichen, häufig gebrauchten konventionellen Scanner mit einem Schallkopf sind in Abbildung 2.5 dargestellt. Eine weitere Gruppe von Scannern eignet sich zur (Echt-Zeit-) Real-Time-Darstellung, wobei entweder ein einzelner Transducer schnell mechanisch (z. B. im Wasserbad s. o.) geführt wird, oder – bei einer Kette (Array) von Transducern – die Einzelelemente sehr schnell nacheinander gepulst werden. Einige Beispiele von Scannern dieser Art sind in Abbildung 2.6 dargestellt.

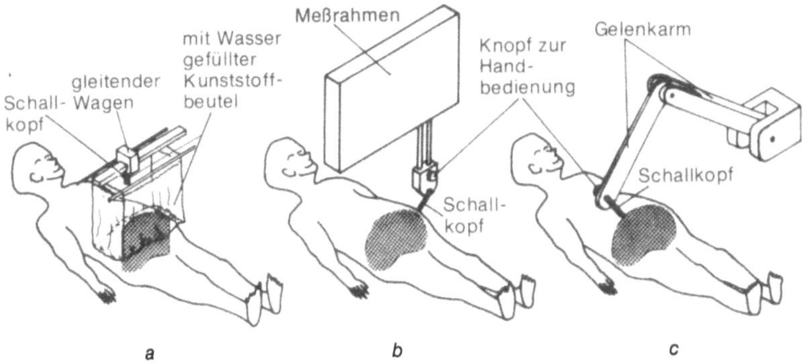

Abb. 2.5 Verschiedene Arten von häufig verwendeten und im Handel erhältlichen zweidimensionalen B-Bild-Geräten mit einem Ultraschallkopf. Die schraffierten Flächen markieren die Abtastebenen. (*a*) Wasserbadscanner mit parallelen Abtastrichtungen (in Deutschland nicht gebräuchlich). (*b*) Ein manuell bedienter Scanner mit rechteckigem Meßrahmen. (*c*) Ein manuell bedienter Kontakt-Scanner mit Gelenkarm arbeitet mit Polarkoordinaten. Weitere Einzelheiten dieser Systeme im Anhang am Ende des Buches.

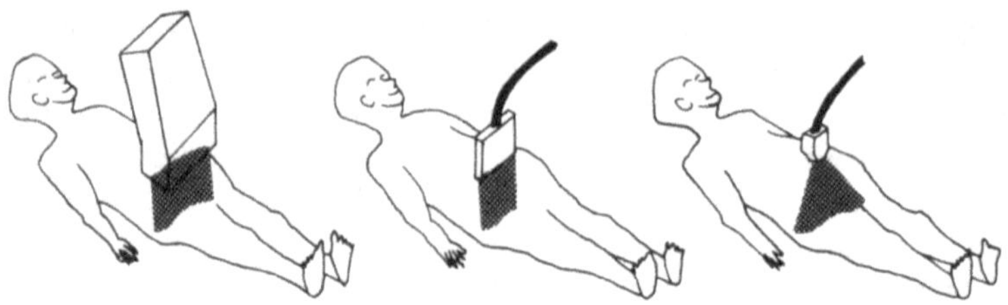

Abb. 2.6 Verschiedene Arten von zweidimensionalen Real-Time-Scannern. Die schraffierten Flächen markieren die Abtastebenen. (*a*) Ein Wasserbadabtaster mit einem rotierenden Schallkopf, im Brennpunkt eines parabolischen Spiegels angebracht, wodurch man eine parallele Abtaststruktur erhält. (*b*) Eine lineare Wandlerreihe (Array) mit Gruppenfolgebetrieb, wodurch man parallele Abtastrichtungen erhält. (*c*) Eine lineare Schallkopfreihe (Array) mit elektronischer Steuerung um einen Sektorscan zu erzeugen. Weitere Einzelheiten dieser Systeme im Anhang am Ende des Buches.

2.1.6 Auflösung des Impuls-Echo-Systems

Das *Auflösungs*vermögen eines Impuls-Echo-Systems ist definiert als der reziproke Wert der Länge, die von einem kleinen Reflektor im Ultraschallfeld auf dem Bildschirm erscheint. Wie bei der Definition von Dynamik und Grauwert in Abschnitt 2.1.5 spielen auch hier psychophysische Faktoren des Sehens eine Rolle.

Zwei verschiedene Arten der Auflösung sind von Wichtigkeit, nämlich das *laterale Auflösungsvermögen* senkrecht zur Strahlachse und das *Tiefenauflösungsvermögen* entlang der Achse des Schallfeldes.

Das Tiefenauflösungsvermögen hängt von der Form des Ultraschallechos und den Eigenschaften des Empfängers ab. Die Wellenform eines typischen Impulses am Schwingerausgang ist in Abbildung 1.7 dargestellt. Bei einem derartigen Echo steht die Auflösung in Beziehung zu der Zeitspanne, innerhalb der die Echoamplitude groß genug ist, ein Signal auf dem Bildschirm zu erzeugen. Einige Systeme sprechen nur auf die Anstiegsflanke des Impulses an, so daß die Auflösung besser zu sein scheint, als auf Grund der Impulslänge zu erwarten ist. Eine derartige Darstellung wird als Differentialdarstellung bezeichnet.

Die laterale Auflösung hängt von der wirksamen Breite des Ultraschallstrahls und den Eigenschaften des Empfängers ab. Als Beispiel ist der Schnitt des Schallfeldes durch die Achse eines üblichen Schallkopfes in Abbildung 2.7 dargestellt. Im Meßbereich ist das Auflösungsvermögen vom Querschnitt des Schallfeldes abhängig, in dem die Echoamplitude eines punktförmigen Reflektors noch in Form eines Signals auf dem Bildschirm aufgezeichnet wird.

Diese Definitionen berücksichtigen bei der Diskussion des Auflösungs-

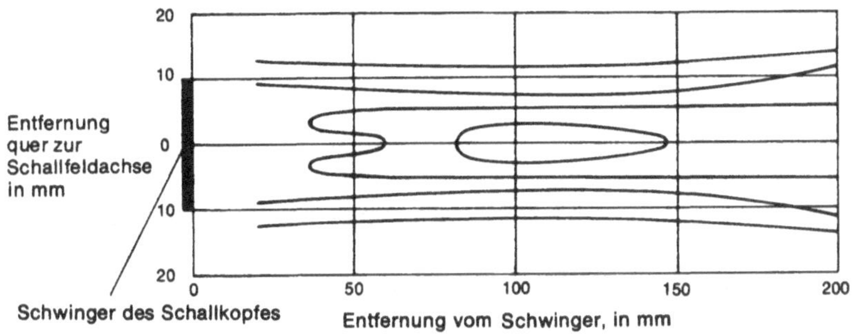

Abb. 2.7 Typische Ultraschallstrahlverteilung. Das Bild zeigt die *Iso-Echo-Amplitudenlinien* (Linien der Punkte, an denen ein kleines, kugelförmiges Ziel im Wasser Echowellen gleicher Amplitude verursacht) für einen 1,5 MHz Schallkopf mit einem Radius von $r = 10$ mm in der Ebene der Strahlenachse. Die Abstände zwischen den benachbarten Linien entsprechen 10 dB.

vermögens nicht die im Zusammenhang mit der Grauwertskala auftretenden Komplikationen. Es mag sinnvoller sein, das Auflösungsvermögen als den reziproken Wert des Mindestabstands zwischen zwei punktförmigen Gegenständen im Ultraschallfeld zu definieren, bei dem noch erkennbare, trennbare Aufzeichnungen auf dem Bildschirm erscheinen. Obwohl das ein nützliches Konzept ist, bringt es zwei Arten von Schwierigkeiten mit sich. Die erste bezieht sich auf das psychophysische Problem, die erkennbaren Helligkeitsunterschiede zu definieren. Die zweite Schwierigkeit ist physikalischer Art, die daraus entsteht, daß Echowellen, von benachbarten Zielen sich je nach Phasenwinkel gegenseitig verstärken oder abschwächen können.

Elementare Überlegungen zeigen, daß sich das Auflösungsvermögen bei höheren Frequenzen verbessern sollte. Der Dämpfungsfaktor von Gewebsweichteilen erhöht sich jedoch mit der Frequenz, wodurch die maximale Eindringungstiefe geringer wird (da die Höchstverstärkung des Empfängers begrenzt ist). Außerdem erhöhen sich die Fehler beim Tiefenausgleich in dem Umfang, in dem der Regelbereich zum Ausgleich der größeren Dämpfung bei höheren Frequenzen erweitert wird. Diese Fehler führen zu einer verschlechterten Auflösung, die wiederum jeden theoretischen Vorteil eines Betriebs bei höheren Frequenzen zunichte macht. Die besten Resultate erzielt man bei neurologischen Untersuchungen und solchen des Abdomens mit Frequenzen von 1–2 MHz, bei kardio-vaskulären Untersuchungen mit 2–5 MHz und Augenuntersuchungen mit 8–20 MHz.

Es ist nützlich, die Wellenlänge λ als einen Faktor anzusehen, der das nutzbare Ultraschallfeld angibt. Bei den meisten Anwendungen ergeben ein Durchmesser des Transducers von 20λ und eine Eindringtiefe von 200λ befriedigende Ergebnisse. Wie in Abschnitt 1.3.3 erwähnt, kann durch die

Fokussierung des Strahls in bestimmten Bereichen eine verbesserte seitliche (laterale) Auflösung erzielt werden.

2.1.7 Leistungsfähigkeit des zweidimensionalen B-Bildes

Der diagnostische Wert eines zweidimensionalen B-Bildes hängt von vielerlei Faktoren ab. Zu den wichtigsten Voraussetzungen gehören eine gute Ultraschallkopplung zwischen Ultraschallkopf und Patienten, sowie eine mehr oder minder gleichmäßige Bewegung des Ultraschallkopfes. Die Bilddarstellung ist außerdem abhängig von der Leistungsfähigkeit der Signalverarbeitung, die ähnlich der des A-Bildes (Abschnitt 2.1.1 und 2.1.2) ist mit den zusätzlichen Einrichtungen zur Helligkeitsmodulation auf dem Bildschirm. Im allgemeinen verbessert sich die Bildqualität hinsichtlich einer guten Wiedergabe der Gewebestrukturen, wenn die Anzahl der Informationen durch Betrieb bei maximaler Wiederholfrequenz erhöht und der Abtastvorgang so lange fortgesetzt wird, wie der Patient stillhalten kann.

Ein einwandfreies Scanning ist besonders wichtig, will man aus der Bildhelligkeit Informationen über die Echoamplitude erhalten. Eine fotographische Aufzeichnung ist ihrem Wesen nach ein Integrationsvorgang; gleiches gilt für die Grauwert-Speicherröhre, obwohl ihre Dynamik verhältnismäßig gering ist. Daher ist die Helligkeit des Bildes nicht nur von der Echoamplitude, sondern auch von der Abtastdauer abhängig. Diese Schwierigkeit kann weitgehend durch einen Scan-Konverter überwunden werden, der nach dem *Maximalwert-Verfahren* funktioniert. Bei dieser Betriebsart setzt sich das gespeicherte Bild aus den größten Echoamplituden der einzelnen Abtastvorgänge zusammen und ist in erster Näherung unabhängig von der Abtastdauer.

Abgesehen von dem Auflösungsvermögen (Abschnitt 2.1.6) hängt die Wiedergabequalität auch von der *Aufzeichnung* der Lage der Strukturen ab, die auf dem Bildschirm ein Echo hervorrufen. Diese Genauigkeit der Wiedergabe der räumlichen Lage des Echos wird sichtbar, indem ein punktförmiger Reflektor in der Scan-Ebene durch einen einzigen Punkt auf dem Bildschirm dargestellt wird, wenn der Ultraschallkopf ihn aus mehreren verschiedenen Stellungen heraus anstrahlt. Die meisten Systeme ohne Compound-Scan können auf eben diese Weise nicht geprüft werden, da ja ein punktförmiger Reflektor nur von einer Richtung des Ultraschallkopfes her erfaßt wird; eine schlechte Aufzeichnung kann einen Compound-Scan dahingehend beeinflussen, daß er für diagnostische Zwecke wertlos wird. Eine gute Aufzeichnung erfordert einen starren Abtastmechanismus, einen eng gebündelten Ultraschallstrahl und ein genaues Justieren zwischen Lage und Richtung des Ultraschallstrahls einerseits und den entsprechenden Größen der Zeitbasis am Monitor andererseits. Grundsätzlich wird ein exaktes Justieren begrenzt durch Fehler in der Entfernungsmessung, die sich aus den unterschiedlichen Ausbreitungsgeschwindigkeiten in den verschiedenen Geweben ergeben. Die Genauigkeit der Richtungsbestimmung wird durch Brechung und unterschiedliche Absorption quer zum Schallstrahl eingeschränkt.

2.1.8 Das C-Bild

Das *C-Bild* ist eine in der Helligkeit modulierte Abbildung der Abtastebene, bei der die Ablenkung entlang der Achse die Winkelrichtung (*Azimut*) der Struktur darstellt, von der das Echo erhalten wird; die Ablenkung entlang der anderen Achse entspricht dem Abstand von einer Bezugslinie (*Höhe*). Die Abbildung gleicht in etwa der einer gewöhnlichen Röntgenaufnahme, da sie eine ‚Aufsicht' darstellt, im Gegensatz zur Röntgenaufnahme können aber Tiefe und Dicke des Abschnittes durch elektronische Zeitsteuerung der Echosignale eingestellt werden. Dieses Verfahren wird jedoch bei klinischen Untersuchungen nicht häufig angewandt, obwohl es die praktischste Darstellung bei der Untersuchung von Vorhofscheidewanddefekten mit Hilfe einer an der Spitze eines Katheters angebrachten intrakardialen Sonde ermöglicht.

2.1.9. Zeit-Positions-Aufzeichnung (T-M-Mode)

Die Impuls-Echo-Information von sich bewegenden Strukturen kann durch Zeit-Positions-Bilder erfaßt werden. Das einfachste Verfahren besteht in der Aufnahme eines eindimensionalen Bildes durch eine Kamera, in der der Film mit konstanter Geschwindigkeit in einer Richtung senkrecht zur Zeitbasis des eindimensionalen B-Bildes abrollt. Bei modernen Instrumenten erfolgt die Aufzeichnung in dieser Weise mit Hilfe einer Glasfaseroptik-Kathodenstrahlröhre und selbstentwickelndem Papier, Papier das ultravioletter Strahlung gegenüber empfindlich ist. Eine andere Möglichkeit (Abb. 2.8) ist, das eindimensionale B-Bild quer zum Schirm mit konstanter Geschwindigkeit durch einen zweiten, verhältnismäßig langsamen Zeitbasisgenerator zu bewegen, der mit dem entsprechenden Ablenkplattenpaar in der Kathodenröhre verbunden ist. Die Aufzeichnung erfolgt dann entweder durch eine feststehende Kamera oder eine elektronische Speicherröhre.

Diese Verfahren ermöglichen eine simultane Aufzeichnung der Bewegungen aller im Ultraschallstrahl liegenden Strukturen. Unter gewissen Umständen, z.B. beim Beurteilen der Funktion der Mitralklappe, erhält man jedoch nur dann eine angemessene diagnostische Information, wenn man die Bewegungen von nur einer Struktur (z.B. des vorderen Zipfels der Mitralklappe) im Ultraschallstrahl verfolgt. Wenn die Amplitude des rele-

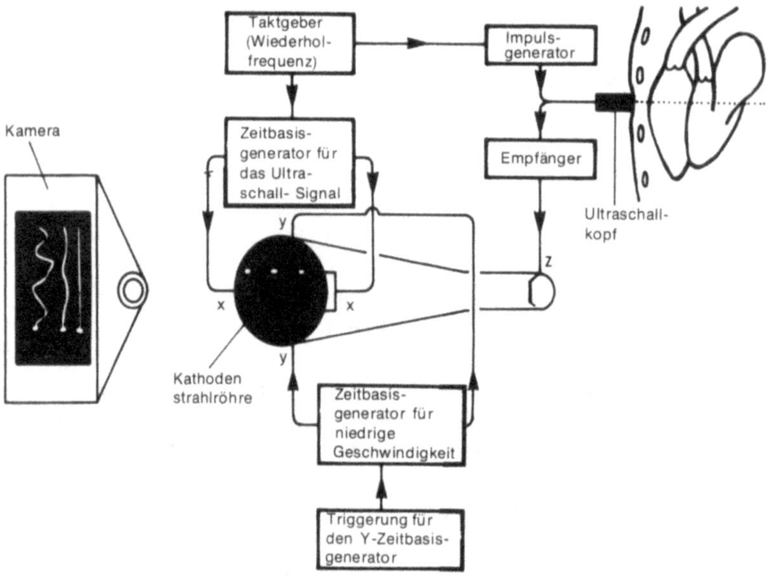

Abb. 2.8 Fotografisches System zur Zeit-Positions-Aufzeichnung. Der Empfängerausgang dient zur Helligkeitsmodulation (Z) des Bildes, ein B-Schirm, bei dem der Ausgang der Ultraschallzeitbasis an die waagerechten (X) Ablenkplatten der Kathodenstrahlröhre gelegt ist. Die senkrechten (Y) Ablenkplatten sind mit dem Ausgang eines Zeitbasisgenerators für niedrige Geschwindigkeiten verbunden (Ablenkzeit ungefähr 3 s), der automatisch getriggert oder einmalig mit der Hand gestartet werden kann.

vanten Echos immer die größte aller im betreffenden Zeitbasisabschnitt erscheinenden Amplitude ist, kann das Echo zum Auslösen eines analogen *Zeit-Spannungs-Umformers* genutzt werden. Das Echo wird mit Hilfe eines elektronischen Tors (oder Fensters) gewählt, das für alle vor dem betreffenden Echo eintreffenden Wellen (und dem Sendeimpuls) gesperrt ist. Die kurze Zeitspanne (in der Größenordnung einiger Mikrosekunden) zwischen dem Öffnen des Tors und der Ankunft des Echos wird in eine Spannung umgeformt, deren Amplitude proportional zu dieser Zeitspanne ist. Dieses Analogsignal kann während einer verhältnismäßig langen Zeit aufrecht erhalten werden (Begrenzung durch die Wiederholungsgeschwindigkeit des Systems), und es ermöglicht das Festhalten der Bewegung der Struktur, die das Echo hervorruft, auf Papier mit Hilfe eines Schreibgerätes. Bei unmittelbarer Aufzeichnung des Ultraschallsignals ist das nicht möglich, da die zur Verfügung stehende Zeit nicht ausreicht, um das Schreibgerät in Gang zu setzen. Das Ausgangssignal des Analogumformers kann als eine kontinuierliche Spur dargestellt werden. Dieses Aufzeichnungsverfahren wurde bei der frühen Entwicklung der Echokardiographie in den sechziger Jahren angewandt; seit der Einführung des Faseroptik-Ultraviolettschreibers wurde es jedoch aufgegeben.

2.2. Das Doppler-Verfahren

Ultraschall-Doppler-Verfahren werden heute häufig benutzt und haben ihren Wert in der klinischen Untersuchung sich bewegender Strukturen bewiesen. Bei den meisten Anwendungen dient die Dopplerverschiebung der Frequenz, die bei Reflexion einer kontinuierlichen Ultraschallwelle an einer sich bewegenden Struktur auftritt, dazu, Informationen über die Geschwindigkeit dieser Struktur zu vermitteln, Informationen, die entweder durch das Ohr oder ein Instrument ausgewertet werden.

Das Ultraschall-Doppler-Verfahren unterliegt den gleichen Einschränkungen (z.B. die Notwendigkeit für eine gute Ultraschallkopplung und die Unmöglichkeit, Gewebe-Gas Grenzen zu überwinden), die für die Ultraschall-Impuls-Echo-Verfahren gelten.

Die Wahl der Ultraschallfrequenz hängt von der klinischen Anwendung ab. Ein Kompromiß ist nötig zwischen der Eindringtiefe, der Änderung der Dopplerverschiebung bei einer gegebenen Geschwindigkeitsänderung der das Echo hervorrufenden Struktur, der Empfindlichkeit gegenüber kleinen Reflektoren und der Größe bzw. Form des Ultraschallfelds. In der Geburtshilfe und der Kardiologie beträgt die Frequenz meistens zwei bis drei MHz; bei Untersuchungen des Blutflusses kann sie jedoch bis zu 10 MHz betragen.

Die Beziehungen zwischen Ultraschallfrequenz, Dopplerverschiebung, Reflektorgeschwindigkeit und Richtungswinkel ergeben sich aus der Gleichung 1.8 (Abschnitt 1.1.4). Ist z.B. keine Korrektur für den Richtungswinkel nötig (d.h. $\cos \gamma = 1$), ändert sich die Frequenz eines 2 MHz Ultraschallstrahls um ungefähr 260 Hz bei der Reflexion durch eine Oberfläche, die sich mit einer Geschwindigkeit von 100 mms^{-1} bewegt. In der Praxis kann die Dopplerverschiebung als proportional zur Ultraschallfrequenz wie auch zur Reflektorgeschwindigkeit angenommen werden.

2.2.1. Doppler-Systeme mit kontinuierlichen Wellen

Abb. 2.9 ist die schematische Darstellung eines mit kontinuierlichen Ultraschallwellen arbeitenden Doppelverschiebungs-Detektors. Der Sender ist fortwährend in Betrieb und erzeugt Wellen von konstanter Amplitude und Frequenz. Der Ultraschallkopf enthält getrennt einen Sende- und einen Empfangsschwinger. Das ist notwendig, weil es wichtig ist, den unmittelbaren Energieübergang vom Sender zum Empfänger herabzusetzen um eine Überlastung des Empfängerverstärkers zu vermeiden. Am Empfängerausgang tritt eine Mischung von Signalen auf; einige von ihnen haben die Frequenz der gesendeten Wellen (durch Reflexion an feststehenden Strukturen im Ultraschallfeld und elektrische Streuverluste verursacht), andere haben durch den Doppel-Effekt veränderte Frequenzen (durch Reflexion

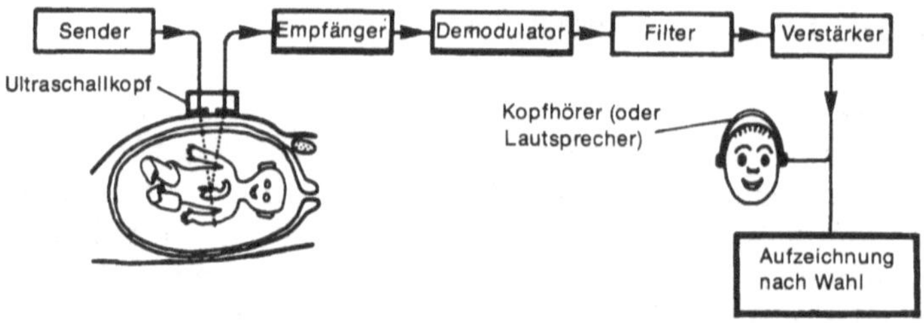

Abb. 2.9 Hauptbestandteile eines mit kontinuierlichen Ultraschallwellen arbeitenden Dopplerverschiebungs-Detektors.

an sich bewegenden Strukturen entstanden). Diese Signale werden im Demodulator gemischt. Am Demodulatorausgang treten dann Differenzfrequenzen auf, die dem Unterschied zwischen der Frequenz der gesendeten Ultraschallwelle und der durch den Doppler-Effekt veränderten Frequenz der empfangenen Welle entsprechen. Das Ausgangssignal wird gefiltert, um unerwünschte Frequenzen auszuschalten, das verbleibende „Doppler-verschobene" Differenzsignal wird weiter verstärkt.

Bei klinischen Anwendungen enthalten die Signale nach der durch den Doppler-Effekt verursachten Frequenzverschiebung nicht nur eine einzige Frequenz, sondern sie erstrecken sich über ein Spektrum. Das liegt daran, daß das System die Bewegungen mehrerer verschiedener Strukturen simultan nachweist: So bewegen sich z. B. die Blutkörperchen in einem Blutgefäß entsprechend der Geschwindigkeitsverteilung mit unterschiedlichen Geschwindigkeiten. Deshalb dürfen Dopplerverschiebung von Geräten, die nur einen bestimmten Durchschnittswert anzeigen, nur vorsichtig interpretiert werden. Das menschliche Ohr eignet sich ausgezeichnet zum Erkennen regelmäßiger Geräusche in einem komplexen Spektrum, und es ist daher in der klinischen Praxis oft am einfachsten, die Dopplerverschiebung der Signale abzuhören. Auf diese Weise kann man das Doppler-System als ein aktives Hörrohr von hoher Empfindlichkeit und ausgezeichneter Winkelgenauigkeit betrachten. Bei einigen Anwendungen, z. B. Untersuchungen des Blutflusses, kann man zusätzliche Information durch eine Analyse der Dopplerverschiebung der Signale erhalten. (Ein Frequenzspektrum-Analysator ist ein Gerät, das ein Diagramm erzeugt, bei dem Intensität und Frequenz über orthogonale Koordinatenachsen aufgezeichnet werden.)

2.2.2. Richtungsempfindliche Doppler-Systeme

Einfache, kontinuierliche Wellen, von Systemen von der in Abschnitt 2.2.1 beschriebenen Art erzeugt, geben keine Auskunft über die Bewegungs*richtung* eines Reflektors: Sie geben lediglich seine *Geschwindigkeit* an, die entweder in Richtung auf die Sonde oder von ihr fort verläuft. Die Richtung ergibt sich aus dem Vorzeichen f_D in den Gleichungen 1.7 und 1.8 (Abschnitt 1.1.3), Da $f_D \ll f$ ist, ist seine Bestimmung jedoch schwierig. Eine Information über die Richtung werden bei zwei Verfahren wiedergegeben. Das erste Verfahren, bei den im Handel erhältlichen Apparaten am häufigsten, zeigt einfach „vorwärts" oder „rückwärts" an: Es ist irreführend, wenn gleichzeitig eine Vorwärts- und Rückwärtsbewegung stattfindet! Das zweite Verfahren beruht im Grunde genommen auf einer Frequenzspektrum-Analyse und kann gleichzeitig ein Spektrum von Vorwärts- und Rückwärtsgeschwindigkeiten darstellen.

2.2.3. Das Doppler-System mit Reichweitenblende

Doppler-Systeme mit kontinuierlichen Wellen geben keine Auskunft über die Entfernung zwischen der Sonde und den sich bewegenden, die Dopplerverschiebung verursachenden Strukturen. Die Doppler-Signale können jedoch mit einer Reichweitenblende ausgefiltert werden, wobei die Echofrequenzen einer Vergleichsmessung, die aus einem Bereich vorgewählter Grenzen stammen mit der Frequenz eines fortwährend betriebenen Oszillators verglichen werden, der selbst während der Sendung des Impulses gesperrt ist. Es gibt verschiedene Systeme, diese Information aus den Doppler-Signalen zu beziehen (von denen einige auch Auskunft über die Richtung geben), aber diese Verfahren sind nicht weit verbreitet.

2.2.4. Zweidimensionale Doppler-Abtastung

Die vom fließenden Blut hervorgerufenen Signale haben genügend signifikante Merkmale um sie durch elektronische Datenverarbeitung nachzuweisen.

Diese Möglichkeit wird in einem zweidimensionalen Abtaster genutzt, der die Blutgefäße aufzeichnet. Die räumliche Lage der Doppler-Sonde in einer Ebene wird durch Koordinatenwandler bestimmt, die an einem Abtastrahmen befestigt sind; diese Information wird zur Steuerung der waagerechten und senkrechten Ablenkplatten einer Kathodenstrahlröhre benutzt. Der Ausgang des Doppler-Detektors steuert die Bildhelligkeit. Die Sonde wird regelmäßig über die gesamte Hautoberfläche geschwenkt, unter der die aufzuzeichnenden Blutgefäße liegen. Eine Aufzeichnung findet nur statt, wenn sich der Ultraschallstrahl durch strömendes Blut fortpflanzt. Arterielles und venöses Blut wird auf Grund entgegengesetzter Strömungsrichtung unterschieden. Die einfacheren zweidimensionalen Doppler-Abtaster benutzen kontinuierliche Wellen, aber komplizierte Geräte arbeiten mit Abstandsbestimmung und können prinzipiell Schnittbilder der Blutgefäße liefern.

2.3. Andere Verfahren

2.3.1. Transmissions-Bilder

Die ersten Versuche einer Anwendung von Ultraschall in der ärztlichen Diagnostik basierten auf der Erwartung, daß eine Unterscheidung zwischen Geweben auf Grund ihrer unterschiedlichen Dämpfungseigenschaften für Ultraschall möglich sein würde, ähnlich wie bei der gewöhnlichen Röntgenaufnahme. Diese Versuche schlugen wegen der großen Unterschiede zwischen der Dämpfung in Gewebsweichteilen bzw. Knochen und Gas fehl. Von Zeit zu Zeit wird erneut versucht, diese Schwierigkeiten zu überwinden. Grundsätzlich wurden zwei Arten von Bildumformern erprobt.

Die Ultraschallkamera verwendet einen pierzoelektrischen Wandler, der das Ultraschallfeld nach Durchgang durch das zu untersuchende Objekt aufnimmt. Das Ultraschallfeld ruft ein entsprechendes elektrisches Ladungsbild auf der gegenüberliegenden Seite des Wandlers hervor, und dieses Bild wird von einem Elektronenstrahl (in einer Vakuumröhre) abgetastet. Die dadurch hervorgerufenen elektrischen Signale ermöglichen die Darstellung des Gegenstandes auf einem Fernsehschirm.

Die zweite Art von Bildumformer besitzt ein Array von Transducern, die zum Abtasten des gesendeten Ultraschallfelds dienen. Eindimensionale Reihen erfordern mechanisches Abtasten; die Anordnung in zwei Dimensionen ermöglicht jedoch elektrisches Abtasten.

Zur Lösung klinisch diagnostischer Probleme wurde bisher noch keine nennenswerte Anwendung für diese Verfahren gefunden.

2.3.2. Ultraschallholographie

Die Ultraschallholographie ist ein Vorgang in zwei Stufen, der zum Aufbau eines Bildes, analog zur optischen Holographie, führt. Der darzustellende Gegenstand wird gleichmäßig mit Ultraschall angestrahlt; die reflektierten Wellen werden über große Bereiche abgetastet. Das Hologramm erhält man durch die Aufzeichnung der Summe der reflektierten Wellen und einer Bezugswelle, die durch Ultraschall oder elektronisch erzeugt werden kann. Ein dreidimensionales Bild des ursprünglichen Gegenstands wird bei Bestrahlung des Holograms mit kohärentem Licht (z. B. von einem Laser) erzeugt.

Viel Mühe wurde zur Erprobung der Möglichkeiten einer Anwendung der Ultraschallholographie in der klinischen Diagnostik aufgewendet. Die Ergebnisse waren bisher enttäuschend, und einige der physikalischen Gründe dafür sind leicht einzusehen: Ungünstiges Signal-Rausch-Verhältnis, Verlust der Phasenkohärenz, Spiegelung und Verzerrung bei der Bildrekonstruktion.

Literatur

2.1. Flesch, U. und Schoknecht, G. (1977). Gewebsphantom zur Qualitätskontrolle an Ultraschallanlagen. Biomed. Techn., **22**, 199–204.
2.2. Schoknecht, G. und Flesch, U. (1976). Anordnung von Phantomsubstanzen zur Simulation menschlichen oder tierischen Gewebes. DE–PS 2653384.
2.3. Schoknecht, G. and Flesch, U. (1978). Tissue simulating calibration and reference standard. US 4, 116, 040.

Weiterführende Literatur

Wells, P.N.T. (1977). *Biomedical Ultrasonics.* London and New York: Academic Press.

Teil II
Diagnostische Anwendungen

3. Ultraschall-Untersuchungen des Gehirns

D. N. White

3.1 Mediane Echoenzephalographie

Die mediane Echoenzephalographie mißt von der Oberfläche der Kopfhaut aus mit dem Ultraschall-Impuls-Echo-Verfahren (siehe Kapitel 2) Bereiche von Strukturen, die in der zerebralen medianen Sagittalebene liegen. Jede wesentliche Differenz zwischen Werten, die sich aus den Messungen von beiden Seiten des Kopfes ergeben, deutet auf eine Verschiebung der medianen Hirnstrukturen von der medianen Sagittalebene hin, verursacht durch irgendeine deformierende Struktur im Gehirn. Ein raumfordernder Prozeß, z. B. ein Hirntumor oder ein Blutgerinsel, in einer Hemisphäre verdrängt die medianen Strukturen nach der gegenüberliegenden Seite, während atrophische Vorgänge wie eine frühere Verletzung oder eine Thrombose die Mittellinie des Gehirns zur erkrankten Seite hinziehen.

Auf diesem Prinzip beruht die mediane Echoenzephalographie. Das hört sich ungemein einfach an, aber in der Praxis ist es keineswegs so, denn die Gesetze der Akustik in Verbindung mit den akustischen Eigenschaften des Schädels legen dem Verfahren eine Reihe von erheblichen Einschränkungen auf.

Grenzflächen in den Gewebeweichteilen des Körpers variieren in ihren reflektierenden Merkmalen in Abhängigkeit von der Größe und Oberflächenbeschaffenheit. Kleine Strukturen, ungefähr von Zellengröße, streuen die Energie an ihren Oberflächen diffus, so daß die Echos nicht nur eine geringere Intensität aufweisen, sondern auch in zunehmender Entfernung auf Grund der Dämpfung nicht mehr nachweisbar sind. Große, ebene Grenzflächen, wie die Oberflächen von Organen, reflektieren die einfallende Energie spiegelartig, so daß diese Echos eine viel größere Intensität aufweisen und bei zunehmender Entfernung noch gut nachweisbar sind. Die Intensität dieser beiden Echoarten kann bis zu 80 dB variieren, wenn sie von einem Empfänger außerhalb des Körpers nachgewiesen wird. Im Kopf werden die Hirnechos beim Durchgang durch die Schädel-Kalotte noch um weitere 20–40 dB gedämpft. Dadurch werden die durch kleine Strukturen des Gehirns gestreuten Reflexionen von geringer Intensität dermaßen gedämpft, daß sie vom Eigenrauschen des Empfängers nicht mehr getrennt werden können. Daraus ergibt sich die wichtige Folge, daß nur die Spiegelreflexionen mit einer großen Amplitude von den Oberflächen des Gehirns und dessen Ventrikeln durch ein Ultraschall-Reflexionsverfahren mit einem extrakraniellen Schallkopf-Wandler dargestellt werden können [3.21].

3.1.1. Das Mittelecho

Wenn ein Reflexionsverfahren den gleichen Ultraschallkopf als Sender und Empfänger benutzt, können nur die Zwischenflächen Reflexionen mit einer hinreichend großen Amplitude zum Ultraschallkopf zurückwerfen, die auf der Schallfeldachse liegen und so ausgerichtet sind, daß ihre Stellung senkrecht zu dieser Achse ist. Die Oberflächen der Hirnwindungen oder die Wände der Seitenventrikel oder des dritten Ventrikels enthalten Zwischenflächen, die das Gehirn von dem Liquor trennen. Reflexionen mit einer großen Amplitude können von jeder beliebigen dieser Zwischenflächen ausgehen und mit einem Impuls-Echo-Verfahren nachgewiesen werden, so daß ihre Entfernung gemessen werden kann. In der Mittellinie des Gehirns gibt es eine große Anzahl dieser Zwischenflächen, die von den Windungen im Bereich des Interhemisphärenspaltes und von den lateralen Wänden des dritten Ventrikels und den medianen Wänden der Seitenventrikel gebildet werden. Diese Zwischenflächen sind nicht vollkommen eben, aber alle ihre Oberflächen weisen Teile auf, die parallel zur medianen Sagittalebene liegen. Daher können ihre Echos mit einem Ultraschallkopf nachgewiesen werden, dessen Achse senkrecht zur Sagittalebene liegt, d. h. in der bitemporalen Achse. Darüber hinaus liegen alle diese Zwischenflächen der zerebralen Medianebene im Bereich der bitemporalen Achse in ungefähr der gleichen Entfernung, so daß die Echos der verschiedenen Zwischenflächen sich decken und summieren, wenn man sie mit dem A-Bild-Verfahren darstellt. Aus diesem Grund haben sämtliche Echos der medianen Hirnebene eine größere Amplitude, wenn sie von der vom Schläfenlappen ausgehenden Achse aus dargestellt werden, als die Echos irgendeiner anderen Hirnregion. Das ist eine der Eigenschaften des Mittel-Echos, durch die es sich von den Echos anderer zerebraler Zwischenflächen unterscheidet [3.24, 3.25].

Nicht alle Zwischenflächen, deren Summe zur Entstehung des Mittel-Echos führt, nehmen in der Praxis die gleiche Stellung entlang der bitemporalen Achse ein. Sie befinden sich meistens in den Hemispären auf einer der beiden Seiten des Interhemisphärenspaltes oder der beiden Wände des dritten Ventrikels und liegen daher in zwei Gruppen, jede ungefähr einen Millimeter entfernt von der einen oder anderen Seite der geometrischen Medianebene. Aus diesem Grund ist die Summe der Echos, die das Mittel-Echo bilden, nicht nur von einer hohen Amplitude, sondern sie weist eine charakteristische Doppelspitze auf. Dieser Form verdankt die Summe der Echos denn auch die Bezeichnung M-Echo.

Bei einer Hirnschwellung obliteriert die Fissura interhemispherica häufig, und die Zwischenflächen der beiden Seiten werden zusammengedrückt. Demzufolge vermindert sich die Anzahl der einzelnen Zwischenflächen, die das Mittel-Echo bilden, so daß sich auch die Amplitude verringert. Aus dem gleichen Grund nähern sich auch die Doppelspitzen und können nicht mehr einzeln identifiziert werden. Da das Mittel-Echo nur durch eine höhere Amplitude als andere Hirnechos und durch seine charakteristische Doppelspitze identifiziert werden kann, wird sein Nachweis bei einer Hirnschwellung erschwert. Wenn die Hirnschwellung von Verdrängung und Biegungen der medianen Zwischenflächen begleitet wird und viele von ihnen nicht mehr senkrecht zum Strahl liegen, fällt die Identifizierung des Mittel-Echos noch schwerer. Aus diesem Grund gibt es bei Hirnschwellungen die meisten unbefriedigenden Resultate und Irrtümer bei Untersuchungen der Mittellinie, wobei es gleichgültig ist, ob die Mittellinie des Gehirns nun verlagert ist oder nicht.

Wenn man ein isoliertes Gehirn in einen Wasserbehälter legt und es mit einem Schallkopf mit senkrechtem Schallfeld zur Sagittalebene untersucht, stellt man fest, daß das Mittel-Echo in dieser ganzen Ebene vorhanden ist, aber die größte Amplitude aufweist, wenn die Schallfeldachse die vordere Region des dritten Ventrikels schneidet [3.25]. Diese Region liegt im Zentrum der Inzisur in der Falx cerebri, einer Struktur, die eine laterale Verschiebung der Hirnhemisphären weitgehend verhindert. Daher wird bei einer deformierenden Hirnerkrankung der vordere Teil des dritten Ventrikels zuerst und stärker als die übrigen Mittelstrukturen verschoben. Es wäre sehr nützlich, wenn die mediane Echoenzephalographie die Lage der Mittelstrukturen in diesem Bereich messen könnte. Leider ist das wegen des hohen Reflexionsvermögens des Schädels nicht möglich.

Zwischen der akustischen Impedanz der Schädelkalotte, der Weichteile seiner Kopfhaut und dem Gehirn bestehen größere Unterschiede als zwischen denen anderer luftfreier Gewebe des Körpers. Daher reflektiert der Schädel sogar bei einem normalen Einfallswinkel einen großen Teil der hier einfallenden Energie. Das Verhältnis der reflektierten Energie wächst mit einem schrägen Einfallswinkel, bis die gesamte Energie, die in den Schädel einfällt, bei dem kritischen Einfallswinkel von 27° reflektiert wird und sich keine Energie durch ihn ausbreiten kann. Als Folge des großen Reflexionsvermögens des Schädels muß die Energie senkrecht auf den Schädel auftreffen, d. h. die Oberfläche des Wandlers muß tangential flach auf dem Schädel liegen, damit zur Durchschallung des Gehirns ein maximaler Energieanteil den Schädel durchdringt. Wenn sich die vom Gehirn reflektierten Echos mit optimaler Intensität zum extrakraniellen Nachweis durch den Schädelknochen fortpflanzen sollen, müssen sie in der gleichen Weise senkrecht auf die Tabula interna der Schädel-Kalotte auftreffen. Diese beiden Forderungen und die Tatsache, daß ein Ultraschallkopf, der als Sender und Empfänger betrieben wird, nur die Spiegelechos solcher Zwischenflächen nachweisen kann, die senkrecht zum Strahl liegen, lassen erkennen, daß man bei einer optimalen Amplitude nur dann Echos von den Zwischenflächen in der medianen Sagittalebene darstellen kann, wenn man den Schallkopf an die Region des Schädels ansetzt, die parallel zu dieser Ebene liegt, wie in Abbildung 3.1 gezeigt. Das ist der breiteste Teil des Schädels, der sich

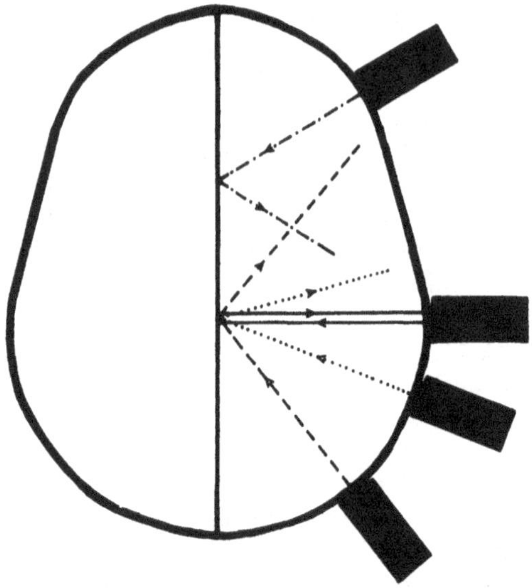

Abb. 3.1 Schema: Da die Schallkopfoberfläche tangential zum Schädel liegen muß, damit maximale Energiemengen sich in beiden Richtungen durch den Schädel fortpflanzen können, findet Reflexion in Richtung zum Schallkopf auf den Zwischenflächen in der medianen Sagittalebene nur dann statt, wenn die Schallkopfoberfläche an den Teil des Schädels gelegt ist, der parallel zur medianen Sagittalebene verläuft.

bei den meisten Menschen direkt oberhalb des Ansatzes des Ohrs an die Kopfhaut befindet [3.19]. Daraus geht ebenfalls hervor: Wenn der Schallkopf korrekt plaziert und ausgerichtet ist, um Echos von der medianen Sagittalebene nachzuweisen, ist er auch am günstigsten plaziert und ausgerichtet, um Echos von einer hohen Amplitude von der gegenüberliegenden Seite des Schädels zu empfangen. Das ist in Abbildung 3.2 veranschaulicht.

Wenn der Schallkopf diese Stellung einnimmt und seine Achse normal zur Sagittalebene ausgerichtet ist, schneidet seine Achse diese Ebene im Bereich der Zirbeldrüse [3.24]. Aus diesem Grund stammen die Zwischenflächen, die genau das Mittel-Echo erzeugen, das am besten durch einen extrakraniellen Empfänger dargestellt werden kann, aus den Mittelstrukturen im Bereich der Zirbeldrüse und des *hinteren* dritten Ventrikels (siehe Abbildung 3.3) und nicht aus der vorzuziehenden Region des *vorderen* dritten Ventrikels. Gleichzeitig werden die Echos von der gegenüberliegenden Seite des Kopfes ebenfalls optimal dargestellt, wenn der Wandler zur Darstellung des Mittel-Echos korrekt plaziert und ausgerichtet ist.

Da die Gesetze der Akustik und die akustischen Eigenschaften des Schädels dem Untersucher diese optimale Stellung und Richtung des Schallkopfes zur Darstellung des Mittel-Echos praktisch aufzwingen, ist es leicht einzusehen, daß er kaum weitere Untersuchungsmöglichkeiten hat. Wenn der

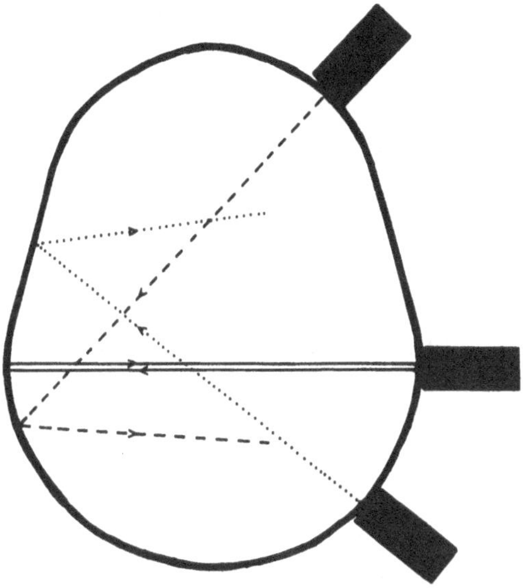

Abb. 3.2 Die Stellung des Schallkopfes, die notwendig ist, um Echos von der medianen Sagittalebene optimal darzustellen (Abb. 3.1), ist auch die Stellung, in der Echos von der gegenüberliegenden Seite des Schädels und der Zwischenfläche zwischen Kopfhaut und Luft optimal dargestellt werden.

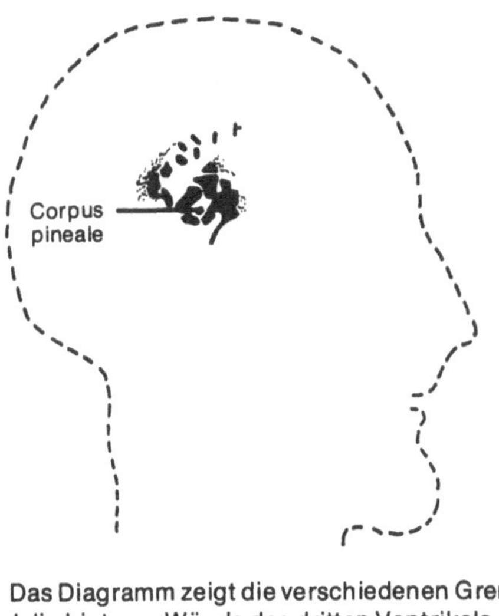

Abb. 3.3 Das Diagramm zeigt die verschiedenen Grenzflächen des Interhemisphärenspaltes und die hinteren Wände des dritten Ventrikels, die nahe der Schallfeldachse liegen, in der Echos von Zwischenflächen in der medianen Sagittalebene (Abb. 3.1 und 3.4) optimal dargestellt werden können. Diese Zwischenflächen tragen in unterschiedlichem Maß zur Summe der Mittelechos bei.

Schallkopf aus dem unbefriedigten Wunsch, das Mittel-Echo von anderen Bereichen der Mittellinie des Gehirns darzustellen, an anderen Stellen des Schädels mit einer anderen Ausrichtung angebracht wird, muß das Ergebnis stets eine minderwertige Darstellung sein. Da schon die Darstellung des Mittel-Echos, wie im nächsten Abschnitt beschrieben, besonders bei Hirnschwellungen auch bei optimaler Plazierung und Ausrichtung keineswegs einfach ist, sollte man eine derartige Minderung der Bildqualität vermeiden.

3.1.2. Die Veränderung der Amplitude des Mittel-Echos

Die Brechungsgesetze bedingen, daß die Energie, die sich durch parallele Ebenen des Schädels ausbreitet, auf einen Kegel beschränkt sein muß, dessen Grenzen durch den kritischen Winkel für die totale Reflexion bestimmt sind [3.22]. Dieser Kegel hat einen Scheitelwinkel von 54° (2 × 27°). Innerhalb dieses Kegels verteilt sich die Energie mit unterschiedlichen Intensitäten, die kleinste breitet sich am Rand, die größte entlang der Achse aus (Abbildung 3.4). Bei der Ausbreitung durch den Schädel verteilt sich die Intensität der Energie jedoch nicht regelmäßig zwischen diesen beiden Extremen. Auf dem Weg durch den Schädel wird die Energie sehr unregelmäßig gestreut, so daß ihre Verteilung innerhalb des Kegels unregelmäßig ist [3.22], obwohl sich im allgemeinen die Amplitude zum Rand des Kegels hin verringert. Daraus geht klar hervor, daß die Ansammlung der Zwischenflächen, die das Mittel-Echo verursachen, von erheblich wechselnden Energieintensitäten beschallt werden, so daß die Amplitude als summierendes Echo der Zwischenflächen ebenfalls beträchtliche Unterschiede aufweist (Abbildung 3.3).

Die unregelmäßige, durch den Schädel verursachte Streuung der Energie wechselt erheblich in ihrer Verteilung mit jeder kleinen Bewegung des Schallfeldes in Bezug auf den Schädel [3.26]. Die tangentiale Stellung der Schallkopfoberfläche zu den unregelmäßigen Konturen des Schädels – notwendig, damit sich maximale Amplituden der Energie in beiden Richtungen durch den Schädel ausbreiten – erzielt man am besten, wenn man den Schallkopf in der Hand hält und seine Oberfläche flach auf den Schädel aufdrückt. Es ist schwierig und auch nicht wünschenswert, den Wandler längere Zeit völlig still zu halten. Daher verändert sich das Muster der unregelmäßig gestreuten Energie ständig und damit auch die Amplitude des Mittel-Echos und aller anderen intrakraniellen Echos.

Obwohl die Summe der Echos von der Mittellinie des Gehirns, die das Mittel-Echo erzeugen, demnach oft ein Echo mit einer größeren Amplitude als das der anderen intrakranialen Echos entstehen läßt, das häufig auch die charakteristische Doppelspitze aufweist, *ist das bei der echoenzephalographischen Untersuchung nicht immer der Fall.* Deshalb ist es *nicht* erwünscht, den Schallkopf bei einer echoenzephalographischen Untersuchung vollkommen stillzuhalten. Wenn er während der Untersuchung ständig leicht geschwenkt wird, werden die Unregelmäßigkeiten in der Verteilung der durchschallenden Energie willkürlich verteilt. Obwohl das Echo dann zu einem bestimmten Augenblick nicht unbedingt das Echo mit einer maximalen Amplitude ist, ist es unter diesen Umständen über eine Zeitspanne, während der die Energie mehr oder weniger zufällig verteilt in das Gehirn eingeschallt wird, am häufigsten das Echo mit einer maximalen Amplitude. Während dieser Periode der willkürlichen Verteilung schwankt jedoch seine Amplitude offensichtlich stark. Diese zeitlich nicht konstante

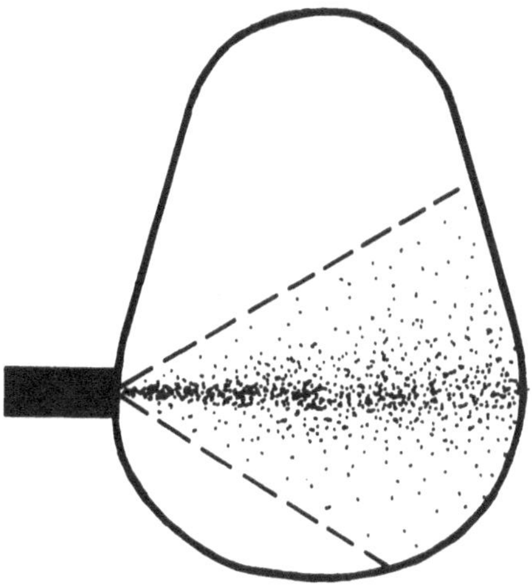

Abb. 3.4 Der kritische Winkel für totale Reflexion an der Grenzfläche zwischen Weichteilen und Schädelkalotte beträgt 27°. Die Brechungsgesetze besagen, daß Energie, die sich durch die parallelen Ebenen des Schädels fortgepflanzt hat, in diesem Winkel, d. h. innerhalb eines Kegels mit einem Scheitelwinkel von 54° liegen muß. Innerhalb dieses Kegels ist die Energie unterschiedlich: die Intensität ist in der Nähe der Achse am größten (dichte Punktierung) und am kleinsten nahe dem Kegelrand (schwache Punktierung). Diese unterschiedliche Verteilung der Energie ist unregelmäßig: Die durch den Schädel verursachte Streuung führt zu einer unregelmäßigen Verteilung. Auf dem gleichen Bild kann auch die Amplitude der Energie dargestellt werden, die von einem extrakranialen Empfänger durch Echos von konstanter Intensität aus den verschiedenen Hirnregionen nachgewiesen wird. Die Amplitude ist am größten (dichte Punktierung), wenn die Echos aus der Nähe der Kegelachse kommen; sie verringert sich bei Echos aus der Randnähe. Der extrakraniale Empfänger weist keine Echos von Zwischenflächen nach, die außerhalb des Kegels liegen.
Demnach sind die Zwischenflächen, die von einem extrakraniellen Schallsender mit der höchsten Energieintensität durchschallt werden, so gelegen, daß sie Echos mit optimaler Amplitude reflektieren, die durch einen extrakranialen Empfänger am gleichen Ort nachgewiesen werden. Daher ist die Verwendung des gleichen Wandlers als Generator und Empfänger so vorteilhaft.

und veränderliche Darstellung des Mittel-Echos stellt denn auch eine der größten Schwierigkeiten bei der medianen Echoenzephalographie dar.

3.1.3. Mediane Echoenzephalographie-Verfahren

Die mediane echoenzephalographische Untersuchung kann nach zwei Verfahren erfolgen: die konventionelle Methode mit einem Videobild und die statistische Methode, bei der eine große Anzahl von Messungen automatisch durchgeführt wird.

Bei der konventionellen Methode identifiziert der Untersucher das Mittel-Echo an Hand des A-Bildes. In vielen Fällen, besonders bei Patienten mit einem normalen Gehirn, ist diese Identifizierung verhältnismäßig einfach und erfordert nur eine geringe Erfahrung. Bei manchen Kranken, besonders bei denen, die an einem Hirnödem leiden, ist die Identifizierung des Echos wesentlich schwieriger. In diesen Fällen entsteht das Problem, weil das typische A-Bild der zerebralen Zwischenflächen in allen Tiefenbereichen verschwindet; der Untersucher hält den oder die Schallköpfe und beobachtet das Videobild und steuert es auf diese Art.

Mit Geduld kann das Bild so manipuliert werden, daß man ein Echo sieht, das in fast jedem Tiefenbereich ein Mittel-Echo sein kann. Jede Ultraschallpraxis kann Beispiele dafür anführen, obwohl die Literatur nur über wenige berichtet. Sandok *et al.* [3.13] beschrieben ein Beispiel, in dem ein Untersucher, der nicht wußte, daß wahrscheinlich klinisch eine verlagerte Mittellinie vorlag, drei normale Echogramme erhielt; als die Untersuchung von einem anderen Untersucher wiederholt wurde, der mit der klinischen Lage vertraut war, erschien die erwartete Verschiebung der Mittellinie auf drei weiteren Echogrammen. Aus unserer eigenen Praxis berichteten wir über einen Fall [3.22], bei dem der Untersucher bei bekanntem Temporalappentumor eine starke Verschiebung fand, während das Angiogramm zeigte, daß der Tumor derart diffus in die Gewebe eingedrungen war, daß er die Mittellinie nicht verschoben hatte. Wir berichteten ebenfalls [3.31] über die Resultate einer wiederholten Aufzeichnung von 484 Echozephalogrammen, bei denen in allen Fällen die Stellung der Mittellinie durch Kontrast-Radiographie bestätigt worden war. Als ein Neurologe diese Echogramme unter streng kontrollierten Bedingungen nochmals überprüfte – ohne Kenntnis der Verdachtsdiagnose und ohne die Patienten untersucht zu haben –, machte er in jeder der vier Aufzeichnungen durchschnittlich drei falsch-negative Fehler. Als er jedoch diese Echogramme zusammen mit den ursprünglichen Befunden las, unterlief ihm kein einziger falsch-negativer Irrtum. Obwohl er keinerlei Kontakt zu den meisten der untersuchten Patienten hatte, erhielt er unter Kenntnis der Zusatzbefunde genügend Auskünfte, die ihn befähigten, irrtümliche Interpretationen zu vermeiden. Als ihm die Echogramme, die er bei seiner Erstaufnahme falsch beurteilt hatte, gezeigt wurden, konnte er seine ursprüngliche, nicht korrekte Interpretation nicht rechtfertigen. Ganz offensichtlich berücksichtigte er also unter gewissen Umständen zusätzliche klinische Informationen mehr als das Echogramm.

Aus diesen Beobachtungen geht hervor, daß die Untersuchung, will man mit der konventionellen medianen Echoenzephalographie einen Höchstgrad an Genauigkeit erreichen, von einem Untersucher durchgeführt werden muß, der bei der Aufnahme und Deutung der Echogramme durch seine klinische Kenntnis der Krankheit des Patienten beeinflußt wird und beurteilen kann, ob es wahrscheinlich ist, daß die Mittelstrukturen des Gehirns verschoben sind oder nicht, und wenn ja, nach welcher Seite und wie stark. Deshalb erzielt man mit dieser Methode die größte Genauigkeit, wenn sie von einem Neurologen oder Neurochirurgen oder unter seiner strengen Aufsicht angewandt wird. Aus dem gleichen Grund bestehen Schiefer *et al.* [3.14], die mit dieser Methode einen Höchstgrad an Genauigkeit erzielt haben, darauf, daß „der Untersucher über den gesamten klinischen Fall durch eine genaue Kenntnis der Anamnese und der Befunde informiert sein muß und daß er ein umfassendes Wissen über die pathologisch-anatomischen Beziehungen bei intrakraniellen Störungen wie auch bei Massenzunahmen oder atrophischen Prozessen besitzt. Das kann man von dem medizinischen Hilfspersonal kaum erwarten."

Wenn es wesentlich ist, daß die mediane echoenzephalographische Untersuchung besonders in schwierigen Fällen von einem Neurologen durchgeführt werden muß, der zuvor den Patienten untersucht und seine Anamnese ausführlich studiert hat, um eine vermutliche Diagnose zu stellen, erhebt sich die Frage nach dem praktischen Nutzen einer derartigen Untersuchung [3.20]. Es scheint ganz so, als enthalte die vermutliche Diagnose mehr Information als der bloße Befund der Lage der Mittelstrukturen und als werde diese Information nur noch zusätzlich erworben, um die Genauigkeit der Untersuchung der Mittellinie zu verbessern und dann beiseite gelegt zu werden. Demnach könnte der Neurologe durchaus seine mühsam erworbene klinische Erfahrung anderweitig besser nutzen.

Das sollte keineswegs als Kritik der Genauigkeit ausgelegt werden, die bestimmte Echoenzephalographologen mit dem A-Scan erreicht haben. Der bisher höchste Grad an Genauigkeit wurde in zwei großen Serien von neurochirurgischen Patienten erreicht, über die Ford [3.2] und Schiefer *et al.* [3.14] berichteten. In beiden Serien lag der Anteil der Patienten mit einem Hirnödem und gleichzeitiger Verschiebung der Mittellinie oder ohne sie höher als in den meisten anderen Serien, über die es Berichte gibt. Demnach umfaßten derartige Serien wesentlich schwierigere Untersuchungen als andere Serien, wie zum Beispiel jene, über die White [3.18] berichtet, in der der Prozentsatz von Patienten mit einer Hirnerkrankung bedeutend niedriger war. Trotz der größeren Schwierigkeit der Fälle, die beide, d. h. Ford und insbesondere Schiefer *et al.* untersuchten, erreichten sie einen erstaunlich hohen Umfang an Genauigkeit, in der von dem zuletzt genannten komplizierten Serie lag er bei über 99%.* Allerdings arbeiten Ford und Schiefers Kollege Kazner als chirurgischer Chefarzt bzw. Oberarzt an Krankenhäusern mit einer großen neurochirurgischen Abteilung; deshalb waren sie unmittelbar für die Diagnose und Betreuung aller Patienten in ihrem Krankenhaus verantwortlich. Deswegen mußten sie notgedrungen eine ausführliche Kenntnis des klinischen Zustands der Patienten erwerben, gleichgültig, ob sie sich dieser Kenntnis ebenfalls bedienten, um damit die echoenzephalographische Untersuchung zu beeinflussen und ihre Genauigkeit zu erhöhen. Nur an den großen neurochirurgischen Kliniken in Europa ist der Oberarzt oder der Chefarzt jahrelang unmittelbar für eine große Anzahl von Patienten mit einer Hirnerkrankung verantwortlich. Auf diese Weise hat er nicht nur die Zeit, die notwendige echoenzephalographische Erfahrung zusätzlich zu seiner klinischen Erfahrung zu sammeln und anzuwenden, sondern er hat auch Gelegenheit, diese Erfahrung seinen Assistenten mitzuteilen, die ebenso lange an derartigen Kliniken arbeiten. Demnach können seine Assistenten seine echoenzephalographischen Untersuchungen fast ebenso fachmännisch durchführen wie er, wenn er nicht im Krankenhaus oder in der Klinik ist. Derartige Möglichkeiten gibt es in Nordamerika nicht. Dort kann kein im Krankenhaus lebender Arzt eine ebenso große Erfahrungen sammeln, denn mit seiner genauen klinischen Kenntnis einer großen Anzahl von Patienten bleibt keiner fünf, zehn oder noch mehr Jahre in der gleichen Stellung wie der Oberarzt in Europa.

Darüber hinaus erwarben Ford und Kazner, beide hochangesehene Neurochirurgen, ihre Erfahrung in der Echoenzephalographie noch zu einer Zeit, als das Verfahren noch in den Anfängen steckte. Zu jener Zeit waren ihre Möglichkeiten noch unbekannt und wurden größtenteils dank ihrer Bemühungen entwickelt. Man fragt sich, ob selbst in Europa, wo das System des Chefarztes und des Oberarztes eine derartige Entwicklung begünstigt, auch heute noch junge Menschen die erforderliche Zeit aufzubringen bereit sind, um mit der Erfahrung ihrer Vorgänger in einem Verfahren wettzueifern, dessen diagnostische Möglichkeiten heute anerkannt sind.

Wegen dieser Vorbehalte hinsichtlich der Bereitschaft einer weiteren Generation von Echoenzephalographologen, dem Beispiel Fords und Kazners zu folgen, wurden automatische Methoden entwickelt [3.29]. Die automatischen Methoden messen die Entfernung der größten Amplitude des

* Das Ergebnis steht in Übereinstimmung; die Schlußfolgerung im Widerspruch zu Erkenntnissen der Epidemiologie. Bei hoher Prävalenz (hoher Anteil an Kranken in der untersuchten Gesamtpopulation) erhöht sich die Wahrscheinlichkeit für ein richtiges positives Testergebnis schon aus statistischen Gründen. (Gute Testergebnisse im selektivierten Patientengut eines Krankenhauses). Die Wahrscheinlichkeit reduziert sich in dem Maße, in dem die Kranken in dem Kollektiv „verdünnt" werden, d.h. in dem die Prävalenz der Erkrankung abnimmt. (Vgl. J. Büttner: Die Beurteilung des diagnostischen Wertes klin.-chem. Untersuchungen. J.Clin.Chem.Clin. Biochem. *15* (1977), 1–12).

Echos an der durch den Schläfenlappen gehenden Achse entlang unzählige Male. Da die größte Echoamplitude in den meisten Fällen auch der des Mittel-Echos entspricht, gibt der Mittel- oder Höchstwert der großen Anzahl der durchgeführten Messungen die Lage der Mittellinie des Gehirns an. Da es kein Einzel-A-Bild gibt, kann der Untersucher kaum die erzielten Ergebnisse beeinflussen. Demnach ist bei schwierigen Fällen keine klinische Erfahrung notwendig, um das Bild zu steuern und zu beeinflussen, und die Untersuchung kann von einem Techniker durchgeführt werden, und sie bedarf keiner strengen Überwachung durch einen Neurologen, um genau zu sein.

3.1.4. Die konventionelle Methode mit dem A-Bild

Der Kollege, der mit den herkömmlichen Echoenzephalographie-Verfahren arbeitet, muß sich stets daran erinnern, daß die von ihm erzielte Qualität besonders bei schwierigen Fällen, bei denen es auf größte Genauigkeit ankommt, zu einem großen Teil von seiner klinischen Kenntnis des von ihm untersuchten Patienten abhängt. Das bedingt nicht nur, daß die Untersuchung von einem Neurologen vorgenommen oder von ihm streng überwacht werden sollte, sondern auch, daß der Untersuchung eine Anamnese des Patienten, eventuell durch weitere Fragen und eine klinische Untersuchung des Patienten ergänzt, vorausgehen muß. Vor Beginn der Untersuchung sollte dem Arzt die Lage bekannt sein, in der die Mittellinie des Gehirns zu erwarten ist.

Ebenso wichtig ist es, daß das Monitorbild des Echoenzephalographen die Führung der Schallköpfe durch den Bearbeiter erleichtern sollte, um so die Lage des Mittel-Echos im Hinblick auf die Mittelebene am besten darzustellen. Zu diesem Zweck ist ein vielspuriges Bild obligatorisch. Die Echos von beiden Kopfseiten müssen simultan dargestellt werden. Gleichzeitig muß auch die Lage der geometrischen Mittellinie des Kopfes durch einen oder zwei Markierungsimpulse abgebildet sein. Nur mit einem derartigen drei- oder vierspurigen Bild kann der Bearbeiter mit einem Blick übersehen, ob gleichzeitig von beiden Seiten des Kopfes Echos auftreten, die in ihrer Amplitude und Form dem Mittel-Echo gleichen und sich in den richtigen Lagen bezogen auf die Achse des Schallfelds befinden. Bei einer nicht verschobenen Mittellinie des Gehirns erscheinen die beiden Mittel-Echos an der gleichen Stelle der Zeitablenkung im A-Bild wie auch der oder die Markierungsimpuls(e), wie in Abb. 3.5 gezeigt. Bei einer verschobenen Mittellinie müssen die Mittel-Echos in gleicher Entfernung einseitig verschoben zum Markierungsimpuls erscheinen (siehe Abbildung 3.6). Ein derartiges Bild vereinfacht die Aufgabe des Untersuchers, die Echos an Positionen zu suchen und abzubilden, in denen sie sich auf Grund seiner vorherigen klinischen Untersuchung befinden müssen.

Aus bereits oben beschriebenen Gründen erfolgt die Untersuchung durch Anlegen der Schallköpfe mit ihrer Vorderseite flach auf die Kopfhaut an dem Punkt, an dem der Kopf am breitesten ist, d. h. direkt oberhalb des Ohrs. Ihre Achsen müssen aufeinandergerichtet sein. Wenn sie symmetrisch die Hirnregionen durchschallen, in denen das Mittel-Echo optimal abgebildet werden kann, ist diese richtige Lage und Ausrichtung der Schallköpfe auf dem Bildschirm durch das Erscheinen von Echos mit einer großen Amplitude aus der Tabula interna der gegenüberliegenden Seite des Schädels und der darüberliegenden Zwischenfläche von Kopfhaut und Luft zu erkennen, die sich in der gleichen Entfernung entlang den beiden Zeitablenkungen im A-Bild und ungefähr in der doppelten Entfernung der Markierungsimpulse befinden, wie in den Abbildungen 3.5 und 3.6 abgebildet.

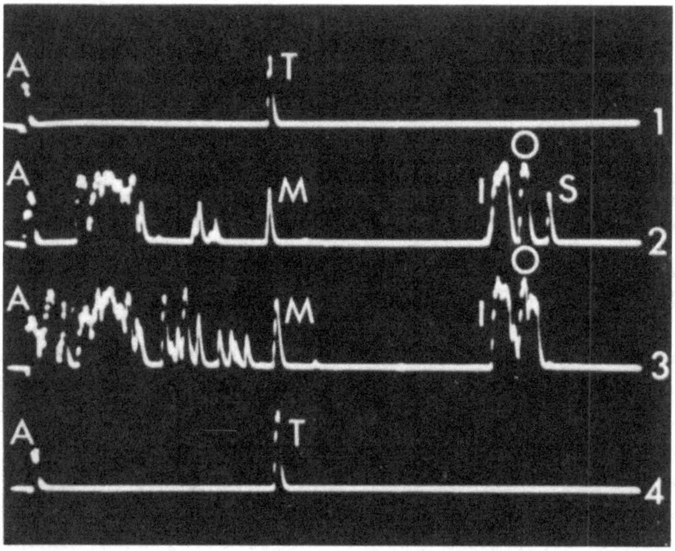

Abb. 3.5 Vierspurbild einer nicht verlagerten Mittellinie des Gehirns. Spur 1 und 4 zeigen die Markierungsimpulse (T) quer durch den Kopf, die die Lage der geometrischen Mittellinie angeben. Die beiden mittleren Spuren zeigen, daß sich die beiden M-Echos in gleicher Entfernung von den Schallköpfen (AA) befinden und die gleiche Weglänge wie die Übertragungsimpulse zurückgelegt haben. Daher sind die M-Echos nicht relativ zur geometrischen Mittellinie verlagert.

Diese Echogramme beweisen die Vorteile des Gebrauchs von Markierungsimpulsen, um die Lage der geometrischen Mittellinie anzudeuten. Wenn die Lage der geometrischen Mittellinie durch Halbierung der Entfernung vom Schallkopf (A) zur Zwischenfläche zwischen Kopfhaut und Luft (O) berechnet wird, stellt man fest, daß die Mittellinie um die Hälfte der Tiefe verlagert ist, um die der Schallkopf in die Kopfhautoberfläche eingedrückt ist. Es ist auch nicht immer leicht, die gegenüberliegende Zwischenfläche zwischen Kopfhaut und Luft (O) von der Reflexion der Tabula interna der Schädelkalotte (T) oder einem Nachhall zwischen der gegenüberliegenden Grenzfläche zwischen Kopfhaut und Luft und der Tabula externa der Schädelkalotte (S) zu unterscheiden.

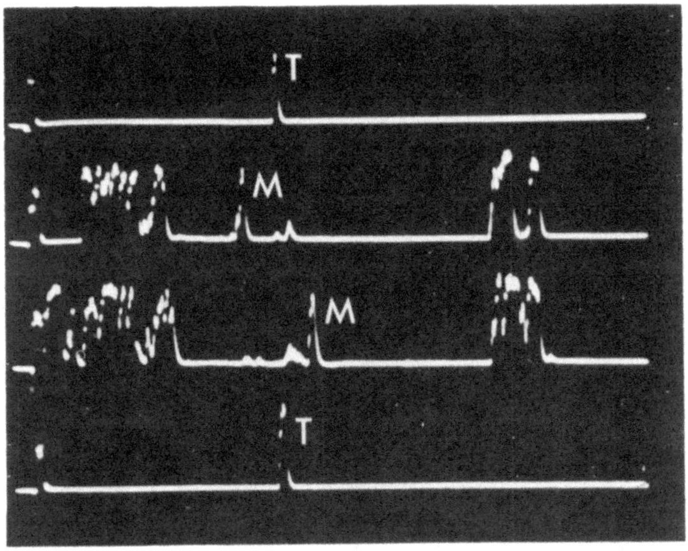

Abb. 3.6 Vierspurbild, ähnlich wie in Abb. 3.5, aber bei verlagerter Mittellinie des Gehirns. Die Mittelechos (M) sind in gleichem Maß nach beiden Seiten der geometrischen Mittellinie verlagert, die durch die Markierungsimpulse angezeigt ist (T).

Erst nach Erfüllung dieser Kriterien kann die Suche nach den beiden Mittel-Echos durch Schwenken der Schallköpfe beginnen, bis sie zufriedenstellend dargestellt sind. Sobald sie auf diese Art dargestellt sind, müssen sie unter Umständen in einer Aufnahme festgehalten werden. Eine derartige Aufnahme ist notwendig, wenn eine Verschiebung der Mittellinie vorliegt, da ihr Ausmaß anhand einer Aufnahme wesentlich sorgfältiger als auf dem Bildschirm bestimmt werden kann.

Die mit der konventionellen Methode erzielte Genauigkeit variiert von Klinik zu Klinik stark, wie in Tabelle 3.1 gezeigt. Ganz offensichtlich liegt einer der Gründe für diese unterschiedlichen Werte im Umfang der in den verschiedenen Zentren genutzten klinischen Vorinformationen. Nicht alle Untersucher sind zu einer Qualitätslenkung in der Lage oder dazu bereit, die Technik, falls notwendig, zu verbessern, um den gleichen Umfang an Genauigkeit zu erreichen wie Schiefer *et al.* [3.14]. Ein weiterer Grund findet sich in dem hohen Prozentsatz von schwierigen Fällen mit einem Hirnödem in den untersuchten Serien. Ein hohes Maß an Genauigkeit wird leichter erzielt, wenn die meisten untersuchten Patienten normal sind, dann ist die Methode am einfachsten anzuwenden.

Tabelle 3.1 Leistungswerte für die A-Bild-Echoenzephalographie

Autor	Jahr	Gesamt-anzahl der Fälle	Unbefriedigend Anzahl	Unbefriedigend Prozent	Falsch positiv Anzahl	Falsch positiv Prozent	Falsch negativ Anzahl	Falsch negativ Prozent
de Vlieger und Ridder	1959	34	0/34	0	?1/20	?5	2/14	14
Taylor et al.	1961	246	12/246	5	1/87	1	17/147	12
Lithaender und Marions	1961	252	8/252	3	1/83	1	16/161	10
Jeppson	1961	432	0/432	0	2/191	1	10/241	4
Jefferson	1962	229	3/229	1	7/67	10	13/159	8
Ford und Ambrose	1963	867	0/867	0	29/326	9	24/541	5
Russo und Arnold	1964	121	0/121	0	2/22	9	0/99	0
Lee und Morley	1964	77	0/77	0	3/77	4	3/44	7
Greebe	1964	671	6/250	2	6/?	?	11/?	?
Brinker et al.	1965	287	0/287	0	7/58	12	1/229	0.5
Lapayowker und Christen	1965	358	0/358	0	7/51	14	5/307	2
Raskind	1965	600	?	?	6/28	21	2/572	0.5
Kessler	1965	103	0/103	0	2/25	8	3/78	4
Barrows et al.	1965	159	0/159	0	1/43	2	8/116	7
McGinnis und Zylak	1965	795	88/795	11	1/20	5	1/364	0.25
Hagemann	1965	827	22/827	3	9/141	6	11/326	3
Hanson und Holmes	1966	200	7/200	3	5/16	31	1/23	4
Dugdale	1966	200	8/200	4	1/39	2	2/79	3
Blatt	1966	330	0/330	0	2/95	2	25/235	11
Gokalp et al.	1966	295	0/295	0	1/?	?	10/?	?
Fischer et al.	1967	1000	4/1000	0.5	4/248	2	8/748	1
Nichols et al.	1968	200	0/200	0	3/46	6	6/138	4
Brownbill und Dugdale	1968	269	10/269	4	6/45	12	7/214	3
Schiefer et al.	1968	1870	18/3140	0.5	15/844	2	3/?1008	0.33
White (ursprüngl.)	1969	484	57/484	12	10/31	32	0/396	0
White (revidiert)	1969	484	38/484	8	11/25	44	3/408	1

Anmerkungen
Die Irrtümer beziehen sich nur auf erwiesene Fälle. Die Prozentzahlen sind Näherungswerte. Die Hinweise werden in den Abschnitten [3.20, 3.28, 3.29, 3.32] zitiert.

3.1.5. Die automatischen Methoden

Gegenwärtig sind zwei automatische Apparate im Handel erhältlich. Der *Automatic Midline Computer** ist bereits mehrere Jahre auf dem Markt, und seine Leistung wurde verhältnismäßig günstig beurteilt [3.28]. Dieser

* Diagnostic Electronics Corporation, Box 580, Lexington, MA 02173, USA.

Apparat funktioniert so, daß er zwei Echos mit einer großen Amplitude aus dem Bereich der schallkopfentfernten Seite des Kopfes in einer Meßreihe sucht. Auf diese Weise erfüllt er die Forderung, daß das Mittel-Echo das beste Bild ergibt, wenn auch von der entlegenen Seite des Kopfes Echos mit einer großen Amplitude empfangen werden. Wenn ein „doppeltes, distales" Echo empfangen wird, wird seine Entfernung gemessen und halbiert. Die entsprechende Entfernung entspricht der Entfernung der geometrischen Mittellinie des Kopfes. Ein Tor, das einer Entfernung von 16 mm von Gewebsweichteilen entspricht, wird an jede Seite dieser halben Strecke vom obigen Echo gestellt, und nach Erzeugung eines Impulses wird die Entfernung jedes Einzelechos innerhalb dieses Tors gemessen, das eine zuvor festgelegte Schwellenamplitude überschreitet. Die Entfernung dieses Echos wird mit der halben Entfernung des doppelten, distalen Echos verglichen und automatisch als eine Zwischenfläche in der geometrischen Mittellinie oder in entsprechendem Abstand, zur einen oder anderen Seite der geometrischen Mittellinie verschoben, dargestellt. Die nächste Messung muß mit einem Druck auf einen Rückstellknopf neu in Gang gesetzt werden. Eine Reihe von Messungen werden ausgeführt und auf einem Histogramm festgehalten. Da das Echo mit der maximalen Amplitude meistens das Mittel-Echo ist, gibt der Mittel- oder Höchstwert des Histogramms die Lage der Mittellinie des Gehirns an. Das ist in Abbildung 3.7 veranschaulicht.

Die Untersuchung erfolgt in der gleichen Weise wie mit der Videomethode, aber selbstverständlich muß ihr keine klinische Untersuchung des Patienten vorausgehen. Sie kann von einem Techniker vorgenommen werden, da es praktisch unmöglich ist, die Messungen des Apparates zu beeinflussen. Vor einer Messung muß selbstverständlich überprüft werden, ob der Schallkopf richtig angelegt und ausgerichtet wurde, damit er die Echos mit einer großen Amplitude von der gegenüberliegenden Seite empfangen kann. Während einerseits das automatische Verfahren eine falsche Untersuchungstechnik verhindert, liegen jedoch andererseits einige Nachteile darin begründet. Wie bereits beschrieben, ist es bei einem Hirnödem mit allen Methoden schwieriger, das Mittelecho zu identifizieren, da seine Amplitude herabgesetzt ist. Das gilt ebenso für die automatischen Methoden. In derartigen Fällen ist es mit dem Midline Computer unter Umständen schwierig, das Mitteltor zu bestimmen, und die Messungen werden dann nur sehr langsam und manchmal überhaupt nicht ausgeführt. Unter diesen Umständen verändert der Untersucher eventuell die Lage des Schallkopfes, so daß die Messungen müheloser durchgeführt werden können. Wird der Schallkopf von seiner korrekten Stellung aus nach oben und rückwärts geschwenkt, werden eventuell Echos von der Falx cerebri nachgewiesen. Da die Falx cerebri verhältnismäßig biegesteif ist und bei einer deformierenden Hirnkrankheit nur wenig verlagert wird, erhält man unter Umständen einen falsch-negativen Befund [3.28]. Wenn es Schwierigkeiten beim

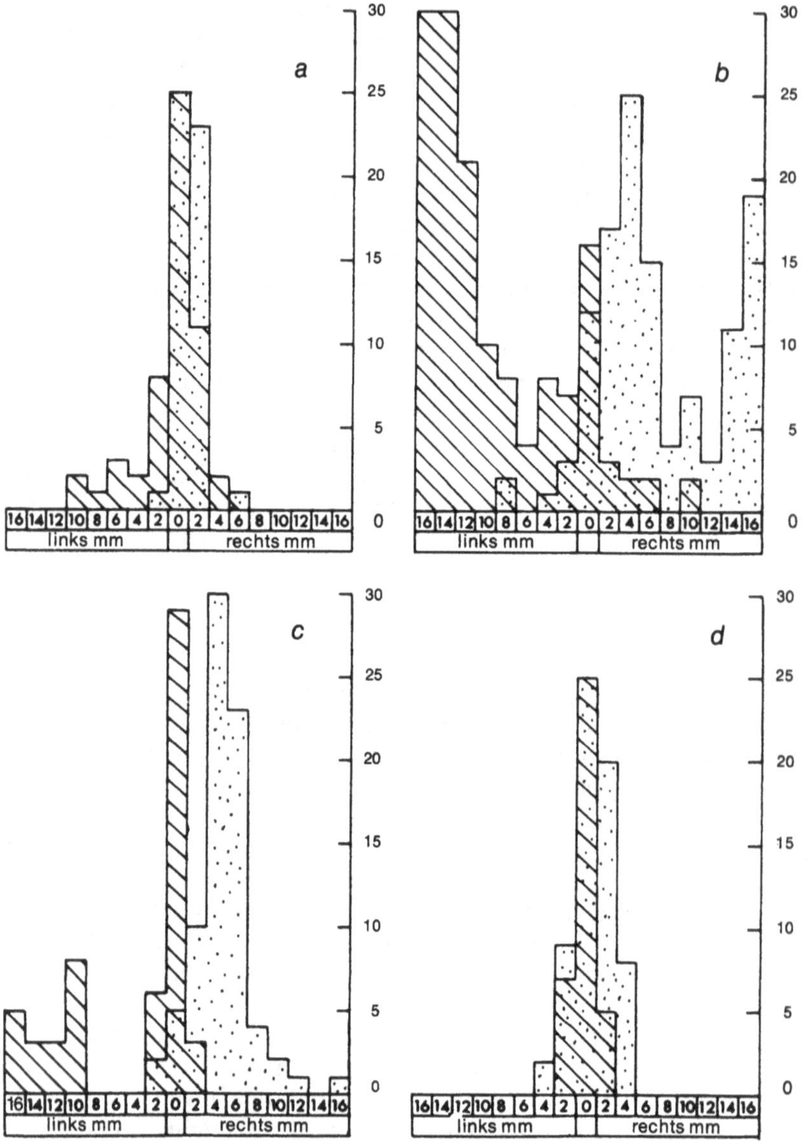

Abb. 3.7 Vier Histogramme vom gleichen Patienten mit dem *Automatic Midline Computer*. Der Patient hatte eine mäßig schwere Kopfverletzung erlitten, und die Histogramme entstanden 1 Stunde (*a*), 18 Stunden (*b*), 25 Stunden (*c*) und 72 Stunden (*d*) später. Es ist anzunehmen, daß die Mittellinie des Gehirns des Patienten sich während dieser Zeit nicht verlagerte.
(*a*) und (*d*) zeigen, daß entweder der Mittel- oder Höchstwert des Histogramms leicht feststellbar sind und keine Verlagerung stattgefunden hat.
Das trifft nicht auf (*b*) zu, als das Hirnoedem maximal war. Daher war die große Ampli-

Einstellen des Mitteltors gibt und die Messungen langsam und stark gestreut sind, kann der Midline Computer mit zwei Schallköpfen betrieben werden. Dabei wird das Mitteltor durch einen Markierungsimpuls eingestellt. Die Messungen erfolgen schneller, und die Histogramme weisen weniger Streuung auf.

Der Midline Computer schneidet bei einem Vergleich mit der A-Bild-Methode (siehe Tabelle 3.2) im Hinblick auf Genauigkeit günstig ab, abgesehen von den wenigen Zentren, in denen die A-Bild-Untersuchung unter der strengen Überwachung eines neurologischen Spezialisten stattfindet, der dank seiner klinischen Erfahrung einen Höchstgrad an Genauigkeit erzielt.

In einer Serie von Fällen, die mit dem Midline Computer untersucht wurden (Klinger *et al.* [3.7]), lag der Prozentsatz der unbefriedigenden Untersuchungen sehr hoch, wie in Tabelle 3.2 angeführt. Diese Serie wurde in den gleichen deutschen Zentren zusammengestellt, die mit der A-Abtastmethode einen hohen Grad an Genauigkeit erzielt hatten. Da Klinger *et al.* aus diesen Ergebnissen schlossen, daß sich die automatische Methode wegen dieses hohen Prozentsatzes an unbefriedigenden Untersuchungen nicht für den Gebrauch bei neurochirurgischen Notfällen eignet, d. h. genau den Fällen, in denen White und Hannah [3.28] sie gerade am nützlichsten fanden, lohnt sich wahrscheinlich eine nähere Überprüfung der Ursachen der 18 % der unbefriedigenden Untersuchungen bei Klinger *et al.* und ein Vergleich mit den 2,7 % in der Serie von White und Hannah. Zunächst einmal wurden an jedem der drei Krankenhäuser, in denen Klinger *et al.* in Serien die Ergebnisse mit dem Midline Computer erhielten, diese in ihrer Genauigkeit bei einer anschließenden Untersuchung mit der A-Bild-Methode verglichen. Wenn sich die beiden Resultate unterschieden, nahmen sie an, das Ergebnis der A-Bild-Untersuchung sei korrekt, das des Midline Computers falsch. Demnach lag kein besonderer Anreiz vor, die Untersuchung mit dem Midline Computer bis zu einem befriedigenden Ergebnis zu führen. In der Serie von White und Hannah wurde die echoenzephalographische Untersuchung nur mit dem Midline Computer durchgeführt, demnach stand der verantwortliche Mitarbeiter unter sehr starkem Druck, die Untersuchung zu einem befriedigenden Ergebnis zu führen, besonders da die Neurochirurgen gewöhnt waren, sich auf die Genauigkeit des Ergebnisses zu verlassen, und begierig darauf warteten zu hören, ob eine Verschiebung

---

tude des M-Echos verringert, wodurch die Unterscheidung anhand der Amplitude von den Echos der anderen zerebralen Zwischenflächen erschwert wurde. Bei einer Hirnschwellung mit oder ohne Verschiebung der Mittellinie führen daher alle medianen echoenzephalographischen Methoden zu weniger befriedigenden Ergebnissen und zahlreicheren Irrtümern.
Die Aufzeichnungen mit dem Schallkopf an der linken Schläfenfläche sind schraffiert, die mit dem Schallkopf an der rechten Schläfenfläche punktiert dargestellt.

Tabelle 3.2 Leistungswerte für die automatische Echoenzephalographie

Autor	Gerät	Jahr	Gesamtanzahl der Fälle	Unbefriedigend		Falsch positiv		Falsch negativ	
				Anzahl	Prozent	Anzahl	Prozent	Anzahl	Prozent
Hopman et al.	AMC	1973	530	34/530	6	6/114	5	3/382	1
Brisman et al.	AMC	1974	135	16/135	12	1/25	4	2/15	13
Klinger et al.	AMC	1974	1889	344/1886	18	33/434	8	11/1100	1
White und Hanna	AMC	1975	6667	183/6667	2.7	84-102/505	17–20*	13–18/5979	0,2–0,3
Hudson und Müller	DE	1974	150	4/150	3	1/18	5	0/59	0

Anmerkungen
* 12% der untersuchten *Patienten*, bei denen Verschiebungen festgestellt wurden, erwiesen sich als falsch-positive Irrtümer.
AMC: Automatic Midline Computer; DE: Digiecho.
Die Prozentzahlen sind Näherungswerte.
Die Hinweise werden in den Abschnitten [3.28, 3.32] zitiert.

der Mittellinie nun vorlag oder nicht –, denn ihre anschließende Betreuung des Patienten hing wesentlich von dieser Tatsache ab. Weiterhin führten in der Serie von Klinger *et al.* Studenten die Untersuchungen durch, die nicht mit der Echoenzephalographie vertraut waren. Zwar können die automatischen Methoden durchaus erfolgreich von Untersuchern angewandt werden, ohne daß sie die für die A-Bild-Methode notwendige klinische Erfahrung in der Echoenzephalographie besitzen, aber vollkommen unausgebildete Untersucher eignen sich nicht für sie. Der Effekt derartig unausgebildeter Untersucher kommt in dem Befund von Klinger *et al.* deutlich darin zum Ausdruck, daß 29 % der ersten 150 Fälle, die von einem derartigen Untersucher untersucht wurden, entweder unbefriedigend oder irreführend waren, während nur 8 % der zweiten 150 Fälle, die der gleiche Untersucher untersuchte, unbefriedigend oder irreführend waren. Außerdem setzten Klinger *et al.* in ihrer Serie an dem Münchener Krankenhaus für die automatische Methode eine willkürliche Zeitgrenze. Wenn die Untersuchung nicht innerhalb von 10 Minuten oder noch weniger vollendet werden konnte, wurde sie beendet und als unbefriedigend eingestuft. Diese Zeitgrenze wird deshalb festgelegt, weil die große neurochirurgische Klinik in München so eingerichtet ist, daß sie unverzüglich neurochirurgische Notfälle betreuen kann und, wenn notwendig, eine Kraniotomie oder ein Angiogramm für die Diagnostik innerhalb von 10 Minuten nach Aufnahme des Patienten begonnen werden kann. Deshalb stehen für die Echoenzephalographie in München knapp 10 Minuten zur Verfügung. Das Kingston Krankenhaus, an dem White und Hannah ihre Serie zusammenstellten, ist dagegen ein allgemeines Krankenhaus, in dem nicht immer das für Angiogramme des Gehirns und Kraniotomien erforderliche Personal zur Verfügung steht. Diese Verfahren können frühestens eine Stunde nach der Aufnahme begonnen werden, und dieser längere Zeitraum steht für die Echoenzephalographie zur Verfügung. Da die Messungen mit dem Midline Computer bei neurochirurgischen Notfällen mit einem Hirnödem sehr viel langsamer vor sich gehen, dauert die Untersuchung in vielen derartigen Fällen 30 oder auch 40 Minuten. Zweifelsohne befriedigt die automatische Methode nicht, wenn eine kurze, starre Zeitgrenze gesetzt werden muß.

Der zweite automatische Apparat heißt Digiecho[1]. Obwohl Prototypen bereits seit 1973 verwendet werden, brachte ihr Betrieb häufig geringfügige Änderungen mit sich, so daß ein Standardmodell erst 1975 entwickelt wurde. Vor der Gewährung von Patentrechten im Jahr 1975 waren weder der Planer noch der Hersteller bereit gewesen, den Verbraucher über die Funktionsweise des Apparats aufzuklären, und durch Löschen der Identifizierungszeichen auf den verwendeten Bauteilen verhinderten sie es auch, daß er sie selbst herausfand. Aus diesem Grund wird es noch mehrere Jahre

[1] Radionics Ltd., Montreal, Kanada.

dauern, bevor Vor- und Nachteile dieses automatischen Apparats genauso gut verstanden werden wie die des Midline Computers.

Der Digiecho ist ein einfacherer Apparat als der Midline Computer, und da er in Taschengröße geplant wurde, ist er auch weniger widerstandsfähig. Sein Design ist so kompakt, da sich der Planer vorgestellt hatte, die mediane Echoenzephalographie würde am häufigsten am Bett des Patienten bei einer neurologischen Untersuchung durchgeführt. In Wirklichkeit wird die mediane Echoenzephalographie allem Anschein nach am häufigsten in der Notaufnahme verlangt (siehe Abschnitt 3.1.6), in der ein kompakter Apparat nicht besonders vorteilhaft ist.

Der Digiecho unterscheidet sich von dem Midline Computer auch darin, daß er nicht jedesmal den geometrischen Mittelpunkt des Kopfes, mit dem die Entfernung des maximalen Amplitudenechos verglichen wird, erneut durch den Impuls berechnet, durch den die Entfernung des Echos gemessen wird. Die geometrische Mittellinie des Kopfes wird bei Beginn der Untersuchung und noch vor Messung der Entfernungen irgendwelcher Echos entweder durch ein Tasterpaar oder einen Einweg-Durchgangsimpuls (Transmission) gemessen. Nach dieser Messung richtet der Bearbeiter manuell das Tor auf ihren Mittelpunkt aus. Das ist ein einfacheres Verfahren als die automatische Messung der Entfernung des doppelten, distalen Echos mit dem Midline Computer, und es vereinfacht demzufolge die Untersuchung in jenen Fällen, in denen das doppelte, distale Echo nur mit Schwierigkeiten hervorzurufen ist. Allerdings hat es den Nachteil, daß es das mit den verschiedenen Stellungen des Schallkopfes in der Gegend der Ohrmuschel hervorgerufene Mittel-Echo mit einer Übertragungsentfernung aus einer einzigen Stellung vergleicht. Denn die Schädeloberfläche oberhalb des Bereichs des Ohrs ist nicht nur leicht unregelmäßig, so daß die Entfernung zwischen beiden Schallköpfen leicht variiert, sondern auch die Knochendicke in diesem Bereich variiert beträchtlich, so daß Änderungen in der gemessenen Übertragungsentfernung auftreten, die darauf zurückzuführen sind, daß die Energie sich durch die unterschiedlichen Dicken des Schädels mit ungefähr der doppelten Geschwindigkeit wie durch Gewebsweichteile fortsetzt [3.27]. Die Größenordnung dieser beiden Irrtümer kann mühelos durch eine Serie von Messungen der Übertragungsentfernung zwischen zwei Wandlern festgestellt werden, während sie leicht um die Stellung oberhalb der Ohrmuschel geschwenkt werden. Die gemessenen Übertragungsentfernungen variierten über eine Entfernung von 3–4 mm. Aus diesem Grund sollten anfangs ungefähr ein Dutzend Messungen der Übertragungsentfernung statt nur einer durchgeführt werden. Das vereinfacht nicht nur den Vergleich der Entfernung von Echo-Entfernungsmessungen mit der Entfernung von Transmissions-Entfernungsmessungen, es erinnert den Bearbeiter auch fortlaufend an Irrtümer der Entfernungsmessungen, die bei allen medianen echoenzephalographischen Methoden möglich sind [3.27].

Nachdem das Tor auf die Hälfte der gemessenen Transmissionsentfernung eingestellt ist, wird der Apparat umgeschaltet, um Messungen der intrakraniellen Echos vorzunehmen. Er erzeugt einer Serie von ungefähr 60 Impulsen mit einer Wiederholungsgeschwindigkeit von $60 s^{-1}$ und einem Zyklus von 1,0 s. Während dieser gesamten Serie wird die Verstärkung des Empfängers zunehmend um eine Größe von ungefähr 1 dB zwischen aufeinanderfolgenden Impulsen erhöht, bis ein Echo nachgewiesen und auf einen Wert verstärkt wird, der oberhalb einer zuvor festgelegten Schwelle liegt. Die Entfernung dieses Echos wird dann automatisch ungefähr eine Sekunde lang gezeigt, während der der Apparat die Messung unterbricht, bevor eine neue Serie automatisch in Gang gesetzt wird. Zusätzlich zu der langsamen Erhöhung der Empfängerregelung zwischen aufeinanderfolgenden Impulsen erhöht sich die Verstärkung um weitere 3 dB nach der Erzeugung jedes Impulses, um eine Art von Tiefenausgleich für die stärker gedämpften Echos von entfernt liegenden reflektierenden Strukturen zu liefern. Die Messungen werden manuell auf einem Histogramm festgehalten, aber im Gegensatz zum Midline Computer werden sie nicht als Abstand von der theoretischen Mittellinie dargestellt sondern als Entfernung vom Schallkopf. Deshalb muß der Untersucher bestimmen, ob diese Messungen auf eine Verschiebung der Mittelstrukturen hinweisen oder nicht. Wenn die Verteilungskurven sich in gleicher Entfernung von dem an beiden Seiten des Kopfes befindlichen Schallkopfes befinden, kann daraus geschlossen werden, daß keine Verlagerung vorliegt. Die Transmissionsentfernung ermöglicht eine Überprüfung dieser Messungen, und sie sollte, wenn keine Verlagerung vorliegt, die gleiche Entfernung wie die maximalen Amplitudenechos der rechten und linken Seite aufweisen. Wenn eine Verschiebung der Mittellinie vorliegt, sollte die Transmissionsentfernung zwischen denen der Echos von beiden Seiten liegen. Leider besteht häufig eine Diskrepanz zwischen den dargestellten Echoentfernungen und denen des Transmissionsimpulses (Abb. 3.8). Es sieht demnach so aus, als unterliefe dem Digiecho in derartigen Fällen ein Irrtum im Hinblick auf die Entfernung. Alle medianen echoenzephalographischen Methoden mit einem Videobild und die automatischen Methoden können derartige Fehler im Hinblick auf die Entfernung machen. Einige gehen auf die akustischen Eigenschaften des Kopfes zurück, andere auf die Signalverarbeitung des verwendeten Apparates. Der Digiecho nimmt laufend Korrekturen der von ihm gezeigten Entfernungen vor, die sich auf eine Schätzung der normalen Dicke des Schädels beim Erwachsenen stützt. Da die Diskrepanz im allgemeinen bei der Echoentfernung eine höhere Größenordnung aufweist als die Transmissionsentfernung, sieht es ganz so aus, als sei die Ursache für diesen Defekt nicht das Ergebnis der Abweichungen der Schädeldicke von der Norm, sondern eher die Aufzeichnung der Entfernung der von der Achse entfernten Echos aus der Mittellinie, die auf eine Brechung des Strahls durch die Tabula interna des Schädels zurückgeht [3.22, 3.27].

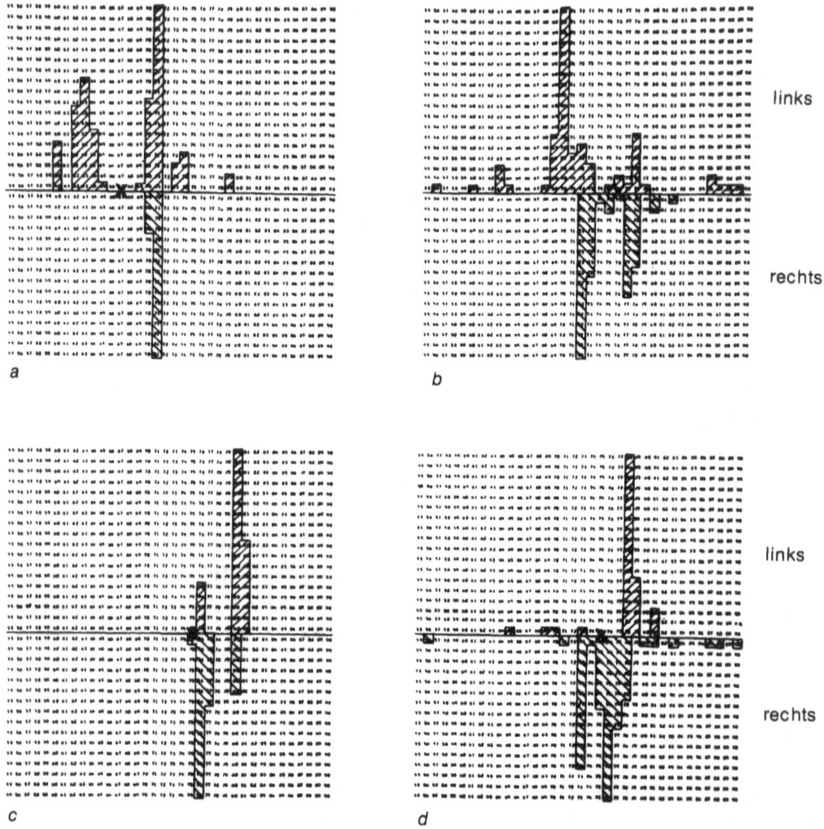

Abb. 3.8 Vier Histogramme mit dem *Digiecho* bei vier Patienten mit einer nicht verlagerten Mittellinie, die die Unterschiede zwischen den Weglängen des Durchgangsimpulses (halbiert) (X) und der Echos mit maximaler Amplitude zeigen. Die oberen Histogramme wurden mit dem Wandler an der linken Kopfseite, die unteren an der rechten Seite gemacht.

Bei (*a*) ist der Bearbeiter nicht sicher, ob eine Verlagerung um 4 mm nach links oder ein Irrtum beim Beurteilen vorliegt, so daß die von den stärksten Echos auf beiden Kopfseiten zurückgelegten Weglängen 4 mm größer erscheinen als die Durchgangsentfernung. Die Unsicherheit wird noch dadurch erhöht, daß der Bearbeiter die Zahl der Messungen bei einem Echo von einer gegebenen zurückgelegten Weglänge vergrößern kann, idem er den Wandler stillhält. Die zurückgelegten Weglängen der gemessenen Echos überschreiten meistens die Durchgangsentfernung (*a, c, d*).

Derartige Unsicherheiten können verringert werden, wenn eine Reihe von Messungen der Durchgangsentfernung statt einer einzigen Messung vorgenommen werden und ihr Mittelwert berechnet wird. Ist z. B. der Mittelwert der Übertragungsentfernung bei (*a*) 71 mm statt der angegebenen 67 mm, könnte dem Histogramm mit einiger Sicherheit entnommen werden, daß keine Verlagerung der Mittellinie vorliegt.

Leider schließt die Messung mehrerer Durchgangsentfernungen nicht alle diese Unsicherheiten aus; bei den vier Histogrammen dieser Abbildung war die angegebene Übertragungsentfernung (X) der Mittelwert aus 12 Messungen.

Ein weiterer wichtiger Unterschied zwischen dem Betrieb der beiden automatischen Apparate ist der einfache Betrieb des Digiecho. Da keine weitere Bedienung notwendig ist und jede Messung automatisch eingeleitet wird, ohne daß eine Rückstellung gedrückt werden muß, kann der Untersucher mühelos eine ganze Serie von Messungen irgendeines Echos in einem einzelnen Bereich veranlassen, indem er den Schallkopf fest an den Kopf hält. Deshalb hängt die Genauigkeit des Digiecho stark davon ab, daß der Untersucher den Schallkopf während der gesamten Meßserie ständig schwenkt, um die Schwankungen der Intensität der Energie willkürlich zu verteilen, während sämtliche Zwischenflächen des Gehirns durchschallt werden, wobei die Echos von der Mittellinie des Gehirns meistens die mit der größten Amplitude sind und gleichzeitig gemessen werden. Nicht immer läßt sich sicherstellen, daß der Untersucher diesen Anweisungen folgt, denn wenn die Bewegungen des Schallkopfs zu kräftig sind, werden die Messungen so breit gestreut, daß es sehr viel länger dauert, eine gültige Verteilungskurve des Echos mit der maximalen Amplitude zusammenzustellen, und häufig enthält das Histogramm dermaßen viele gestreute Messungen, daß es nicht zufriedenstellend interpretiert werden kann.

Ein weiterer wichtiger Faktor, den man sich beim Gebrauch beider automatischer Apparate vor Augen halten muß, ist die Größe, mit der die Schwelle für die Messung des Echos mit der maximalen Amplitude festgesetzt wird. Es gibt eine umgekehrte Beziehung zwischen der Höhe dieser Schwelle und der Geschwindigkeit, mit der die Messungen durchgeführt werden, je niedriger die Schwelle, desto häufiger geht die Amplitude eines empfangenen Echos über sie hinaus. Es besteht auch eine direkte Beziehung zwischen der Schwellenebene und der Genauigkeit der Messungen; je höher die Schwelle, desto wahrscheinlicher ist es, daß das zusammengesetzte Echo aus den Mittelstrukturen stammt. Wenn demnach ein automatischer Apparat seine Messungen schnell ausführt und ein Histogramm zusammenstellt mit einer großen Streuung von Echos , die nicht aus der Mittellinie stammen, ist anzunehmen, daß die Schwelle zu niedrig angesetzt wurde. Wenn der Apparat die Messungen zu langsam ausführt – allerdings mit einer größeren Genauigkeit –, liegt die Schwelle eventuell zu hoch.

Auch mit konventionellen A-Bild-Verfahren und den beiden automatischen Methoden unterlaufen Irrtümer. Am häufigsten sind sie bei Patienten mit einem Hirnoedem, wie zu erwarten ist. Interessant ist, daß auch die anderen beiden Methoden im allgemeinen den gleichen Fehler aufweisen wie beim konventionellen Verfahren. Demnach unterscheiden sich diese verschiedenen Methoden allem Anschein nach im Hinblick auf ihre Genauigkeit nicht wesentlich. Die größten Unterschiede zeigen sich in den unbefriedigenden Untersuchungen. Auch sie treten am häufigsten bei einem Hirnoedem auf. Nicht selten ist eine Untersuchung mit einer Methode unbefriedigend und mit der anderen klar und deutlich zu interpretieren; dieser Unterschied gilt auch für die beiden automatischen Methoden: Die eine liefert ein Histogramm, dessen Interpretation ohne Schwierigkeiten möglich ist, während das der anderen unbefriedigend ist. Die Ursachen für die meisten der unbefriedigenden Untersuchungen mit dem Midline Computer hat man inzwischen verstanden [3.28]; jetzt, da gezeigt wurde, wie der Digiecho funktioniert, wird es vielleicht möglich sein, die Ursachen der unbefriedigenden Untersuchungen auch mit diesem Apparat zu verstehen.

3.1.6. Indikationen für eine mediane Echoenzephalographie

Bis zur jüngsten Entwicklung der automatischen Methoden, die verhältnismäßig genau arbeiten, beschränkte sich die mediane Echoenzephalographie notgedrungen auf neurologische und neurochirurgische Zentren, denn nur an diesen Zentren arbeitete der Echoenzephalographologe mit der notwendigen Erfahrung, um die Methode so zu verfeinern, daß ihre Genauigkeit befriedigte. Die Entwicklung von automatischen Methoden hat die mediane Echoenzephalographie von dieser Beschränkung befreit. Heute kann die Methode an jedem beliebigen Zentrum eingesetzt werden. Deshalb ist es interessant festzulegen, unter welchen klinischen Bedingungen das Verfahren den größten Wert zu besitzen scheint. Selbst wenn das Verfahren heute zufriedenstellend in einer großen Anzahl von klinischen Abteilungen verwendet werden kann, erweist es sich trotzdem immer noch auf der Rettungsstelle am wertvollsten und am gefragtesten [3.28] – der gleichen Umgebung, in der der klinische Echoenzephalographologe die A-Bild-Methode zu einem derartigen hohen Grad an Genauigkeit entwikkelte.

Patienten mit Kopfverletzungen stellen bei weitem die größte Gruppe, bei der die mediane Echoenzephalographie für die Klinik wertvoll ist. Nach einer Kopfverletzung kann es manchmal sehr schwierig sein, an Hand einer klinischen Untersuchung festzulegen, ob eine intrakranielle Blutung vorliegt, die so schnell wie möglich operiert werden muß. Andere Zustände wie ein unerklärliches Koma oder der frühe Beginn eines Schlaganfalls verlangen im allgemeinen weniger häufig nach der medianen Echoenzephalographie. Interessant ist, daß die mediane Echoenzephalographie allem Anschein nach bei der Untersuchung eines nicht dringlichen neurologischen Problems nur eine Nebenrolle spielt. Der Digiecho wurde in seiner kompakten Form konzipiert, um eine Untersuchung derartiger Patienten zu ermöglichen. Es scheint jedoch, daß die klinische Untersuchung oder andere technische Untersuchungen, die für die Diagnose derartiger Fälle zur Verfügung stehen, eine klinisch wertvollere Information vermitteln als die Kenntnis, ob eine Verschiebung der Mittellinie vorliegt oder nicht. Obwohl derartige Untersuchungen im Rahmen zahlreicher Tests durchgeführt werden, denen alle neurologischen Patienten unterzogen werden, stellt der Echoenzephalographologe fest, daß die Ergebnisse seiner Untersuchung für den Kliniker nur eine untergeordnete Rolle spielen. In der Rettungsstelle sieht die Lage jedoch ganz anders aus, denn dort fehlt es häufig an klinischen und anderen Informationen, und sie kann auch nicht von einem Patienten gegeben werden, der einen neurochirurgischen Notfall darstellt. Diese spärliche Information macht die mediane Echoenzephalographie in derartigen Fällen so wertvoll, und aus diesem Grund auch wartet der Neurochirurg oft ungeduldig, um zu erfahren, ob eine Verlagerung der Mittellinie vorliegt oder nicht, um die Art seiner Betreuung des Patienten zu bestimmen.

Da die mediane Echoenzephalographie vor allem in Notfällen gefragt ist, sollte dieser Dienst 24 Stunden lang zur Verfügung stehen. Das belastet die notwendige neurochirurgische Aufsicht, abgesehen von den großen Zentren, ungemein stark, wenn eine herkömmliche A-Abbild-Methode verwendet wird.

3.2 Andere echoenzephalographische Methoden

3.2.1. Ventrikulographie

Als eine natürliche Folge der medianen Echoenzephalographie mit einem A-Bild wuchs der Wunsch, auch die Echos aus Strukturen außer jenen der Mittellinie des Gehirns darzustellen, wie die Wände des dritten Ventrikels und der Seitenventrikel, um die Ventrikelgröße zu messen. Deshalb ist es nicht erstaunlich, daß die gleichen Echoenzephalographologen, die die mediane Echoenzephalographie mit dem A-Bild zu einem derartig hohen Grad an Genauigkeit entwickelten, auch die Echoventrikulographie entwickelten. Schiefer *et al.* [3.14] und Ford [3.3] sind die hervorragenden Beispiele dafür.

Bei der Echoventrikulographie liegt die Schwierigkeit darin, daß die Ventrikelwände in komplizierten Formen gekrümmt sind, so daß die normal zur Wandlerachse liegende Fläche oft klein ist und deshalb bei Spiegelreflexion ein Echo mit einer verhältnismäßig kleinen Amplitude reflektiert. Der dritte Ventrikel bildet eine Ausnahme, seine Wände enthalten große ebene Zwischenflächen, die in ihrem hinteren Bereich bedeutend zu dem Mittel-Echo Komplex beitragen. Durch Darstellung dieser Doppelspitzen kann man demnach die Breite des dritten Ventrikels messen. Man sollte sich jedoch daran erinnern, daß selbst diese großen Amplitudenechos aus den Wänden des dritten Ventrikels wegen des hohen Reflexionsvermögens der Weichteile der Schädelzwischenflächen durch einen extrakraniellen Sender-Empfänger nicht optimal dargestellt werden können, außer in ihrem hinteren Bereich, in dem sie parallel zum darüberliegenden Schädel liegen (siehe Abschnitt 3.1.1). Diese Einschränkung gilt auch für die Echos aus den Wänden der Seitenventrikel. Abbildung 3.9 zeigt, daß nur in be-

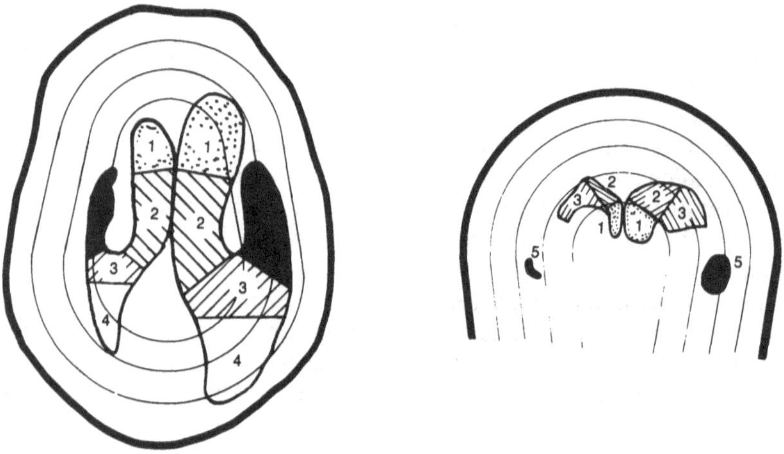

Abb. 3.9 Graphische Darstellung des horizontalen (links) und des Frontal- Schnitts (rechts) durch die Seitenventrikel. Die Seitenventrikel sind in beiden Abbildungen links von normaler Größe, rechts erweitert. Die innerhalb des Schädels gezeichneten Linien stellen die idealen Lagen der Ventrikel-Zwischenflächen dar, die ein Echo reflektieren können, das optimal durch einen Generator-Empfänger abgebildet werden kann, dessen Fläche tangential zum darüberliegenden Schädel liegt.
Die Wände der Teile 1, 2 und 5 des Ventrikelsystems sind so angeordnet, daß ihre Echos durch einen extrakranialen Schallkopf abgebildet werden können; größere Flächen dieser Wände liegen optimal, wenn die Ventrikel erweitert sind (siehe Abschnitt 3.2.1).

stimmten Regionen die Wände der Seitenventrikel parallel zum darüberliegenden Schädel liegen und deshalb Spiegelechos hervorrufen können, die extrakraniell optimal dargestellt werden können. Aus diesem Grund beschränken sich die meisten Versuche zur Darstellung von Echos aus den Seitenventrikeln auf die Vorderhörner an der Kreuzung der Teile 1 und 2; auf den zentralen Anteil des Ventrikels (Teil 2) und das Schläfenhorn (Teil 5). Das Schläfenhorn liegt unterhalb und in der Nähe der Oberfläche, so daß es nur von der unmittelbar darüberliegenden Seite des Kopfes her dargestellt werden kann, wobei eine unnötige Neigung des Schallkopfes auf der Kopfhautoberfläche und die Wiederholungsechos zwischen Schallkopf und Schädel zu vermeiden sind, die die Darstellung oberflächennaher Echos aus dem Gehirn erschweren.

Daneben zeigt Abbildung 3.9 auch, daß die Wände bei einer Erweiterung der Seitenventrikel sich stärker einer parallelen Ausrichtung zum darüberliegenden Schädel annähern und die Echos aus ihnen deshalb leichter dargestellt werden können. Wichtiger ist jedoch die daraus folgende Vergrößerung der Fläche der Ventrikelwand, die normal zur Schallfeldachse liegt, so daß eine Spiegelreflexion aus dieser Region eine erhöhte Amplitude zeigt. Demnach ist es leichter, Echos aus den Wänden erweiterter Seitenventrikel zu erhalten. Die Darstellung dieser Echos wird bei Fällen einer Ventrikelerweiterung dadurch weiterhin verbessert, daß die Ventrikelflüssigkeit echofrei ist und daß die Echos von den Ventrikelwänden bei Verwendung eines A-Bildes als Zacken beiderseits einer echofreien Grundlinie liegen.

Schließlich ist die gleiche unregelmäßige Schallenergieverteilung, die bei den verschiedenen Schallrichtungen im Schädel zu beobachten ist und die für die Unregelmäßigkeit der Amplitude des Mittelechos auf Grund kleiner Schallkopfschwenkungen in bezug auf den Schädel verantwortlich ist, ebenfalls für die Unregelmäßigkeit der Amplitude der Echos aus den Ventrikelwänden verantwortlich; sie erschwert eine Identifizierung. Die Schädel von Säuglingen streuen die Energie in einem weit geringeren Umfang.

Als Ergebnis zeigen sich in der Echoventrikulographie unter verschiedenen Umständen umfangreiche Schwierigkeiten. Einerseits sind Darstellung und Messung der Breite der Seitenventrikel bei Kindern mit einem Wasserkopf so leicht, daß sie schnell erlernt werden können, und Sjögren [3.15, 3.16] bezeichnet sie denn auch zu Recht als eine leichte, genaue Methode. Andererseits ist die Messung der Größe von nicht erweiterten Seitenventrikeln bei Erwachsenen so schwierig und ungenau [3.23], daß sie wahrscheinlich nie als eine nützliche Untersuchung gelten kann. Aus diesem Grund versuchen Kazner und Hopman [3.6], die auf diesem Gebiet wahrscheinlich mehr Erfahrung gesammelt haben als jeder andere, auch keine Messung der Größe der Seitenventrikel bei Erwachsenen, es sei denn, sie haben zuvor mit Hilfe der leichteren Messung der Breite des dritten Ventrikels bewiesen, daß der dritte Ventrikel erweitert ist und demnach auch die Seitenventrikel sehr wahrscheinlich vergrößert sind. Zwischen diesen Extremen variieren Schwierigkeit und Genauigkeit der Echoventrikulographie; die Methode ist bei Kindern schwieriger als bei Säuglingen und bei Erwachsenen schwieriger als bei Kindern; nicht erweiterte Ventrikel lassen sich stets schwieriger darstellen als erweiterte und die Seitenventrikel schwieriger als der hintere Teil des dritten Ventrikels. Der Echoenzephalographologe, der dem Verfahren viel Zeit und Erfahrung widmet, bringt es allmählich zu besseren Ergebnissen als der, der ab und zu Echoenzephalographie betreibt, und er hat bei der Untersuchung auch schwierigster Fälle Erfolg. Wie bei der medianen Echoenzephalographie muß man sich jedoch fragen, ob zukünftige Echoenzephalographologen die gleichen Vorrichtungen zu ihrer Verfügung haben werden und ob sie bereit sein werden, die Zeit und Erfahrung aufzubringen, die notwendig sind, um der Sachkenntnis von Kazner und Ford nachzueifern.

Selbst wenn sich die Echoventrikulographie beim Erwachsenen für den Nichtspezialisten als zu schwierig und anspruchsvoll erweisen sollte, ist es schade, daß wegen der gegenwärtigen Mißerfolge mit der Methode auch die Untersuchung von Säuglingen vernachlässigt wird. Das Vorhandensein oder Fehlen eines Wasserkopfes ist eine wichtige klinische Information bei der Untersuchung von Säuglingen, genauso wie die regelmäßig wiederholte Messung der Ventrikelbreite während der Behandlung des Wasserkopfes.

Bei Säuglingen ist die Untersuchung so leicht, daß die meisten Mitarbeiter in der Lage sein sollten, die dazu erforderlichen Kenntnisse zu erwerben.

3.2.2. Transdurale Echoenzephalographie

Alle Widrigkeiten der Echoenzephalographie sind eine Folge der akustischen Eigenschaften des Schädels. Wenn der Schädel bei einer Operation entfernt wird, kommt dieser Tatbestand erst richtig zur Geltung [3.9]. Dann

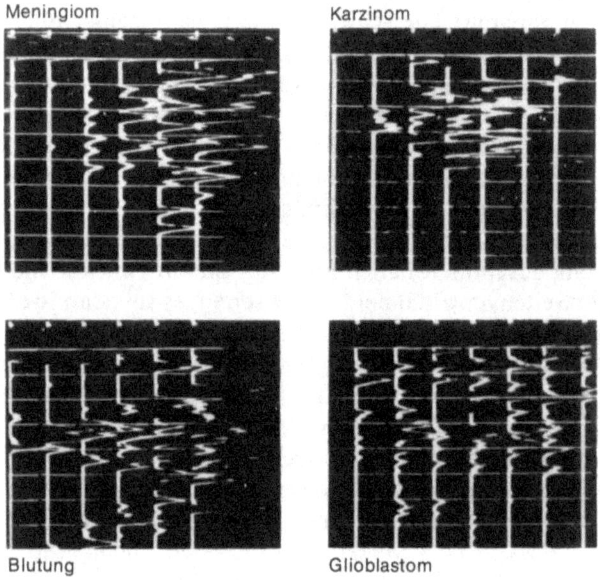

Abb. 3.10 Je eine Einzelaufnahme von vier Fällen, die mit der transduralen Echoenzephalographie untersucht wurden. Jede Aufnahme enthält sechs oder sieben A-Typ-Abtastungen aus unterschiedlichen Stellungen bei gleichem Abstand auf einer waagerechten Linie, die auf die während der Operation freigelegte Dura mater projeziert wurde.
Man bemerke, daß Meningiom und sekundäres Karzinom, die umschriebene Tumore mit scharfen Grenzen darstellen, auch diese Eigenschaft durch deutlich definierte Grenzen in ihren Echogrammen zeigen, von denen Echos mit einer regelmäßigen, großen Amplitude aufgezeichnet werden können. Man erkennt, daß sich das Meningiom bis zur Oberfläche erstreckt, wie auch die gänzlich intrazerebrale Lage der Metastase. Andererseits weist das diffus eindringende Glioblastom keine deutlich definierten Grenzen auf; an seinen Rändern besteht die Neigung zu einer kleinen, unregelmäßigen Echoamplitude.
Die mäßig deutlich definierten Ränder der intrazerebralen Hirnblutung sind erkennbar; außerdem liegt innerhalb ihrer Grenzen ein echofreier Bereich, bestehend aus Flüssigkeit oder Blutgerinsel. Intrazerebrale Zysten weisen ähnliche echofreie Bereiche auf (*mit Genehmigung von* H. R. Müller).

können die Ventrikelwände dargestellt werden und, falls erforderlich, kann dem Neurochirurgen geraten werden, in welche Richtung und wie tief seine Hirnnadel eingeführt werden muß, um eine Ventrikelpunktur durchzuführen. Ebenso leicht ist die Darstellung von intrazerebralen Vorgängen, die Abschätzung ihrer Größe und Lage und sogar ein Erraten ihrer Pathologie. Das ist in Abbildung 3.10 dargestellt. Zu wenige Neurochirurgen sind sich der Hilfe bewußt, die ihnen die Echoenzephalographie geben kann bei der Feststellung von schwer lokalisierbaren Läsionen und bei dem Nachweis der am besten geeigneten Wege und Stellen, aus denen Proben für eine Biopsie zu entnehmen sind. Neben der Hilfe für den Neurochirurgen stärkt das auch das Selbstbewußtsein des Echoenzephalographologen, und er kann sich selbst sagen, daß mit einer Ultraschall-Reflexionsmethode schließlich doch noch wertvolle Information aus dem Gehirn gezogen werden kann.

3.2.3. Zerebrale Tomographie

Alle bisher beschriebenen Methoden geben nur eindimensionale Bilder. Bis zum heutigen Tag haben die akustischen Eigenschaften des Schädels alle Versuche zunichte gemacht, klinisch nützliche zweidimensionale Ultraschallbilder des Gehirns zu erhalten. Die Energiestreuung durch den Schädel führt zu einer stärkeren Herabsetzung der Auflösung in den seitlichen Dimensionen als in der mittleren. Mit zerebralen Tomogrammen konnten im allgemeinen – mit einer schwachen Auflösung – nur Echos aus einem Teil der Mittellinie des Gehirns und einem Teil der Seitenventrikel dargestellt werden. Bei Säuglingen werden diese Strukturen vollständiger dargestellt, und man erhält klinische Information, wenn die Struktur ziemlich eingreifend gestört ist [3.8]. Allerdings sind Hirntumore bei Säuglingen nicht sehr häufig, dagegen aber der Wasserkopf. Deshalb ist die Tomographie bei der Diagnose von einem Wasserkopf bei Säuglingen am hilfreichsten [3.8].

Elektronisch abtastende Arrays ermöglichen eine Abtastung innerhalb eines Bruchteils einer Sekunde. Durch wiederholte Abtastungen einer Serie von Tomogrammen kann der zeitliche Ablauf dargestellt werden [3.17]. Derartige Realzeit-Tomogramme zeigen keine verbesserte Auflösung*, sie haben aber den Vorteil, daß sie manchmal Echos darstellen, die synchron mit dem Herzschlag sich bewegen. Derartige Echos kommen aus den größeren Hirnschlagadern, und ihr Bild weist unter Umständen darauf hin, daß das Gefäß nicht thrombosiert ist [3.4].

* Der Gebrauch einer stehenden Wandlerreihe hat teilweise nicht solch eine schlechte Auflösung wie bei Schallkopfschwenkungen von Ein-Element-Schallköpfen. Der Herausgeber.

3.3 Echoenzephalographische Echo-Amplitudenvariationen

Schon seit Jahren wird versucht, klinische Informationen aus den Schwankungen der Amplitude der intrakraniellen Echos zu erhalten, die zur gleichen Zeit mit dem Herzschlag, der Atmung und anderen physiologischen Variablen auftreten. Derartige pulsierende echoenzephalographische Studien haben sich als nicht besonders ergiebig erwiesen und es konnte gezeigt werden, daß erhebliche Artefakte bestehen [3.32], und die Echos nur schwer zu interpretieren sind [3.1]. Nur der Nachweis von Richardson *et al.* [3.12], daß mit dieser Methode die systolischen Wellen des erhöhten intrakraniellen Drucks aufgezeichnet werden können, bildet die einzige Ausnahme zu dieser Aussage.

Da die Variationen der Amplitude, die bei der pulsierenden Echoenzephalographie aufgezeichnet werden, das Ergebnis der Bewegung der Zwischenflächen des Gehirns sind, scheint es angemessener, diese Bewegung unmittelbar aufzuzeichnen. Auf diese Weise vermeidet man zahlreiche Schwierigkeiten und Beschränkungen der Amplitudenaufzeichnung. Dar-

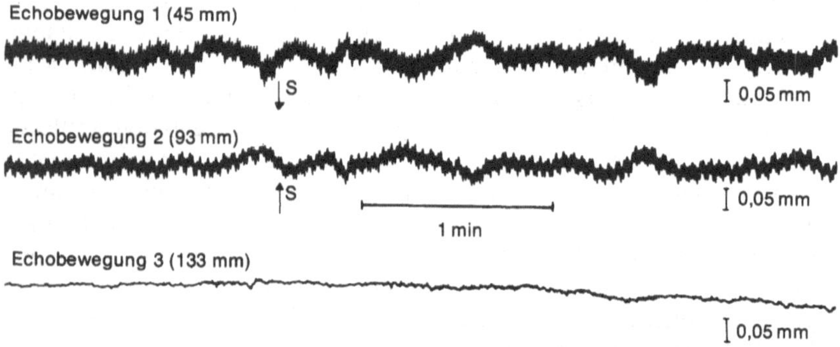

Abb. 3.11 Aufzeichnung von intrakranialen Druckwellen mit echoenzephalographischer Echolagenmessung bei einem Patienten mit Kleinhirntumor. Die obere Kurve zeigt die unterschiedliche Entfernung einer Zwischenfläche in einer Tiefe von 45 mm in der ipsilateralen Hemisphäre, die mittlere Kurve die einer Zwischenfläche in der kontralateralen Hemisphäre. Die untere Kurve zeigt den Abstand der gegenüberliegenden Tabula interna des Schädels bei einer Entfernung von 133 mm; sie wurde aufgenommen um sicherzustellen, daß keine Bewegung des Schallkopfes relativ zum Schädel erfolgt, die einen künstlichen Effekt hervorrufen könnte.
Ausschläge des Schreibers nach oben stellen eine Zunahme der Entfernung dar und umgekehrt. Die Pfeile zeigen die Richtung der Bewegung an, die die Fortpflanzung des Arterienpulses durch das Gehirn begleitet; sie stellen die Richtung der Bewegung der Zwischenflächen dar, die eine Zunahme von intrazerebralem Volumen und Druck begleitet. Wie immer verursacht ein erhöhtes intrazerebrales Volumen eine zentripetale Bewegung der beiden Hemisphären.
Die intrazerebralen Druckwellen mit einer Frequenz von 2–3 min^{-1} sind deutlich den von Arterienpuls und Atmung bei 23 min^{-1} verursachten Entfernungsänderungen überlagert.

über hinaus erhält man eine zusätzliche Information, da die Richtung der Bewegung bezeichnend ist, was bei der Richtung der Amplitudenänderung nicht der Fall ist.

Auf diese Weise konnte entgegen der üblichen Annahme nachgewiesen werden, daß das Ventrikelsystem während des Durchgangs des Arterienpulses durch das Gehirn zusammengedrückt wird [3.30]. Mit dieser nichtinvasiven Methode konnten ebenfalls die verschiedenen Druckwellen aufgezeichnet werden, die bei Patienten mit einem erhöhten intrakraniellen Druck auftreten. Das ist in Abbildung 3.11 illustriert.

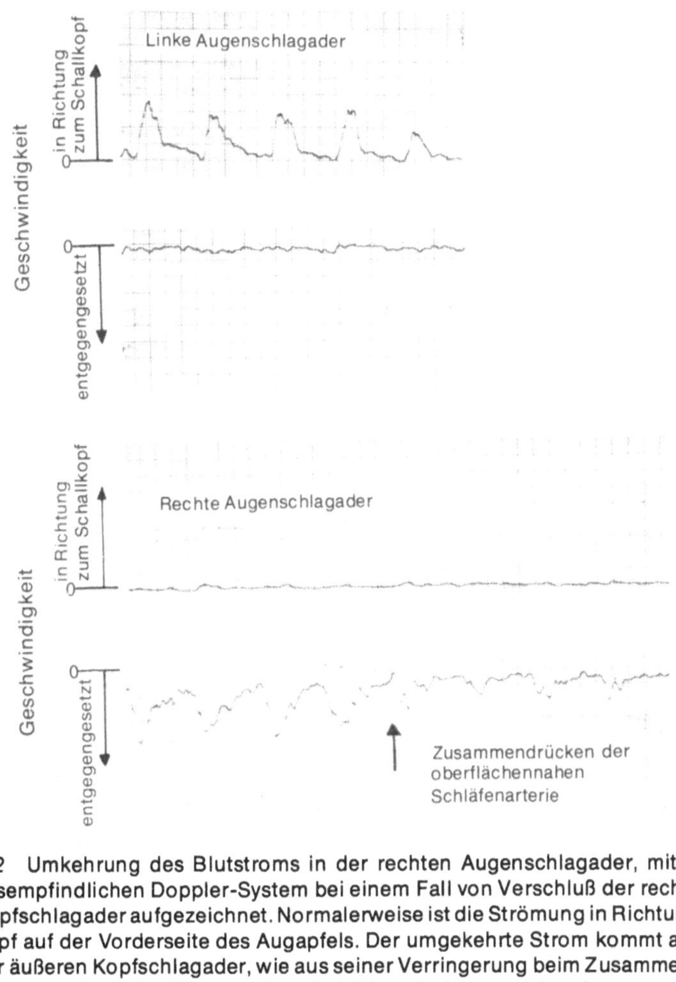

Abb. 3.12 Umkehrung des Blutstroms in der rechten Augenschlagader, mit einem richtungsempfindlichen Doppler-System bei einem Fall von Verschluß der rechten inneren Kopfschlagader aufgezeichnet. Normalerweise ist die Strömung in Richtung zum Schallkopf auf der Vorderseite des Augapfels. Der umgekehrte Strom kommt aus den Ästen der äußeren Kopfschlagader, wie aus seiner Verringerung beim Zusammendrükken der ipsilateralen, oberflächennahen Schläfenarterie zu ersehen ist.

3.4 Doppler-Verfahren

3.4.1. Richtungsempfindliche Doppler-Aufzeichnung aus der Art. ophthalmica

Der Verschluß der inneren Kopfschlagader ist ein bedeutender Faktor bei der Entwicklung einer zerebrovaskulären Erkrankung. Wenn er eintritt, gibt es häufig keine Symptome. Bis sich endlich Symptome entwickeln, mag der Verschluß bereits jahrelang vorhanden gewesen sein und ist demnach einer chirurgischen Korrektur weit weniger zugänglich.

Die einzige Schlagader, die aus der inneren Kopfschlagader kommt, bevor sie an der Basis des Gehirns endet, ist die Augenarterie, die das Auge und andere Gewebe im Augapfel nährt, bevor ihre Endäste mit den Ästen der äußeren Kopfschlagader über der Stirn und oberflächlich und tief in der Wange anastomosieren. Wenn die innere Kopfschlagader verschlossen ist, kehrt sich der Strom in der Augenschlagader um, und die Gewebe im Augapfel werden mit Blut aus der äußeren Kopfschlagader genährt. Mit einem richtungsempfindlichen Doppler-Durchflußmesser ist die Stromrichtung in der Augenschlagader mühelos zu messen, z. B., ob er in der normalen anterograden Richtung erfolgt. Wenn auf diese Weise ein umgekehrter Strom festgestellt wird (siehe Abbildung 3.12), ist es sehr wahrscheinlich, daß die innere Kopfschlagader auf dieser Seite entweder volllkommen verschlossen ist oder eine bedeutungsvolle Stenose von über 70% ihres Lumens aufweist [3.10].

Es ist eine dermaßen einfache Methode, die auch verhältnismäßig zuverlässig ist, daß sie häufiger von den Neurologen angewendet werden sollte.

3.4.2. Geschwindigkeits-Tomographie der Bifurcatio der Art. carotis

Wenn ein Doppler-B-Bild-Gerät verwendet wird, kann die Bifurcatio der Art. carotis abgetastet und kongruent in den beiden seitlichen Dimensionsbereichen dargestellt werden, in denen die Blutgeschwindigkeit in den Gefäßen eine zuvor festgelegte Schwelle überschreitet [3.11]. Mit dieser Methode kann die Geschwindigkeit des Blutes dargestellt werden, das in den Bereich der Bifurcatio der Art. carotis fließt, ein Bereich in dem am häufigsten eine Verschlußerkrankung auftritt. Der Verschluß eines Gefäßes wird durch sein Fehlen auf dem Geschwindigkeits-Tomogramm nachgewiesen. Durch Erhöhen der Geschwindigkeitsschwelle für die Messung kann auch das Vorhandensein einer Stenose oder ein teilweiser Verschluß durch die hohe Flußgeschwindigkeit (Jet-stream), die aus der Stenose folgt, nachgewiesen werden. Das ist in Abbildung 3.13 veranschaulicht.

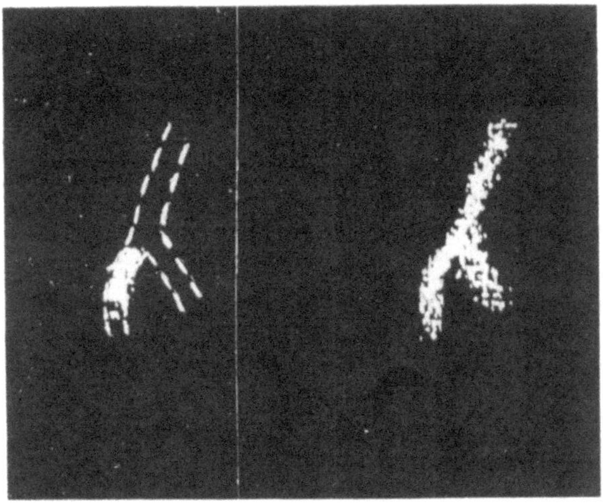

Abb. 3.13 Geschwindigkeits-Tomogramm der Bifurcatio der Art. carotis bei einem Patienten mit einer Stenose der inneren Kopfschlagader. Das Tomogramm rechts zeigt, daß die Strömung in der gemeinschaftlichen Kopfschlagader wie auch in ihren inneren und äußeren Ästen stattfindet.
Bei dem Tomogramm links wurde die Geschwindigkeitsschwelle für die Abbildung erhöht; es zeigt den schnellen Strom am Ursprung der inneren Kopfschlagader, durch eine Stenose hervorgerufen. Die Konturen der Schlagaderteilung, bei niedrigerem Schwellenwert abgebildet, wurden auf diesem Teilbild umrissen, um eine räumliche Orientierung zu erleichtern.

Literatur

3.1 Clark, J. M., White, D. N., Curry, G. R., Stevenson, R. J., Campbell, J. K. and Jenkins, C. O. (1971). The measurement of intracranial echo pulsations. *Med. biol. Engng.*, **9**, 263–87.

3.2. Ford, R. M. and Ambrose, J. (1963). Echoencephalography: the measurement of the position of midline structures in the skull with high frequency ultrasound. *Brain,* **86**, 189–96.

3.3. Ford, R. M. and McRae, D. L. (1966). Echoencephalography – a standardized technique for the measurement of the width of the third and lateral ventricles. In *Diagnostic Ultrasound*, Ed. C. C. Grossman, J. H. Holmes, C. Joyner and E. W. Purnell, pp. 117–29. New York: Plenum Press.

3.4. Freund, H. J. (1974). Electronic sector scanning in cerebral diagnostics. 3. Visualization of intracranial structures and brain arteries. In *Ultrasonics in Medicine*, ed. M. de Vlieger, D. N. White and V. R. McCready, pp. 314–7. Amsterdam: Excerpta Medica.

3.5. Jenkins, C. O., Campbell, J. K. and White, D. N. (1971). Modulation resembling Traube-Hering waves recorded in the human brain. *Europ. Neurol.,* **5**, 1–6.

3.6 Kazner, E. and Hopman, H. (1973). Possibilities and reliability of echoventriculography. *Ultrasound Med. Biol.,* **1**, 17–32.

3.7. Klinger, M., Kazner, E., Grumme, Th., Amtenbrink, V., Graef, G., Hartmann, K. H.,

Hopman, H., Meese, W. and Vogel, B. (1975). Experience with automatic midline echoencephalography – a cooperative study of three neurosurgical clinics. *J. Neurol. Neurosurg. Psychiat.*, **38**, 272–8.

3.8. Kossoff, G., Garrett, W. J. and Radavanovich, G. (1974). Ultrasonic atlas of normal brain of infant. *Ultrasound Med. Biol.*, **1**, 259–66.

3.9. Müller, H. R. (1971). *Die transdurale Echoenzephalographie.* Bern: Verlag Hans Huber.

3.10. Müller, H. R. (1971). The diagnosis of internal carotid artery occlusion by directional Doppler sonography of the ophthalmic artery. *Neurology*, **22**, 816–23.

3.11. Reid, J. M. and Spencer, M. P. (1972). Ultrasound Doppler technique for imaging blood vessels. *Science, N. Y.*, **176**, 1235–6.

3.12. Richardson, A., Eversden, I. D. and Sternbergh, W. C. A. (1972). Detecting intracranial pressure waves with ultrasound. *Lancet*, **i**, 355–7.

3.13. Sandok, B. A., Henson, T. E. and Skaggs, H. (1970). Analysis of echoencephalograms: an evaluation of interpreter consistency. *Neurology*, **20**, 933–8.

3.14. Schiefer, W., Kazner, E. and Kunze, St. (1968). *Clinical Echoencephalography.* New York: Springer-Verlag.

3.15. Sjögren, I. (1967). Echoencephalography in pediatric practice with special regard to measurement of the ventricular size. *Acta paed. scand.*, suppl. **178**, 1–67.

3.16. Sjögren, I. (1968). Echoencephalography in infants and children. *Acta radiol.*, suppl. **278**, 1–83.

3.17. Somer, J. C. (1974). Electronic sector scanning in cerebral diagnostics. 1. Principle and technical development. In *Ultrasonics in Medicine*, Ed. M. de Vlieger, D. N. White and V. R. McCready, pp. 304–8. Amsterdam: Excerpta Medica.

3.18. White, D. N. (1968). Amplitude averaged echoencephalography. In *Diagnostica Ultrasonica in Ophthalmologica*, pp. 93–100. Purkinje: University of Purkinje Press.

3.19. White, D. N. (1970). The six ‚laws' of echoencephalography. *Neurology*, **20**, 435–44.

3.20. White, D. N. (1971). A-scan echo-encephalography at the crossroads: art or science? *Med. biol. Engng.*, **9**, 289–96.

3.21. White, D. N. (1973). The sources of echoes displayed extracranially in echoencephalography. *Ultrasonics*, **11**, 263–7.

3.22. White, D. N. (1976). *Ultrasonic Encephalography II.* Oxford: Pergamon Press.

3.23. White, D. N. and Bahuleyan, K. (1969). Restrictions of the A-scan echoencephalographic technique estimating lateral ventricular size. *Med. biol. Engng.*, **7**, 607–18.

3.24. White, D. N., Clark, J. M. and Campbell, J. K. (1969). Inferential observations on the origin of the M-echo. *Med. biol. Engng.*, **7**, 481–91.

3.25. White, D. N., Clark, J. M., Campbell, J. K., Chesebrough, J. N., Bahuleyan, K. and Curry, G. R. (1969). Experimental observations on the origin of the M-echo. *Med. biol. Engng.*, **7**, 465–79.

3.26. White, D. N., Clark, J. M., White, D. A. W., Campbell, J. K. Bahuleyan, K., Kraus, A. S. and Brinker, R. A. (1971). The deformation of the ultrasonic field in passage across the living and cadaver head. In *Ultrasonographia Medica*, Ed. J. Böck and K. Ossoinig, vol. I, pp. 179–86. Vienna: Verlag Wien. Med. Akad.

3.27. White, D. N. and Curry, G. R. (1974). Registration errors in midline echoencephalography. *Med. biol . Engng.*, **12**, 712–20.

3.28. White, D. N. and Hanna, L. F. (1974). Automatic midline echoencephalography: 3333 consecutive cases examined with the Automatic Midline Computer. *Neurology*, **24**, 80–93.

3.29. White, D. N. and Hudson, A. C. (1971). The future of A-mode midline echoencephalography – the development of automated techniques. *Neurology*, **21**, 140–53.

3.30. White, D. N., Jenkins, C. O. and Campbell, J. K. (1970). The compensatory mechanisms for volume changes in the brain. *Proc. 23rd ann. Conf. Engng. Med. Biol.*, Washington, p. 104.

3.31. White, D. N., Kraus, A. S., Clark, J. M. and Campbell, J. K. (1969). Interpreter error in echoencephalography. *Neurology*, **19**, 775–84.

3.32. White, D. N. and Stevenson, R. J. (1975). The causes of transient variations in the magnitude of the systolic pulsations in amplitude recorded from cerebral interfaces: the absence of any relationship with variations in regional blood flow. In *Ultrasound in Medicine*, Ed. D. N. White, vol. 1, pp. 125–63. New York: Plenum Press.

4. Ultraschall-Untersuchungen in der Geburtshilfe und Gynäkologie

Ian Donald

4.1. Einleitung

Blickt man heute auf die Mitte der 50er Jahre unseres Jahrhunderts in Glasgow begonnene Arbeit am Sonar[1] zurück, kann man feststellen, daß ein erster Durchbruch mit der Gynäkologie und Geburtshilfe erfolgt ist [4.17, 4.19]. Zunächst einmal stand damals im Handel kein Gerät zur Verfügung, das sich zur Anwendung in der Medizin geeignet hätte, auch konnte man von den Ingenieurbüros kaum erwarten, daß sie sich besonders für die Entwicklung eines Gerätes interessieren, für das keine breite Anwendungsmöglichkeit gefunden werden konnte, um wirtschaftlich rentabel zu sein. Auch war zu jenem Zeitpunkt zu wenig über die Ultraschall-Echoeigenschaften von Geweben *in vivo* bekannt. Gebraucht wurde ein Zweig der Medizin, in dem Ultraschallechos aufgezeichnet werden konnten und in dem die Diagnose innerhalb einer sehr kurzen Zeit zu bestätigen war. Diesen Bedingungen entsprach zunächst die Gynäkologie [4.22] und anschließend die Geburtshilfe.

Zunächst einmal sind Bauchtumore, ob gynäkologischer Art oder im graviden Uterus, und ihr Inhalt groß und leicht tastbar, und, da sie aus dem Becken kommen, verschieben sie die mit dem Ultraschall undurchdringlichen Eingeweide und liegen schließlich im allgemeinen in nächster Nähe der Bauchwand. Hier sind sie für ein Kontaktabtasten mit einer Ultraschallsonde direkt zugänglich, ohne daß Knochenzwischenflächen stören. Weiterhin wird die Diagnose der meisten gynäkologischen Tumore bei einer Laparatomie bestätigt, und die während einer Schwangerschaft entdeckten Zustände können schon nach kurzer Zeit durch die Entbindung bestätigt werden. Demnach liegt eine sofortige Informationsrückkoppelung vor.

Eine erfolgreiche Ultraschalldiagnose in der Gynäkologie kann so eindrucksvoll bestätigt werden, während sie noch allen frisch im Gedächtnis ist, und Fehldiagnosen, wie demütigend sie auch sein mögen, spornen zu schnellem Lernen an. Da auch die Schwangerschaft naturgemäß innerhalb

[1] Professor Donald verwendet den Begriff „*Sonar*“ (der analog zum *Radar* ist), um das gesamte Gebiet der Ultraschalldiagnose zu beschreiben. Einer der Gründe für seine Bevorzugung dieses Begriffs liegt darin, daß er die Ultraschallecho-Sondierungen in der Diagnostik für den verhältnismäßig uneingeweihten Laien von dem leistungsstarken Ultraschall unterscheidet, dessen zerstörerische Auswirkungen bereits wohl bekannt sind. Weiterhin ist der Begriff wegen seiner Kürze, seines Wohlklangs und der Anerkennung seines Ursprungs aus dem Schiffahrtswesen zu empfehlen, zurückgehend auf den Unterseeboot-Krieg von 1914–1918.

weniger Monate beendet wird, bietet sie Möglichkeiten der Bestätigung wie der Kritik.

Diese Art von schneller Informationsrückkoppelung gibt es im allgemeinen bei Erkrankungen von Leber, Herz oder Milz weniger häufig, da auch die endgültige Prüfung im Obduktionsraum noch in ferner Zukunft liegen kann, so daß sich das Bild in der Zwischenzeit eventuell vollkommen von dem ursprünglichen, mit der Ultraschalluntersuchung erhaltenen Befund unterscheidet.

Die Anwendungen des Sonars auf den Urogenitalapparat haben alle Aussichten, ebenso erfolgreich wie in der Gynäkologie zu sein ([4.1]; und siehe Kapitel 8), besonders da heute bestätigende röntgenologische Methoden ausgefeiltester Art zur Verfügung stehen.

Die Ultraschall-Echokradiographie hat in den vergangenen Jahren so schnelle und erstaunliche Fortschritte gemacht, daß sie eventuell die gegenwärtigen Anwendungen des Sonars in der Geburtshilfe und Gynäkologie von der Differenzierung her überholen wird (siehe Kapitel 7).

Bei einer Übersicht der Anwendungen des Sonars erlebten wir die größte Enttäuschung bei der Lokalisierung von Hirntumoren – wo sie zweifelsohne am dringendsten benötigt wird –, weil die technischen Schwierigkeiten, verursacht durch den unversehrten Schädel, unüberwindliche Probleme der Dämpfung und Verzerrung des Ultraschallstrahls aufwerfen (siehe Kapitel 3). Der Sonar eignet sich am besten für Untersuchungen von Weichteilstrukturen, wie man sie in der Gynäkologie und Geburtshilfe findet und bei denen sich die Röntgendiagnostik als unwirksam, ungeeignet oder, besonders bei einer Schwangerschaft, als möglicherweise schädigend erweist.

Die erste Sorge der Kliniker in Glasgow galt der schwierigen Differentialdiagnose, verursacht durch den stark vergrößerten Unterleib, entweder durch einen Beckentumor oder Aszites aufgebläht, oder auch durch fast undurchdringbare Schichten einer Fettsucht [4.21, 4.22]. Erst im letzten Teil der 50er Jahre bezogen die Beobachtungen auch die Geburtshilfe ein. Auf Grund der damals angestellten Beobachtungen wurden eine Reihe von allgemeinen Grundsätzen festgelegt [4.22], auf die eine wegweisende Diagnose zu stützen war, und so eigenartig es sich auch anhört, diese Grundsätze haben ihre Gültigkeit im Laufe der Zeit bewiesen.

4.2. Allgemeine Grundlagen für eine Diagnose

Es ist selten ratsam, eine Diagnose nur auf Grund eines Ultraschnittes zu stellen, wenn man die Grenzen des zweidimensionalen Abtastens und die Tatsache bedenkt, daß die Gewebszwischenflächen eine Ebene in einer dritten Dimension besitzen können, die nicht normal zur Schallfeldachse liegt. Es ist mitunter notwendig, eine große Anzahl von Schnitten im Längs-

– in verschiedenen Entfernungen von der Mittellinie – und Querschnitt – auf verschiedenen Ebenen und unter verschieden geneigten Winkeln – vorzunehmen. Für eine spezialisierte Information, wie bei der Suche nach zwei Köpfen, um Zwillinge simultan zu diagnostizieren, ist ein schräges Abtasten erforderlich.

Wenn dieses vielfache Abtasten jedesmal fotografisch aufgenommen werden soll, bedeutet dies eine Verschwendung an Zeit und Aufnahmematerial. Bei einer Suchmethode lohnt sich deshalb die Verwendung einer Kathodenstrahlröhre mit Nachleuchtschirm (höchstens 1–2 s), wobei das Bild rasch verblaßt. Das verhindert Interpretationsschwierigkeiten durch Überschreiben von Bildern, und erlaubt es, die Suche nach einem geeigneten Ultraschallschnitt bei direkter Sicht durchzuführen. Alternativ erlaubt ein Speicherbild mit einer schnellen Löschvorrichtung unter Umständen, die gewünschte Aufnahme zu erhalten. Leider besitzen direkte Aufnahmespeicherröhren eine verhältnismäßig niedrige Dynamik und Auflösung. In beiden Fällen können ausgewählte Ultraschallbilder mit einem Polaroid-Apparat[1] dauerhaft festgehalten werden.

Im allgemeinen verwendet man den „Compound-Scan"; aber dank der verbesserten Empfindlichkeit der moderneren Ultraschallgeräte wird die Compounttechnik heute weniger eingesetzt, um eine verbesserte Auflösung zu erhalten. Die Koppelung wird mit einem auf die Haut der Patientin gestrichen, großzügigen Film von Oliven- oder Erdnußöl hergestellt. Ein häufiger Fehler ist ein zu sparsamer Gebrauch des Koppelungsmittels.

Da man die richtige Ebene finden muß, aus der man die besten Bilder erhält, sollten der Ultraschallkopf und die Arme, auf die er montiert ist, leicht schwenkbar sein. Eine gute Längsabtastung ist ungefähr ein halbes Dutzend Querabtastungen wert, und doch können viele im Handel erhältliche Apparate nur mit Mühe von einer Längsaufnahme auf eine Queraufnahme und umgekehrt umgestellt werden. Diese Vielseitigkeit ist besonders wichtig nicht nur, um gute Resultate zu erhalten, sondern auch um Zeit zu sparen und die erforderliche Anzahl von Fällen zu bearbeiten. In Glasgow werden täglich mitunter ein Dutzend Patientinnen oder mehr untersucht, und innerhalb einer Stunde werden im allgemeinen vier Untersuchungen einschließlich aller Unterlagen abgeschlossen. Eine schnelle Untersuchung ist besonders bei Patientinnen in einer fortgeschrittenen Schwangerschaft wichtig, denn viele können nicht längere Zeit auf dem Rücken liegen, verspüren Übelkeit und Schwindel wegen des aus der Rückenlage herrührenden Hypotonie-Syndroms, verursacht durch den Druck des Gewichts des graviden Uterus auf die Vena cava inferior. Wenn dieser Fall eintritt, muß man die Untersuchung entweder abbrechen und die Patientin auf die Seite drehen, oder man kann einige zusätzliche Minuten gewinnen, indem man

[1] Eingetragenes Warenzeichen der Polaroid Corporation, Cambridge, MA 02139, USA.

die ausgestreckten Beine der Patientin auf den Schultern eines Assistenten hoch in die Luft hält, um die Blutzufuhr zum Herzen zu verbessern.

Bei der Interpretation der Ultraschallinformation spielt die verwendete Frequenz eine wesentliche Rolle. Je höher die Frequenz, desto weniger kann Ultraschall Gewebe durchdringen und umgekehrt. Deshalb kann man schlechter „durch" einen festen Tumor „sehen" oder, mit anderen Worten, ist ein derartiger Tumor weniger „ultraschalldurchlässig" als eine Zystenmasse. Aber mit dem Gebrauch einer niedrigeren Frequenz, z.B. 1,5 MHz statt 2,5 MHz (die Standardfrequenz in Glasgow), sollte es im allgemeinen möglich sein, die hintere, tiefere Fläche verhältnismäßig dichter Tumore wie Fibromyome des Uterus darzustellen. Aber selbst mit dieser Frequenz ist das bei einem sehr dichten Fibrom des Eierstocks oft unmöglich. Andererseits dämpft eine Struktur, die eine Flüssigkeit enthält, den Durchgang des Ultraschallstrahls nur geringfügig, deshalb kann ihr Umriß auch noch mit Frequenzen bis zu 5 MHz mühelos dargestellt werden. Dieser Effekt ist in den Abbildungen 4.1 und 4.2 veranschaulicht[1]. Wie bereits in den Kapiteln 1 und 2 erwähnt, hängt die Stärke der empfangenen Echos von den Unterschieden der Schallimpedanzen der Gewebe zu jeder Seite der reflektierenden Zwischenflächen ab, und diese können bei den verschiedenen Geweben unterschiedlich sein. In dieser Hinsicht können die Unterschiede zwischen Plazentagewebe, Uteruswand und bestimmten fetalen Strukturen nur geringfügig sein; deshalb sind sehr genaue, sorgfältige Verstärkereinstellungen notwendig.

Das erklärt auch, warum die Ultraschall-Plazentographie nicht sofort ein großer Erfolg wurde. Man stellte nämlich zunächst fest, daß die Zystenmole als eine gesprenkelte Masse bei einer Verstärkung sichtbar wird, die um ungefähr 15 dB höher liegt als die, bei der sie fast unsichtbar wird (und keine intrauterinen Echos zurückwirft), obwohl die tiefere Fläche der gegenüberliegenden Uteruswand voll dargestellt bleibt [4.21, 4.30]. Das ist in Abbildung 4.3 veranschaulicht.

Erst als man erkannte, wie die Zystenmole zu identifizieren ist, wurde eine Methode zur Untersuchung zwischen Plazentagewebe und Amnionflüssigkeit entwickelt, indem die Verstärkung erhöht wurde, so daß sich die Plazentaechos getüpfelt darstellen, ein Effekt der bei einer klaren Flüssigkeit nicht zu beobachten ist [4.20]. Die Verstärkereinstellungen müssen individuell abgestimmt werden, denn die Überschallentfernung ist bei jeder Patientin verschieden und hängt von der Dicke der Haut und der Bauchwand ab.

Wenn die Organe des kleinen Beckens (z.B. bei normalem, nicht

[1] Die Ultrasonogramme in diesem Kapitel wurden sämtlich mit dem „*Diasonograph*"-Apparat aufgenommen (Nuclear Enterprises Ltd., Edinburgh, E 11 4 EY, England), und zwar mit dem Modell NE 4102 und NE 4104 für Grauskalabilder. Dieses Gerät ist ein manuell betriebener Kontaktscanner (siehe Abschnitt 2.1.5).

schwangerem Uterus) nicht ausreichend vergrößert sind, um oberhalb der Ebene der Schamfuge ertastet werden zu können, sind sie durch eine Ultraschalluntersuchung, die durch die vordere Bauchwand erfolgt, nicht darstellbar, weil der dazwischenliegende Darm schwer ultraschalldurchlässig ist. Der Darm ist deshalb für Ultraschall schwer zu durchdringen, weil er oft Gas enthält und den Ultraschall in diesem Bereich fast vollständig reflektiert. Wenn sich aber die Blase der Patientin mit Urin füllt, wird der Darm nach oben geschoben.

Demnach dient die Blase als ein eingebautes „Schaufenster“, durch den man den unmittelbar darunterliegenden Uterus und seinen Inhalt, leider

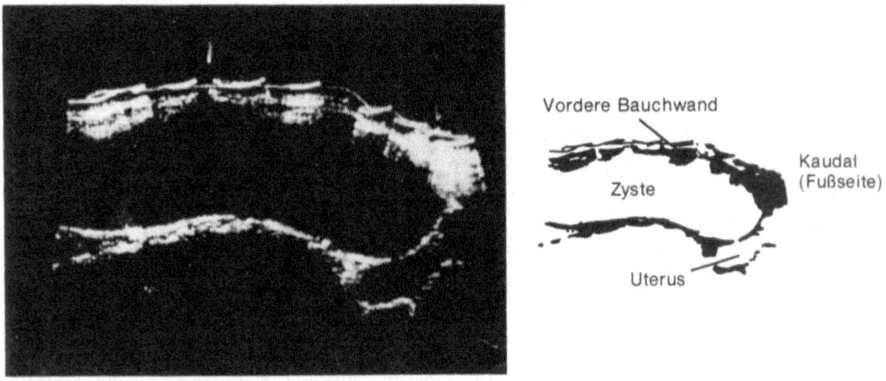

Abb. 4.1 Sehr große Ovarialzyste im Längsschnitt (bei 5 MHz), drückt auf einen rückwärtsverlagerten Uterus.

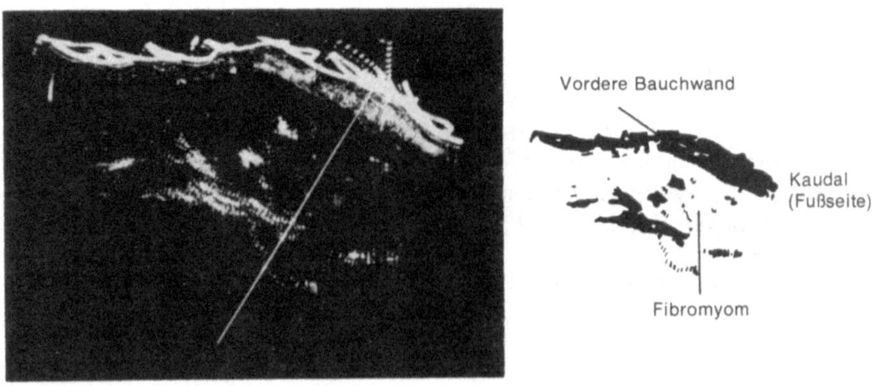

Abb. 4.2 Fibromyom im Längsschnitt (bei 1,5 MHz) mit einigen Verkalkungsflächen. Man beachte die verhältnismäßig große Ultraschallabsorption im Vergleich zu Abb. 4.1.

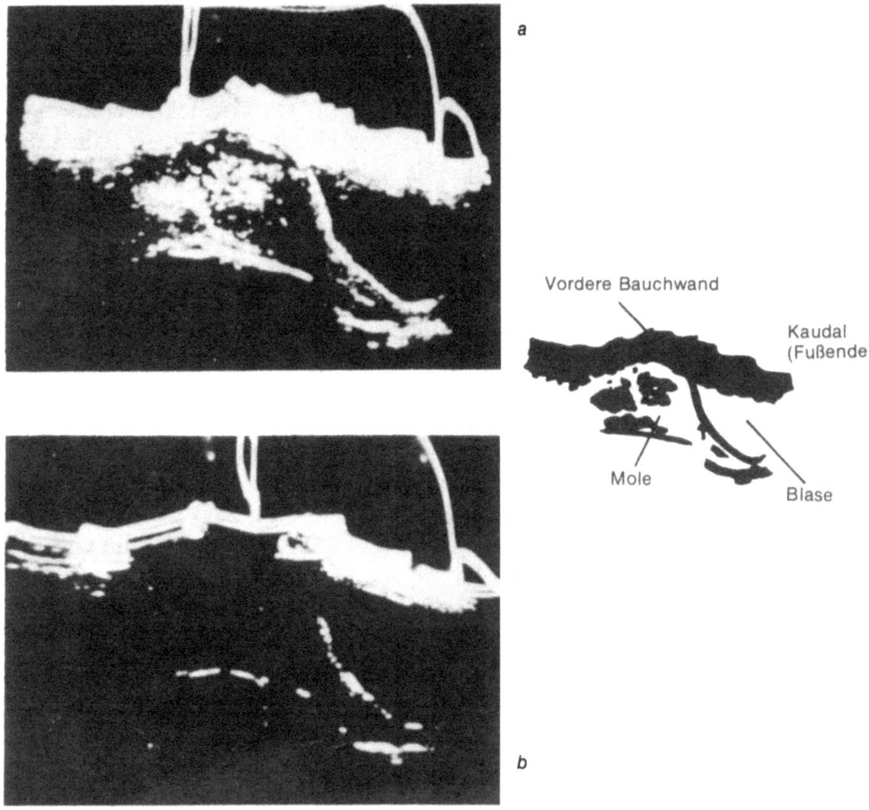

Abb. 4.3 Zystenmole im Längsschnitt (bei 5 MHz). Beide Bilder zeigen die gleiche Abtastebene, aber (*a*) entstand mit einer Gesamtverstärkung, die um 10 dB höher als die für (*b*) lag. Man beachte, daß bei niedrigerer Verstärkung das getüpfelte Aussehen der Mole nicht abgebildet wird, jedoch die hintere Uteruswand.

aber weniger deutlich seine Adnexe untersuchen kann [4.9]. Seit dieser Entdeckung wurde auch die Untersuchung des menschlichen Embryos in seinem frühesten Wachstum von der fünften oder sechsten Woche der Amenorrhö an möglich [4.10, 4.13].

Wenn man eine Masse oder Struktur untersucht, die hinter dem Darm liegt, erhält man nur dann ein befriedigendes Ultrasonogramm, wenn man den Darm entweder mit der vollen Blase verschiebt oder diese Struktur von einer anderen Körperseite her untersucht. Normale Nieren kann man demnach vom Rücken des Patienten aus untersuchen, der auf dem Bauch liegt, und zwar selbst wenn keine Vergrößerung vorliegt. Die Untersuchung der Leber, besonders wenn sie klinisch nicht vergrößert ist, ist ebenso schwierig, und man kann sie oft nur mit einigem Geschick mit dem Schallkopf zirkulär umfahren (siehe Kapitel 6). Aber selbst dann kann die Untersuchung der Lebersubstanz wegen der gegenwärtigen Beschränkung auf zweidimensionales Abtasten unvollständig bleiben.

Die Tatsache, daß der gasgefüllte Darm oft stark reflektierende Zwischenflächen aufweist, kann jedoch bei der Untersuchung von Fällen mit Aszites genutzt werden. Wenn die Flüssigkeit in der Bauchfellhöhle wirklich frei ist, um in die Mitte des Bauches zu fließen, was meistens eintritt, wenn der Patient auf dem Rücken liegt, kann man die Flüssigkeit an den Seiten angesammelt sehen, wie die Abbildung 4.4 zeigt. Wenn dagegen eine maligne Infiltration vorliegt, die sich auf Eingeweide, Omentum und andere innere Organe erstreckt, wird das Bild unregelmäßiger und bizarrer. Das ist ein nützlicher Anhaltspunkt für die Diagnose, und es liefert ein Bild, das zum Beispiel pathognomonisch ist für einen malignen Aszites, dessen Ursache eine Bauchfellkarzinose ist.

Es ist schade, daß man heute noch nicht zwischen Flüssigkeiten verschiedenen Ursprungs unterscheiden kann wie zum Beispiel zwischen Eiter, Urin oder jeder beliebigen anderen biologischen Flüssigkeit. Es ist zu bemerken, daß die Ultraschalldiagnostik nicht unbedingt auf Grund von Bildern erfolgt, sie hängt vielmehr häufig von Störungen ab, wie zum Beispiel der Art, wie eine Masse verlagert ist oder wie klar ihr Umriß ist oder wie sie im Verhältnis zu anderen Strukturen liegt. Der Sonar hat die Möglichkeiten der Diagnose erweitert, aber keineswegs erleichtert.

4.3. Der Doppler-Effekt

Eine etwas andere Anwendung des Ultraschalls stellt der Gebrauch des Doppler-Effekts dar. Damit kann man jede zugängliche Struktur, die pul-

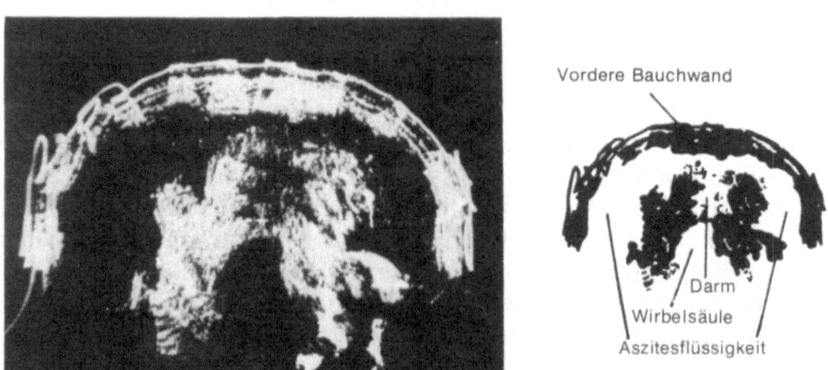

Abb. 4.4 Aszites aufgrund einer Bauchfellkarzinose. Querschnitt bei 2,5 MHz.

siert oder sich bewegt, untersuchen. Eine reflektierende Fläche ändert durch ihre Bewegung bei der Reflexion die Frequenz des auf sie treffenden Ultraschalls und diese Änderung der Frequenz kann auf verschiedene Weise dargestellt werden. In der Geburtshilfe und Gynäkologie gilt das Interesse ganz offensichtlich dem fetalen Herzen, aber auch die Blutgefäße mit einem aktiven, pulsierenden Kreislauf können Ultraschall-Doppler-Verlagerungssignale hervorrufen [4.2, 4.28]. Beim fetalen Herzen können Änderungen in der Geschwindigkeit von einem Herzschlag zum anderen sofort berechnet werden. Doppler-Verlagerungssignale aus dem fetalen Herzen können gelegentlich im Alter von 10 Wochen, häufiger im Alter von 11 Wochen und mit zunehmender Sicherheit nach der 13. Woche empfangen werden. Sie liefern den unstreitbaren Nachweis dafür, daß der Fötus im Uterus auch weiterlebt.

Auf dem Höhepunkt einer kräftigen Kontraktion des Uterus bei den Wehen werden gewöhnliche klinische Methoden zur Beurteilung von Änderungen der Herzfrequenz des Fötus, die einen wichtigen Hinweis auf das Wohlbefinden des Fötus geben, stark behindert, da eine direkte Auskultation zu einem derartigen Zeitpunkt schwierig oder unmöglich ist. Mit der fetalen Elektrokardiographie wird heute die Herzfrequenz des Fötus bei den Wehen allgemein überwacht; dazu muß aber eine Elektrode an den vorliegenden Teil gelegt werden, und der ist erst nach dem Blasensprung zugänglich. Vor dem Blasensprung ist die Ultraschall-Doppler-Untersuchung die einzig effektive Methode zur Überwachung des fetalen Herzens, da sie primär die Bewegung des pulsierenden Herzens aufzeichnet und nicht wesentlich von fremden Signalen beeinflußt wird. Alle früheren Methoden der Phonokardiographie wurden, wie aufwendig sie auch immer waren, wegen der frustrierenden Artefakte, aufgegeben.

4.4. Die Anwendungen des Sonars

In diesem Abschnitt sind mehrere Beispiele einer klinischen Indikation angeführt, bei denen eine Untersuchung mit dem Sonar sinnvoll ist. Das gleiche Thema wurde bereits früher angesprochen [4.14, 4.18]. Die verschiedenen Indikationen für eine Sonaruntersuchung sind in Tabelle 4.1 dargestellt.

4.4.1. Früh-Schwangerschaft

Die Technik der vollen Blase, wie in Abschnitt 4.2 erwähnt, macht sie zu einem besonders lohnenden Gebiet. Mit ihr kann man innerhalb des Uterus die Keimblase und den Bereich der Nidation sehen, und zwar in vielen Fällen bereits von der fünften Schwangerschaftswoche (Menstruationsalter)

Tabelle 4.1 Indikationen für Sonaruntersuchungen in der Geburtshilfe

Früh-Schwangerschaft	Mittlere und Spät-Schwangerschaft	Wochenbett
Keimblase, Blastozyste	Wachstumsrate des Fetus	Plazentareste
Nidation	Reife	Rückbildung des Uterus
Wachstumsrate	Zwillinge	Kaiserschnittnarben
Abortivei	Begleitender Tumor	Hämatome
Plazentadifferenzierung	Hydramnion	Begleitender Tumor
Reife	Lokalisierung der Plazenta	
Frühe Diagnose von Zwillingen	Plazentaentwicklung	
Untersuchung eines Aborts	Rh-Plazentaveränderungen	
Retinierte Bestandteile einer Konzeption	Beschaffenheit der Kaiserschnittnarbe	
Zystenmole	Nierenkomplikationen	
Begleitender Beckentumor		
Ektopische Schwangerschaft		
Nierenkomplikationen		

an, und wenn man sie nicht in der sechsten Woche findet, ist zu bezweifeln, ob die Patientin überhaupt schwanger ist. Darüber hinaus ist die Wachstumsrate der Keimblase heute gut bekannt und gibt wichtige Hinweise einer intakten Schwangerschaft [4.13].

Sobald das Erscheinungsbild einer Keimblase durch einen Längsschnitt nachgewiesen ist, sollte es auch möglich sein, sie durch einen Querschnitt sichtbar zu machen. Das ist in Abbildung 4.5 dargestellt.

Bei Zwillingen gibt es zwei Keimblasen. Die berühmten Fünflinge der Familie Hanson wurden bereits in der neunten Woche der Amenorrhö mit dieser Methode diagnostiziert, was insgesamt eine beachtliche Leistung war [4.5]. In Glasgow wurde die Existenz von Zwillings-Keimblasen bereits nach siebeneinhalb Wochen der Amenorrhö erkannt [4.12]. Manchmal kann die Schwangerschaftsdiagnose gestellt werden, noch bevor die Urintests positiv sind.

Heute hat man erkannt, daß frühe Schwangerschaftsstörungen als Ursache einer menschlich-biologischen Verlustrate sehr häufig sind: Sehr wahrscheinlich ist eine Angabe von 25% nicht übertrieben. Es ist schwer, zuverlässige Zahlen für ihre Häufigkeit anzugeben, da zahlreiche Fälle einer frühen Schwangerschaftsstörung nicht berichtet werden; aber in einer Serie [4.34] von 425 aufeinanderfolgenden Patientinnen, die in der ersten Hälfte der Schwangerschaft mit dem Sonar untersucht wurden, hatten immerhin 176 eine Fehlgeburt.

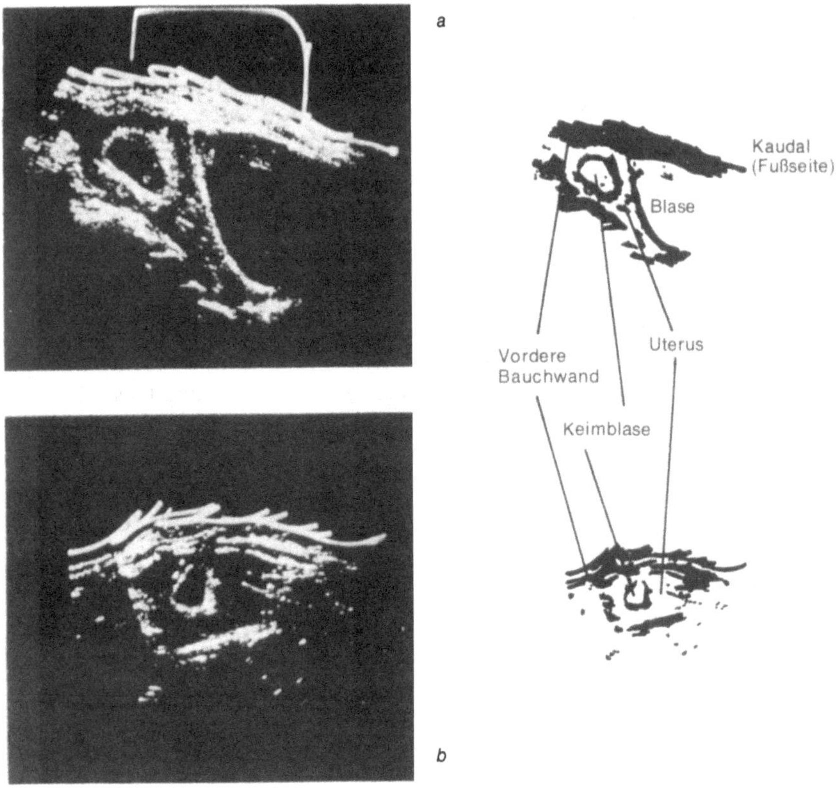

Abb. 4.5 Sieben- bis achtwöchige Schwangerschaft mit der Keimblase im (*a*) Längsschnitt und (*b*) Querschnitt. Frequenz: 2,5 MHz.

Das ist zweifelsohne eine Übertreibung der wirklichen Zahl der Verluste, da man die Gründe berücksichtigen muß, warum diese Patientinnen für eine Ultraschalluntersuchung überwiesen wurden; aber das Phänomen eines Abortiveis ist seit vielen Jahren bekannt, und mit der Einführung des Sonars kann dieser Zustand nunmehr diagnostiziert werden. Für viele unglückliche Frauen ist das Phänomen von sich wiederholenden Aborten besonders entmutigend. Viele sind sich noch nicht einmal bewußt, daß sie je schwanger waren, da sie nach einer kurzen Amenorrhö den Inhalt des Uterus mit einer scheinbar starken Menstruationsblutung ausstoßen. Deshalb erhält man gewöhnlich keine Probe für eine geeignete pathologische Untersuchung, es sei denn, die Patientin wurde selbst zuvor auf eine derartige Möglichkeit hingewiesen.

Bei der Suche nach der Diagnose eines Abortiveis mit dem Sonar wurde Material aus 141 Fällen von Blutungen in den ersten drei Monaten der Schwangerschaft herausgegriffen und mit den Befunden aus den ersten und anschließenden Ultraschalluntersuchungen verglichen [4.23]. Bei 66 Patientinnen, die eine Fehlgeburt hatten, ergab der Hinweis auf ein Abortivei in nicht weniger als 57 Fällen ein typisches Ultraschallbild, während bei 10 der 75 Patientinnen, bei denen die Schwangerschaft fortgesetzt wurde, das Ultraschallbild zumindest einmal nicht normal war. Heute können zahlreiche Variablen einer Schwangerschaftsstörung erkannt werden, und die Ultraschallzeichen eines Abortiveis können wie folgt zusammengefaßt werden:

(a) Fehlen von fetalen Echos innerhalb der Keimblase. (Es sollte möglich sein, fetale Echos innerhalb der Keimblase gelegentlich von der fünften Woche der Amenorrhö, häufiger in der sechsten Woche, mit Sicherheit aber um die siebente Woche festzustellen.) Dieser Zustand wird als „*anembryonal*" bezeichnet. Wenn man die Produkte der Empfängnis schließlich erhält, kann man nur Teile der Fruchthülle und Fragmente der unkenntlichen embryonalen Überreste finden.

(b) Mangel einer klar definierten Keimblase. Sie kann von einem gesprenkelten Aussehen und gelegentlich einer Unterbrechung der Blasenkontur begleitet sein, die dann etwa c-förmig aussieht.

(c) Eine Keimblase, die dem Datum entsprechend unstreitbar zu klein ist und bei der auch bei einer erneuten Untersuchung nach einer Woche kein wesentliches Wachstum nachzuweisen ist. Gelegentlich ist auch ein Schrumpfen des Blasenvolumens eingetreten.

(d) Eine tiefliegende Blase innerhalb des Uterus. Dies weist häufig, aber nicht in jedem Fall auf eine schlechte Prognose hin. In einigen dieser Fälle kann man den Beginn eines Aborts beobachten.

In Glasgow wird der Begriff „*Abortivei*" auf die anembryonale Blase begrenzt, in dem weder durch den Sonar noch anschließend durch die Untersuchung der abortierten Produkte einer Empfängnis fetale Teile nachgewiesen werden können, und der Begriff „*vermißter Abort*" (missed abortion) wird gebraucht, wenn man mit dem Sonar einen Fötus sieht und mißt, bei dem jedoch zu keinem Augenblick Herzbewegungen nachgewiesen werden können. Eine weit kleinere Gruppe von „*lebenden Aborten*" wird erkannt, wenn die Herzbewegungen des Fötus durch den Sonar einige Tage vor dem spontanen Abort nachgewiesen werden können, oder wenn es keine Anzeichen für eine Mazeration gibt und die Fötusgröße der Amenorrhö-Periode entspricht [4.34].

Drei Methoden können als ein objektives Maß gelten, um eine von Anfang an verlorene Schwangerschaft zu erkennen im Gegensatz zu einer, die gute Aussichten hat, ausgetragen zu werden. Die wichtigste Methode ist der Nachweis der Herzbewegungen des Fötus durch Zeit-Positions-Scan [4.32].

Der Nachweis der fetalen Herzbewegung in einer sehr frühen Schwangerschaft hängt zunächst von der Lokalisierung der Fetalmasse ab, die wegen der Schwerkraft im allgemeinen zur hinteren Wand der Keimblase hin liegt, und dem langsamen und sorgfältigen Suchen mit dem Schallkopf durch diese Masse, wobei man Zeichen des fetalen Herzschlags sucht. Dieser wird zunächst auf einem A-Bild erkannt, auf dem die Bewegung des fetalen Herzens durch ein entsprechendes Echo dargestellt wird, das sich von links nach rechts und umgekehrt bewegt. Durch überlagernde elektronische Zeiger kann der Suchbereich eingeschränkt werden. Der Apparat wird dann auf den Zeit-Positions-Betrieb eingestellt, so daß eine Aufzeichnung wie die in Abbildung 4.6 entsteht. Die Rate und sogar der Umfang der Bewegung können äußerst genau gemessen werden. Der Fötus hat zu diesem Zeitpunkt eine Herzfrequenz von 160–180 min^{-1}; keine andere pulsierende Quelle innerhalb des menschlichen Körpers könnte ein derartiges Bild abgeben. Das ist ein positiver Nachweis für Fetalleben, und wenn man ihn nicht gegen die siebente Woche der Amenorrhö und bestimmt in der achten Woche der Amenorrhö erhält, ist die Existenz einer lebenden und überlebenden Schwangerschaft zu bezweifeln. Da der Fötus, wenn er vorhanden ist, mühelos in einer Keimblase gefunden werden kann, wurde die Methode zur Messung der Scheitel-Rumpflänge entwickelt, und diese Entfernung wurde mit der Reife in Beziehung gesetzt [4.33, 4.35]. Innerhalb der ersten 10 oder 12 Wochen der Schwangerschaft kann man mit einiger Erfahrung die Reife bis auf eine halbe Woche abschätzen, und diese Information kann später von größtem Wert sein. Der vorherige Gebrauch der empfängnisverhütenden Pille und irgendeine Vorgeschichte einer unregelmäßigen Menstruation weckt im allgemeinen Zweifel an der tatsächli-

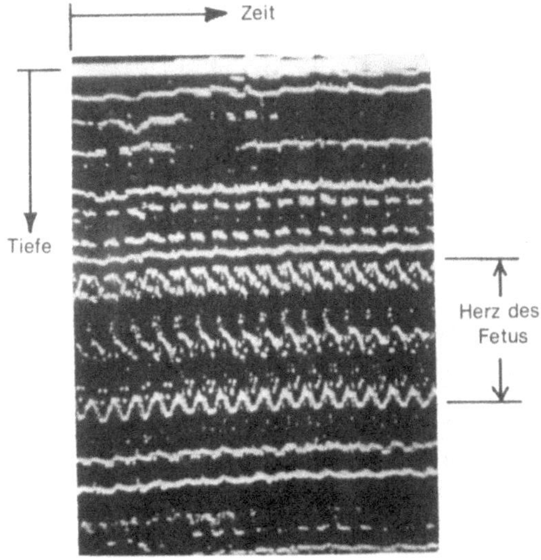

Abb. 4.6 Herz des Fetus, durch Zeit-Positions-Scan bei einer zehnwöchigen Schwangerschaft (Menstruationsalter) nachgewiesen.

chen Reife einer gegebenen Schwangerschaft. Mit dem Sonar können diese Zweifel zu einem sehr frühen Zeitpunkt beseitigt werden.

Schließlich hat sich das Volumen der Fruchthülle ebenfalls als sehr wertvoll für die Beurteilung der Prognose einer bestehenden Schwangerschaft erwiesen. Es sollte möglich sein, in jeder Keimblase mit einem Volumen von 2 ml oder darüber nicht nur den Fötus sondern auch die fetalen Herzbewegungen nachzuweisen [4.32, 4.34], wobei auch alle Schwangerschaften mit einem Volumen der Keimblase von unter 5 ml im Laufe einer Woche dieses Volumen verdoppeln. Das Volumen kann berechnet werden, indem man Abtastungen des maximalen Durchmessers auf mehr als einer Ebene durchführt. Das Fehlen von fetalen Echos in einer Keimblase mit einem Volumen über 2,5 ml läßt die Diagnose eines anembryonalen Abortiveis praktisch sicher erscheinen. Um jedoch mögliche Irrtümer auszuschließen, muß eine Blase, die kleiner als 2,5 ml ist, eventuell eine Woche später nochmals untersucht werden, um festzustellen, ob sie gewachsen ist. Auf Grund dieser Kriterien kann die Diagnose eines Abortiveis mit ziemlicher Sicherheit gestellt und damit die Schwangerschaft unterbrochen werden. Bisher wurde in Glasgow noch keine sichere Diagnose dieses Zustands gestellt, die sich anschließend als normal erwiesen hätte.

Bei Blutungen in der Früh-Schwangerschaft oder bei einer Frau mit einer die Geburtshilfe betreffend ungünstigen Vorgeschichte ist die Differentialdiagnose oft schwierig, besonders wenn die Urintests positiv sind. In diesem Fall kann die Ultraschalluntersuchung ungemein wertvoll sein. Sie kann positiv zwischen einer intakten Schwangerschaft und einer nicht intakten unterscheiden. Ebenso kann sie zwischen einem unvollständigen Abort, wie in Abbildung 4.7 gezeigt, und einem drohenden Abort unterscheiden, gegen den es sich einzuschreiten lohnt.

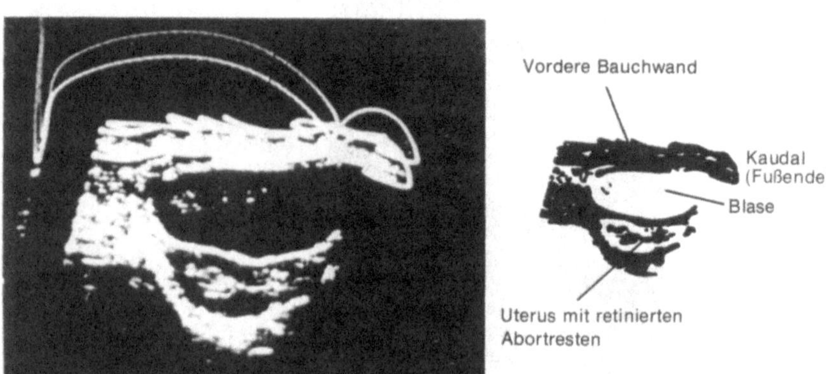

Abb. 4.7 Retinierte Bestandteile einer Konzeption nach einem Abortus incompletus. Längsschnitt bei 2,5 MHz.

Auch andere Differentialdiagnosen von Blutungen aus der Uterushöhle in einer Früh-Schwangerschaft können durch den Ultraschall geklärt werden, z. B. wenn sie auf eine Zystenmole und eine vermutete ektopische Schwangerschaft zurückgehen, in der der eindeutige Befund einer intrauterinen Keimblase die Möglichkeit einer derartigen Diagnose ausschließt. Allerdings variieren die Ultraschallbefunde bei einer ektopischen Schwangerschaft sehr stark, und ihre Interpretation ist häufig schwierig. Wie zu erwarten ist, hängt sie davon ab, ob der Eileiter gerissen ist oder nicht, von dem Umfang der Hämatozele im Becken und dem Ausmaß des Blutergusses in die Bauchhöhle. Trotzdem lohnt sich in allen subakuten Fällen einer vermuteten ektopischen Schwangerschaft eine Ultraschalluntersuchung, wenn auch nur, um eine normale intrauterine Schwangerschaft mit einem bevorstehenden Abort auszuschließen, oder um die Notwendigkeit einer Laparoskopie zu indizieren, mit der die Diagnose bestätigt werden muß.

Interessant ist die Beobachtung der Differenzierung des Chorion frondosum von dem Chorion laevi beim ersten Erscheinen der Plazenta. Der Beginn des Prozesses kann bereits in der achten oder neunten Woche der Amenorrhö einsetzen, und es scheint, daß eine Plazenta, die sich allem Anschein nach im oberen Uterusabschnitt sogar in diesem Stadium abzeichnet, später kein Fall von Placenta praevia wird. Andererseits kann es so aussehen, als entwickle sich die Plazenta in dem unteren Uterusabschnitt. Dies weist auf die Möglichkeit einer Blutung in der nahen Zukunft oder auf die spätere Entwicklung einer Placenta praevia hin. Glücklicherweise scheint die Plazenta in vielen dieser Fälle aktiv zu wandern, und da der untere Uterusabschnitt sich in der späteren Schwangerschaft ändert, nimmt eine scheinbar ungünstig plazierte Plazenta schließlich eine weniger gefährliche Lage im Uterus ein [4.29].

4.4.2. Genaue Beurteilung der Reife in der ersten Hälfte der Schwangerschaft

Mit zunehmender Verbreitung der Amniozentese und der Entwicklung der Wissenschaft, fetale Anormalitäten frühzeitig zu entdecken, um eine Schwangerschaftsunterbrechung zu ermöglichen, wurde dieser Punkt zunehmend wichtig. Die Alphafetoprotein-Spiegel in der Amnionflüssigkeit variieren wesentlich entsprechend der Reife, und dies muß man bei einer Beurteilung ihrer Bedeutung stets berücksichtigen. Die Proben erhält man durch die Amniozentese, die schon allein die Lokalisierung der Plazenta durch den Ultraschall erforderlich macht, um einen Schaden an der Plazenta durch die Untersuchungsnadel zu verhindern angesichts einer möglichen Isoimmunisierung der Mutter bei vorliegender Empfindlichkeit. Bei angeborenen Neuralrohrdefekten des Fötus sind die Alphafetoprotein-Spiegel bedeutend erhöht. Damit aber die Resultate überhaupt eine Bedeutung haben, muß die Reife des Fötus bekannt sein. Die Vorgeschichte der Patientin ist nicht zuverlässig genug. Wenn schon in der sehr frühen Schwangerschaft eine Ultraschalluntersuchung durchgeführt wurde, bestehen keine Zweifel mehr. Aber selbst zwischen der zwölften und zwanzigsten Schwangerschaftswoche hängt die Kopfgröße unmittelbar mit der Reife zusammen – und wächst auch dermaßen schnell –, daß sich alle Zweifel aus dem Weg räumen lassen. Noch wichtiger ist die Durchführung einer Amniozentese bei Fällen eines vermuteten Neuralrohrdefektes, um das Vorhandensein von Zwillingen auszuschließen. Eine Untersuchung kann in diesem Stadium nur mit dem Ultraschall erfolgen, da eine Röntgendiagnostik nicht in Frage kommt.

In Glasgow werden alle schwangeren Frauen in einem frühen Stadium einer Untersuchung unterzogen, bei der das Alphafetoprotein im Serum bestimmt wird. Die Serumspiegel dieser Substanz sind weitgehend abhängig vom Zustand der Reife, die unbedingt bekannt sein muß, bevor diese akzeptiert werden können. Sie dienen als Indikation für eine Amniozentese, deren Interpretation wiederum von der Bestimmung der Reife, allerdings in einem weniger kritischen Maß abhängt.

4.4.3. Mittlere und Spät-Schwangerschaft

Das Schädeldach des Fötus läßt sich bei einer Ultraschalluntersuchung am leichtesten identifizieren, da sich die Knochen sehr gut darstellen. Wenn es mit dem geeigneten Schnitt richtig getroffen wird, erscheint das Schädeldach als ein fast geschlossener Kreis. In einigen Schnittebenen kann es mit dem Thorax des Fötus verwechselt werden. Diesen Fehler vermeidet man aber, indem man die Mittelstrukturen des fetalen Gehirns sucht, die im allgemeinen der Falx cerebri zugeschrieben werden. Eine derartige Struktur findet sich nicht innerhalb des scheinbar kreisrunden Abschnitts des fetalen Thorax. Zur weiteren Sicherheit identifiziert man den Kopf des Fetus in mehr als einer Schnittebene, noch besser ist die Darstellung des Herzens des Fötus, wenn es sich um den Thorax handelt. Das Vorhandensein eines pulsierenden fetalen Herzens weist die Struktur in dieser Lage nachdrücklich als einen Thorax aus und nicht zum Beispiel als den Kopf eines zweiten Fötus, wie man ihn bei Zwillingen erwarten könnte [4.16].

Da es leicht ist, den Kopf zu finden, kann die Diagnose seiner Lage schneller als mit anderen, nicht klinischen Methoden bestimmt werden. Das ist besonders bei schwierigen Fällen einer vermuteten Steißlage nützlich, und von ihr sollte man, ohne zu zögern, Gebrauch machen, bevor man, außer in offensichtlichen Fällen, zu einer äußeren Wendung des Kopfes, greift. Fettsucht und eine starke Dehnung durch ein Hydramnion bedeuten bei einer korrekten Ultraschalluntersuchung keine Schwierigkeiten.

Die Diagnose von Zwillingen stellt man am besten durch die Identifizie-

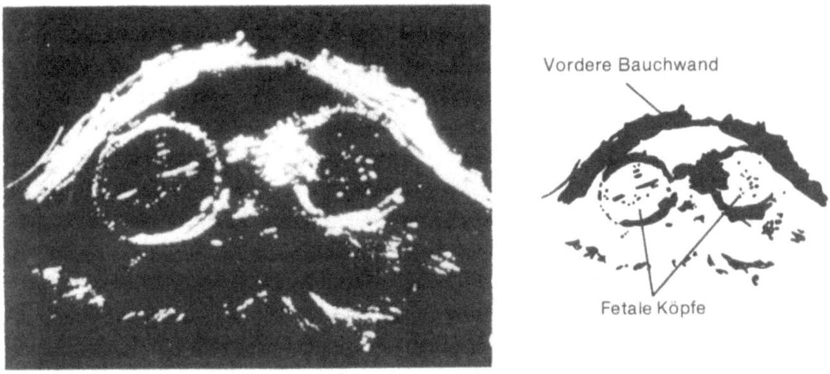

Abb. 4.8 Köpfe von Zwillingen in der 25. Schwangerschaftswoche. Querschnitt mit 2,5 MHz.

rung zweier getrennter Köpfe in getrennten Ebenen. Nachdem man sichergestellt hat, daß es sich bei jeder Struktur um die eines Kinderkopfes handelt, sollte man sich anschließend bemühen, ein Bild beider Schädel gleichzeitig in einem geeigneten schrägen Schnitt zu erhalten. Dazu ist oft eine ziemlich exakte Einstellung der Lage der Schnittebene erforderlich, wie in Abbildung 4.8 dargestellt.

4.4.4. Diagnose einer Mißbildung des Fötus

Die pränatale Diagnose einer Mißbildung des Fötus entwickelt sich schnell zu einem fast selbständigen Zweig [4.26]. Neben der Hilfe für eine korrekte Durchführung der Amniozentese erweist sich der Sonar als eine vielversprechende Methode zur Identifizierung zumindest bestimmter Fälle von Strukturstörungen, besonders von Kopf und Wirbelsäule. Das ist um so wichtiger, da Röntgenaufnahmen vor der achtzehnten Woche und auch noch später oft genug wegen einer ungenügenden Verkalkung des fetalen Skeletts nutzlos sind.

Eine Anenzephalie kann sogar bereits in der ersten Hälfte der Schwangerschaft diagnostiziert werden und sollte in allen Fällen eines Hydramnion gesucht werden, obwohl ein Hydramnion das typische Erscheinungsbild echofreier Räume mit hellen, fleckförmigen Echos hervorruft [4.36]. Wenn man den Kopf des Fötus in der sechzehnten Woche der Schwangerschaft weder sieht noch messen kann, ist mit Recht daran zu zweifeln, daß er überhaupt einen besitzt. Eine vorläufige Diagnose auf Anenzephalie kann dann durch eine Amniozentese und die Bestimmung des Alphafetoproteins bestätigt werden. Die Tragödien, bei denen eine Anenzephalie in einer Frau entdeckt wird, deren Schwangerschaft bereits weit fortgeschritten und gelegentlich überreif ist, sollten dadurch allmählich ausgeschaltet werden.

Defekte der Wirbelsäule sind schwieriger zu erkennen, weil wir es hier mit dem Problem des Nachweises einer gekrümmten Struktur, wie es die Wirbelsäule des Fötus ist, auf einer zweidimensionalen Ebene zu tun haben [4.6].

4.4.5. Die für das Datum zu große Schwangerschaft

Häufig wird eine Patientin für eine Ultraschalluntersuchung überwiesen, weil ihre Schwangerschaft weiter fortgeschritten ist, als sie es den Daten entsprechend sein sollte. Mit dem Ultraschall wird das Problem mühelos gelöst. Ursachen wie falsche Daten, Mehrfachschwangerschaft, Hydramnion und ähnliches, darüber hinaus bisher nicht vermutete Beckentumoren lassen sich unterscheiden (siehe Abbildungen 4.9, 4.16 und 4.17).

Ein Wasserkopf offenbart sich im allgemeinen erst in der zweiten Hälfte der Schwangerschaft, wenn er als ein anormal großer Kopf zu erkennen ist; jede parietale Schädelbreite, die 110 mm überschreitet, muß diesen Verdacht wecken und verlangt nach einer bestätigenden Röntgendiagnostik.

4.5. Die biparietale Zephalometrie

Da man den Kopf mühelos finden kann, ist er ebenfalls verhältnismäßig einfach zu vermessen. Die Messung der parietalen Schädelbreite ist klinisch von hohem Wert und sie ist die einzige, die beim Fötus gut reproduzierbar ist. Die Zweckmäßigkeit dieser besonderen Methode liegt in der Tatsache begründet, daß Echos ungefähr gleicher Höhe von den Scheitelbeinen jeder

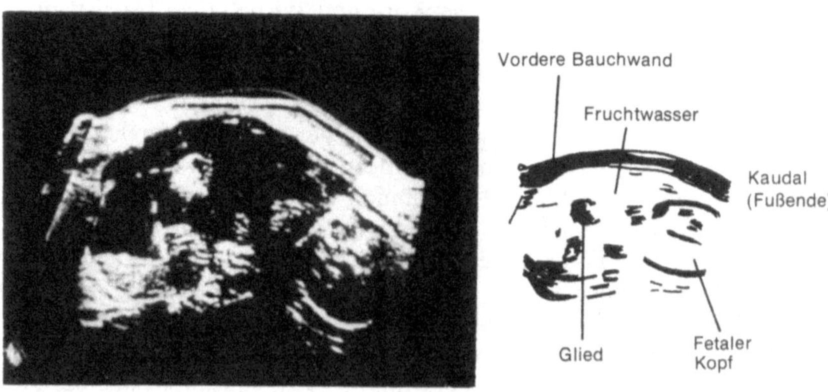

Abb. 4.9 Hydramnion. Man beachte die fleckförmigen Echos. Hintere Plazenta und miterfaßter Kopf rechts im Bild.

Seite nur dann auf dem A-Bild erscheinen, wenn das Ultraschallfeld den Kopf in seiner tatsächlichen Schädelbreite und nicht auf einer Sehne eines Segmentes durchquert [4.21]. Eine Verwechslung mit dem einzigen anderen Durchmesser im rechten Winkel dazu (der occipito-frontale Durchmesser) wird glücklicherweise zum einen durch die Tatsache vermieden, daß diese Länge im allgemeinen nicht meßbar ist, weil der Kopf im Beckeneingang im Querdurchmesser eintritt, zum anderen, weil er viel größer ist und eine Verwechslung von daher unwahrscheinlich erscheint. Schließlich sollte das Mittelecho, von dem man annimmt, daß es aus der Falx kommt, stets zur gleichen Zeit gesucht werden. Die Messung der parietalen Schädelbreite muß sehr genau sein, um klinisch verwertbar zu sein.

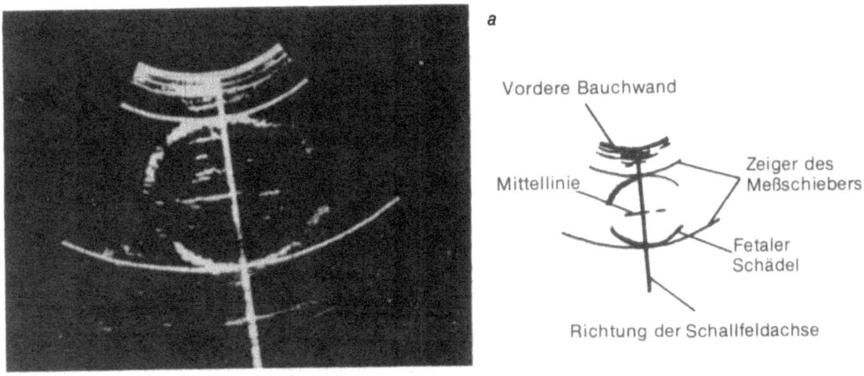

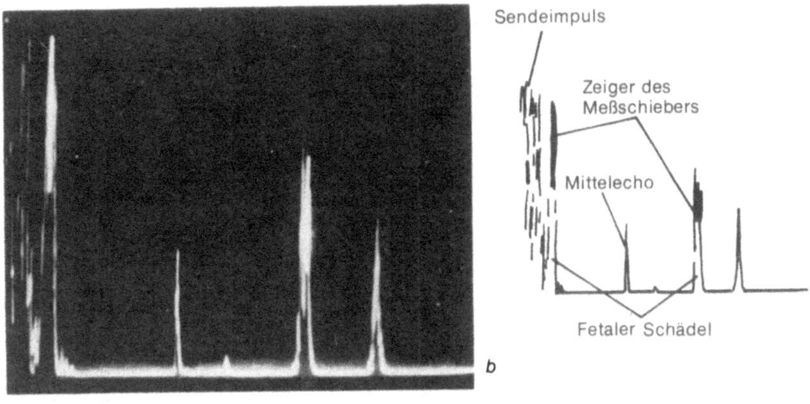

Abb. 4.10 Technik der biparietalen Zephalometrie. Der geeignete Schnitt durch den fetalen Schädel wird zunächst auf dem zweidimensionalen B-Schirm identifiziert, wie in (*a*) gezeigt. Die Zeiger des elektronischen Meßschiebers werden so eingestellt, daß sie mit den Scheitelbeinen zusammenfallen. Das Bild wird dann auf dem A-Bild gezeigt wie in (*b*). Anschließend werden die Zeiger genauer eingestellt, und die Schädelbreite wird von der Entfernungsanzeige abgelesen. Frequenz: 2,5 MHz.

Die ersten regelmäßigen Untersuchungen des biparietalen Wachstums an schwangeren Patientinnen wurden in Glasgow durchgeführt [4.38, 4.39]. Seither wurde die Methode bedeutend verbessert und verfeinert, indem zunächst der Kopf in einem zweidimensionalen Schnittbild, das das Mittelecho enthalten soll, identifiziert und dann sorgfältig die Schallfeldachse zentriert wurde. Da damit die größte Kopfbreite erfaßt wird, wobei das Mittelecho sich genau in einem rechten Winkel zur Schallfeldachse befindet. Die Entfernung zwischen den beiden Scheitelbeinen wird auf dem A-Bild gemessen. Das Verfahren ist in Abbildung 4.10 [4.3] veranschaulicht. Die Messung anhand eines Koordinatensystems auf dem Schirm der Kathodenstrahlröhre gilt als vollkommen unzulänglich. Deshalb werden elektronisch erzeugte Zeiger im A-Bild eingeblendet, um das A-Bild an den Stellen zu markieren, die mit dem Maximum der richtigen Echos zusammenfallen. Die Entfernung der Zeiger wird elektronisch berechnet und angezeigt, wobei die Schallgeschwindigkeit durch das Gehirn des Fötus berücksichtigt ist. Sie wird bei 1600 $m\ s^{-1}$ angesetzt, und die angestrebte Genauigkeit beträgt 0,5 mm[1]. Die biparietale Zephalometrie ermöglicht eine Untersuchung des progressiven Wachstums des Kopfes wie auch seine Beziehung zu bestimmten Zuständen in der Schwangerschaft, die dieses Wachstum stören könnten (z. B. Unreife, Hypertonie der Mutter, Diabetes und Nierenerkrankungen) [4.4, 4.38, 4.39]. Die Messung der parietalen Schädelbreite ist nicht nur zur Bestimmung der Reife nützlich (in dieser Hinsicht stellt sie eine große Verbesserung gegenüber anderen Methoden besonders zwischen der zwanzigsten und dreißigsten Schwangerschaftswoche dar [4.4]), sondern sie weist unter Umständen auch auf eine Verlangsamung des fetalen Wachstums hin und der damit verbundenen Gefahr einer Unterernährung der Plazenta („Plazentainsuffizienz") oder sogar auf einen intrauterinen Fruchttod. Eine noch genauere Methode zur Bestimmung des fetalen Wachstums erreicht man mit der gleichzeitigen Anwendung der Ultraschall-Thorakometrie, die eine bessere Vorstellung von dem Fetalgewicht als nur die Zephalometrie vermittelt, und mit dieser kombinierten Technik wurden jetzt umfassende Erfahrungen gesammelt [4.7, 4.25, 4.27].

Diese Technik der Überwachung des intrauterinen Wachstums sollte in allen Fällen einer vorherigen Anamnese von Unreife angewandt werden wie auch bei allen Zuständen der Mutter, die den Fötus bedrohen, und wenn der Fötus zu klein für das Datum ist. Die so erhaltene Diagnose wird durch gleichzeitig vorgenommene Untersuchungen der Östriolausscheidung bestätigt. In Glasgow wird eine doppelte Tafel verwendet (Abbildung 4.11); sie zeigt die normale fetale biparietale Wachstumsrate nach Camp-

[1] Viele Forscher verwenden eine Geschwindigkeit von 1580 ms^{-1}, und einige streben eine Genauigkeit an, die noch besser als 1 mm ist. Der Herausgeber.

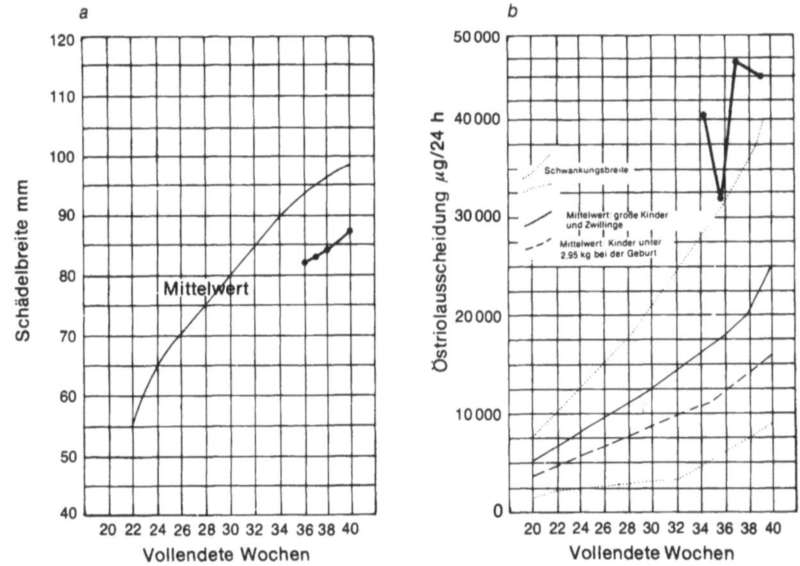

Abb. 4.11 Tafeln mit den normalen Werten der (*a*) Schädelbreite und (*b*) Östriolausscheidung. Als Beispiel ist außerdem die Messung an einem Fetus mit einem zu kleinen Kopf mit entsprechend hohen Östriolausscheidungswerten eingezeichnet.

bell und die Östriolausscheidungskurve nach Coyle auf dem gleichen Blatt [4.8, 4.12]. Auf diese Art weist der ergänzende Befund auf Störungen des fetalen Wachstums hin. Besteht eine deutliche Diskrepanz zwischen dem Wachstums des fetalen Kopfes und den Östriolausscheidungsraten der Mutter, sollte eine mögliche Erklärung gesucht werden, wobei auch die Möglichkeit einer erheblichen Entartung berücksichtigt werden sollte; in diesem Fall muß sich die Diagnose schließlich auf die charakteristischen röntgenologischen Befunde stützen.

Die biparietale Zephalometrie ist nicht nur die Ultraschalluntersuchung, die in der Geburtshilfe am meisten gefragt ist, sie ist auch eine der schwierigsten, und dem Unerfahrenen drohen zahlreiche Fehlerquellen [4.15]. Es ist wesentlich, die Mittelstrukturen richtig zu finden und auszurichten. Am besten geht man so vor, daß man die Zeiger auf dem B-Schirm über die Parietalhöcker legt, wobei man die maximale Vergrößerung, die zur Verfügung steht, verwendet, um dann auf dem A-Bild die Zeigerstellung endgültig abzugleichen.

4.6. Die Plazentographie

Der erste Bericht einer erfolgreichen Plazentographie mit Ultraschall stammt aus den USA [4.24], und ihm folgte schon bald ein ähnlicher aus Glasgow [4.20]. Die Grundlagen sind in Abbildung 4.12 veranschaulicht.

Wo immer dieses Verfahren zur Verfügung steht, wurde Ultraschall im allgemeinen als die bevorzugte Spezialmethode zur Lokalisierung der Plazenta akzeptiert. Sie hat viele Vorteile, ganz abgesehen von ihrer großen Zuverlässigkeit (sogar in der frühen Serie in Glasgow belief sich diese Rate auf knapp über 94%). Sie kann zu jeder Tages- und Nachtzeit vorgenommen werden, und die Patientin muß ihr Bett nicht verlassen, auch wenn eine Untersuchung auf einer Liege leichter ist. Keine radioaktiven Isotopen

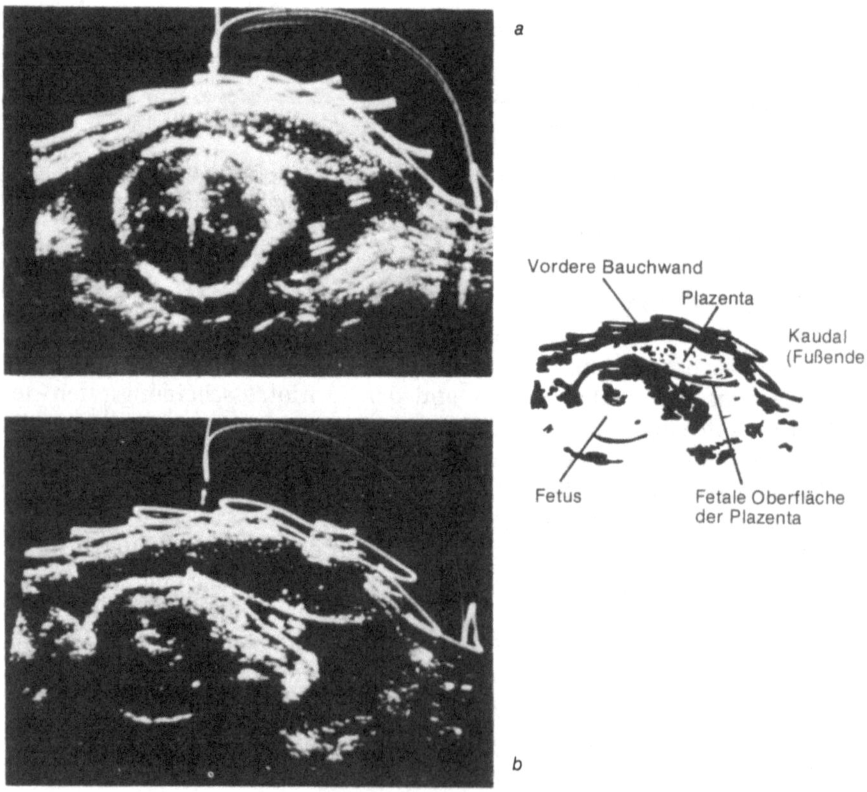

Abb. 4.12 Plazentographie. Längsschnitte bei 2,5 MHz. Man beachte die fetale Oberfläche der Plazenta. Beide Bilder zeigen die gleiche Schnittebene, aber (*a*) entstand mit einer Gesamtempfindlichkeit, die 10 dB über der für (*b*) liegt. Man beachte, daß die niedrigere Empfindlichkeit das gesprenkelte Aussehen der Plazenta löscht: Dieser Test hilft bei der Unterscheidung zur Amnionflüssigkeit.

müssen gegeben werden, ebenso ist keine besondere röntgenologische Technik erforderlich. Darüber hinaus kann die Untersuchung, so oft man will, wiederholt werden, ohne die Patientin oder ihren Fötus zu gefährden. Ein vielleicht noch wertvolleres Kennzeichen dieses Verfahrens ist die Tatsache, daß die Lokalisierung leichter ist, je früher sie durchgeführt wird, wie in Abbildung 4.13 gezeigt.

Das Phänomen der „Plazentawanderung" wurde bereits erwähnt. Das ist der Fall, wenn die Plazenta in einem frühen Schwangerschaftsstadium niedrig liegend zu sehen ist – und sogar in der praevia Position- und die Lage sich zunehmend mit dem Fortschreiten der Schwangerschaft und dem Aufrichten des unteren Uterusabschnitts verbessert. Das umgekehrte Phänomen wurde noch nicht festgestellt, so daß eine Plazenta, sobald sie in einem früheren Schwangerschaftsstadium einmal vollständig im oberen Uterusabschnitt gelegen ist, aller Voraussicht später keine Praeviaposition einnehmen wird.

Die Ultraschall-Plazentographie ist in allen Fällen einer Blutung während der Schwangerschaft indiziert, in denen eine unstabile Lage des Fötus vorliegt, auch während dieser Blutung und stets vor einer Amniozentese.

Bei der Interpretation von Plazentogrammen muß man sich vor gewissen Gefahren hüten. Stets sollte man die weiße Linie suchen, die die fetale Oberfläche der Plazenta kennzeichnet. Die Wahrscheinlichkeit, sie zu finden, ist am größten, wenn das Ultraschallfeld senkrecht zu dieser Oberfläche liegt, und dies erfordert unter Umständen eine gewissenhafte Einstellung der Schnittebene.

Die Möglichkeit der Darstellung des Plazenta-Echomusters hängt von vielen Dingen ab, so zum Beispiel von dem Umfang der Flüssigkeit im Uterus und ob der Rumpf des Fötus die Plazenta teilweise in den „Schatten"

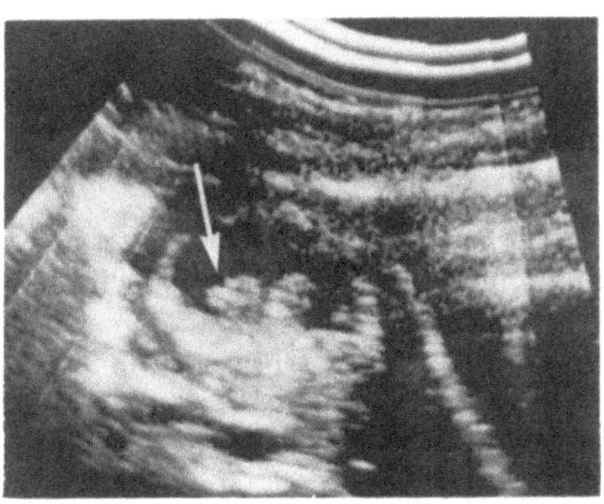

Abb. 4.13 Neun Wochen alte Keimblase (Menstruationsalter), in dem der Fetus auf der nach hinten gelegenen Plazenta liegt, die sich differenziert und zum oberen Uterusabschnitt zu entwickeln beginnt (Pfeil). Schräge Aufnahme. Grauskala-Bildtechnik.

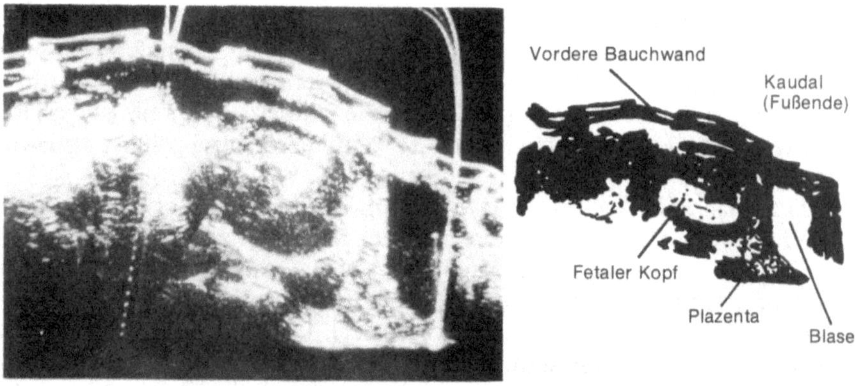

Abb. 4.14 Großer Anteil einer Placenta praevia. Längsschnitt bei 2,5 MHz. Die Plazenta sinkt aus der anterioren Lage nach unten und liegt über dem inneren Muttermund hinter der teilweise gefüllten Blase.

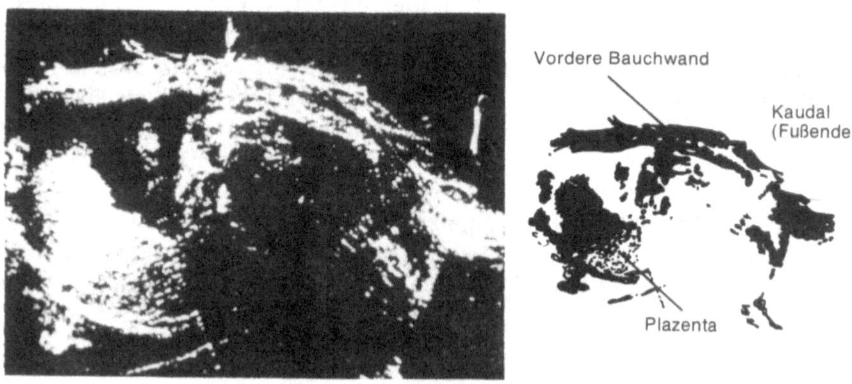

Abb. 4.15 Rhesus-Plazenta in einer 33-wöchigen Schwangerschaft. Längsschnitt bei 2,5 MHz. Das Kind brauchte zwei Austauschtransfusionen.

stellt. Das Vorhandensein der Plazenta sollte bestätigt werden durch eine Änderung der Empfindlichkeit um 10–15 dB, um einerseits den Raum zu zeigen, den die vermutete Plazenta einnimmt, und andererseits, bei höherer Empfindlichkeit, den gleichen mit Flecken gefüllten Raum. Es ist immer nützlich, wenn die Blase der Patientin mit ungefähr 100 ml Urin gefüllt ist, um die Ebene des unteren Uterusabschnittes darzustellen, wenn die Placenta praevia gesucht wird. Ein Beispiel ist in Abbildung 4.14 gezeigt.

Die pathologischen Eigenschaften der Plazenta bei verschiedenen Erkrankungen sind ebenfalls interessant, obwohl ihre Untersuchung durch den Ultraschall noch keine großen Fortschritte gemacht hat. Es wurde jedoch bereits bemerkt, daß Fälle einer schweren Rhesus-Isoimmunisierung im Sonarbild eine dicke, opake Plazenta zeigen [4.16] (Abbildung 4.15).

Das eigentliche Gewebe der Plazenta verlangt, besonders wenn man derartige Befunde wie eine diffuse Infarzierung berücksichtigt, eine feinere, moderne Methode wie zum Beispiel die Grauskala-Echographie.

4.7. Die Zystenmole

Heute ist die Ultraschalluntersuchung zweifelsohne die schnellste und sicherste Methode für eine Diagnose dieses sehr gefährlichen Zustands. Die Grundlage besteht darin, daß sich Flecken zeigen, wenn die Empfindlichkeit, wie in Abschnitt 4.2 beschrieben, höher eingestellt wird. Dieses gesprenkelte Erscheinungsbild kann unterdrückt werden, indem die Empfindlichkeit des Apparats um 10–15 dB herabgesetzt wird, während das bei fetalen Echos eindeutig nicht der Fall ist. Diese Untersuchungsmethode ist weit zufriedenstellender und zuverlässiger als die biochemische Bestimmung der Gonadotropinspiegel, und sie kann der Patientin unter Umständen wochenlange, unnötige Blutungen, Unsicherheit, Toxämie und die stets gegenwärtige Gefahr einer anschließenden malignen Entartung ersparen. Es besteht jedoch die ernstzunehmende Gefahr, ein degeneriertes Fibromyom für eine Zystenmole zu halten [4.11]. Um diese Möglichkeit auszuschließen, sollte man die Diagnose bei einer Frequenz von 5 MHz (hohe) und mit der Standardfrequenz von 2,5 MHz (geringe Absorption) bestätigen. Dies beruht auf der Erkenntnis, daß eine Zystenmole wegen ihres Gefäßreichtums stark ultraschalldurchlässig ist, und wenn die Flecken durch eine herabgesetzte Verstärkung unterdrückt werden, sollte die hintere Uteruswand bei einer Zystenmole stets zu sehen sein (siehe Abbildung 4.3), nicht jedoch beim Fibromyom.

4.8. Beckentumore in Verbindung mit der Schwangerschaft

Das klinische Problem des für die Menstruationsdaten zu großen Bauches wurde bereits erwähnt. Die im allgemeinen in Verbindung mit einer Schwangerschaft auftretenden Beckentumore sind Ovarialzysten und Fibromyome. Die Unterscheidung ist außergewöhnlich wichtig, denn bei Ovarialzysten muß eine Laparotomie durchgeführt werden, wohingegen Fibromyome sich am besten mit herkömmlichen Methoden behandeln lassen. Deshalb ist diese Unterscheidung nicht nur für die Behandlung sondern auch für das Leben der Patientin wichtig, ganz zu schweigen von der Folge für die Schwangerschaft. Allerdings absorbiert ein Fibromyom in der Schwangerschaft weniger den Ultraschall als im nicht schwangeren Zustand, und das muß berücksichtigt werden. Hier ist eine Sonde von 5 MHz besonders nützlich, denn eine Ovarialzyste ist selbst bei dieser hohen Frequenz noch gut transparent für Ultraschall. Die Abbildungen 4.16 und 4.17 veranschaulichen dies.

Ein Tumor tief im Becken kann den führenden Teil bei der Geburt am Eintritt hindern und so ein Geburtshindernis darstellen. Auch in diesem Fall erweist sich, wie nützlich Ultraschall sein kann.

4.9. Kaiserschnittnarben

Die Vollständigkeit oder sonstige Beschaffenheit einer Kaiserschnittnarbe ist nicht nur bei der Frau wichtig, die zuvor auf diese Weise entbunden hat

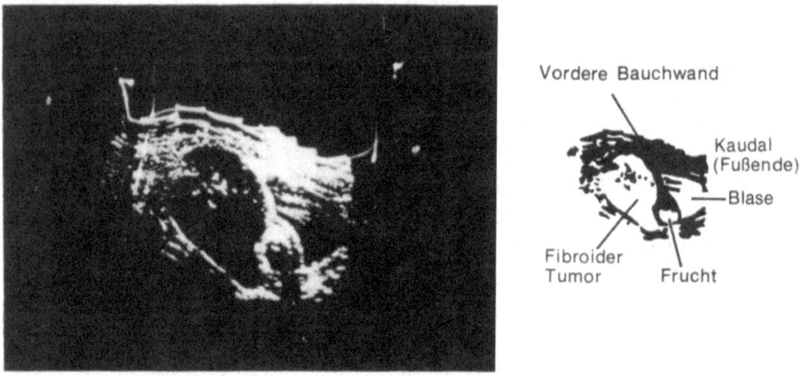

Abb. 4.16 Großer, degenerierter fibroider Tumor oberhalb einer 8–9-wöchigen Schwangerschaft hinter einer halbgefüllten Blase. Längsschnitt bei 2,5 MHz (*mit Genehmigung:* Patricia Morley).

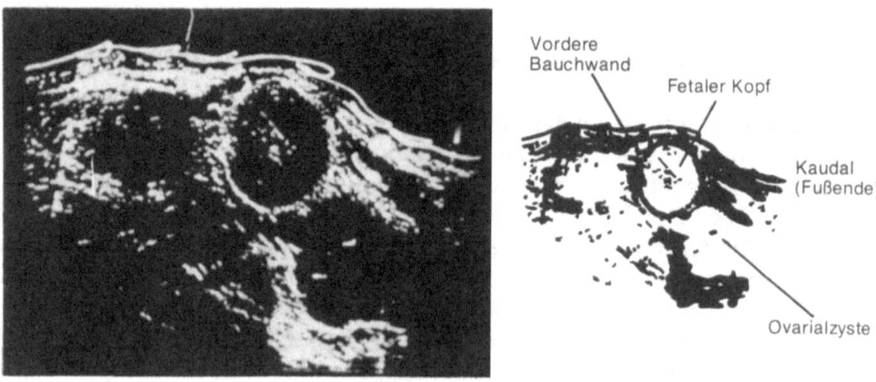

Abb. 4.17 Große Ovarialzyste unterhalb eines fetalen Kopfes bei einer 36-wöchigen Schwangerschaft. Längsschnitt bei 2,5 MHz. Entbindung durch Kaiserschnitt.

und sich jetzt dem Ende einer zweiten Schwangerschaft nähert, sondern auch für den postoperativen Fall, in dem das Puerperium allem Anschein nach anormal ist. Heute verlaufen die meisten Narben im unteren Uterusabschnitt quer, und deshalb müssen eine große Anzahl von Längsschnitten durchgeführt werden. Im allgemeinen ist die Narbenregion durch eine volle Blase auf dem Schirm als eine gerunzelte Fläche zu erkennen, obwohl eine gut verheilte Narbe manchmal schwierig zu identifizieren ist [4.16]. Noch ist es nicht möglich, mit Bestimmtheit eine vorgeburtliche Narbendehiszenz zu diagnostizieren, aber Anzeichen einer Runzelung und Verzerrung sind verdächtig. Ein derartiges Beispiel wird in Abbildung 4.18 gezeigt. Das veranlaßt selbstverständlich zu erhöhter Vorsicht bei der Überwachung der sich anschließenden Entbindung.

Komplikationen bei der Genesung nach einem Kaiserschnitt werden heute im allgemeinen auf ein Auseinanderweichen der Wundränder oder eine fehlerhafte Hämostase zurückgeführt, bei denen sich ein Hämatom in der Narbengegend und hinter der Blase bildet. Früher betrachtete man derartige Fälle als „septisch". Die Ultraschalluntersuchung kann das Vorhandensein eines oft beträchtlich großen Hämatoms nachweisen. Die Bedeutung dieser Beobachtung liegt darin, daß sie auf die Notwendigkeit einer späteren Hysterosalpingographie hinweist und die Beurteilung erlaubt, ob der Uterus fähig ist, eine weitere Schwangerschaft und Entbindung voll zu überstehen.

4.10. Nierenkomplikationen während der Schwangerschaft

Wegen der bei einer Pyelographie auftretenden Ionisierungsstrahlung gilt diese Methode während der Schwangerschaft als eine unerwünschte Methode. Glücklicherweise sind die Nieren einer Ultraschalluntersuchung

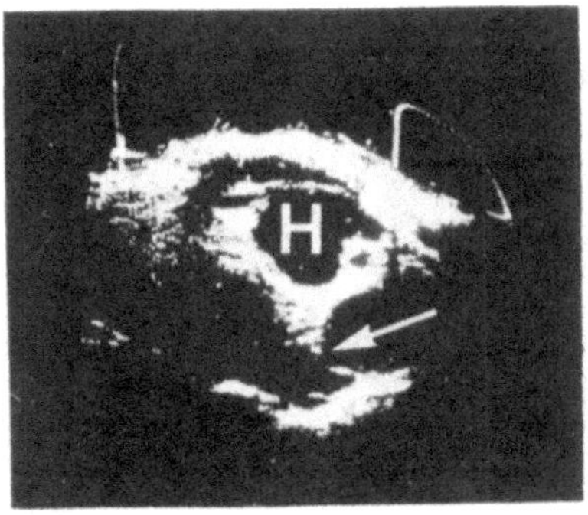

Abb. 4.18 Dehiszenz einer Kaiserschnittnarbe (Pfeil) mit Bildung eines großen Hämatoms (H).

leicht zugänglich, besonders durch den Rücken der Patientin in der Bauchlage, die bequem bis zur sechsundzwanzigsten Schwangerschaftswoche toleriert wird (vgl. Kapitel 8). Die normalen Fälle können mühelos von bestimmten üblichen Ursachen einer rezidivierenden Infektion der Harnwege während der Schwangerschaft oder von Fällen eines unerklärten Fieberanfalls unterschieden werden. Eine Hydronephrose ist leicht auf Längs- und Querschnitten zu erkennen, und, wie in Abbildung 4.19 gezeigt, erscheint sie in Form eines „C", wobei der offene Teil medial liegt. Fälle einer massiven Hydronephros können leichter erkannt werden, wenn die Patientin auf dem Rücken liegt. Ebenso können nicht funktionierende Nieren wie auch Fälle einer polyzystischen Erkrankung untersucht werden.

4.11. Gynäkologische Tumore

Die Ultraschalluntersuchung von gynäkologischen Tumoren sollte Bestandteil jeder präoperativen Vorbereitung sein. Dadurch erhält man vor der Operation wertvolle Informationen und erspart sich so manche böse Überraschung im Operationssaal. Multiokulare Zysten wie pseudomuzinöse Zystadenome können eine Reihe von Echos aus den Trennwänden zwischen den Kammern aufweisen, und doch kann es sich um eine einfache Zyste handeln. Maligne Tumore können mit dem Ultraschall manchmal ziemlich unscheinbar aussehen, und es wäre ein Irrtum, mit konventionellen Methoden beurteilen zu wollen, ob ein Tumor anhand seines Ultraschall-Erscheinungsbildes nun maligne aussieht oder nicht. Als Faustregel sollte trotzdem gelten, daß, je komplexer ein Tumor und das Echomuster in ihm ist, desto wahrscheinlicher handelt es sich um eine maligne Form (Abbildung 4.20). Ein begleitender Aszites ist stets eine wichtige Beobachtung, besonders weil sein Vorhandensein auf Bösartigkeit hinweist.

Bei der Beurteilung von Aszites ist es wichtig, den unteren Leberrand

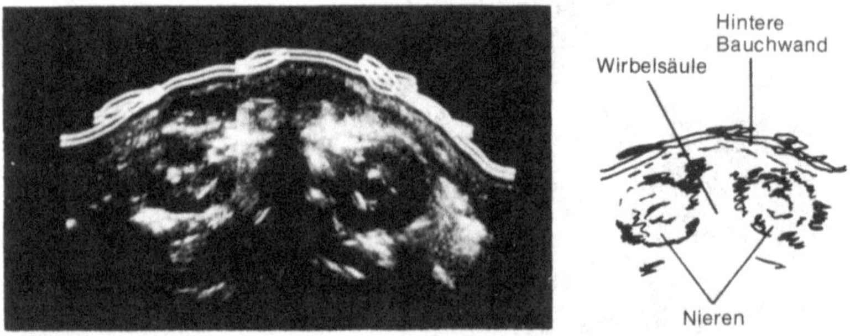

Abb. 4.19 Bilaterale Hydronephrose in einer 21-wöchigen Schwangerschaft. Patientin in Bauchlage.

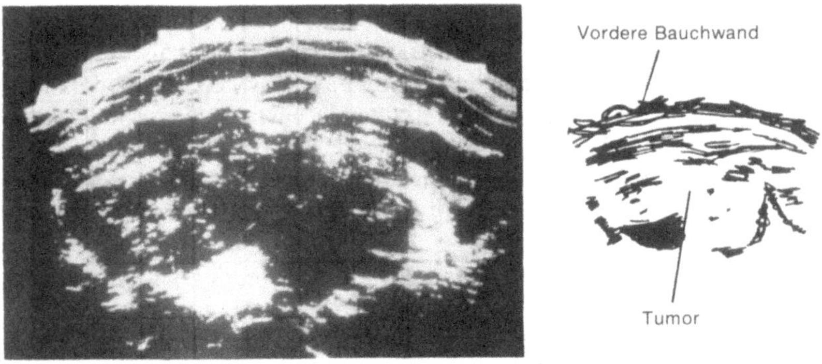

Abb. 4.20 Großer Ovarialtumor im Querschnitt. Das komplexe Echomuster weist auf seine maligne Beschaffenheit hin. Mit Laparotomie bestätigt.

darzustellen, da die verhältnismäßig echoarme Fläche einer gesunden Leber als Aszitesflüssigkeit mitinterpretiert werden kann. Deshalb sollten Längsschnitte nicht nur in der Mittellinie, sondern auch ungefähr 50 mm rechts und an der unteren Grenze der Rippenränder aufgenommen werden, besonders wenn man es mit einer vermuteten Hepatomegalie oder Splenomegalie zu tun hat.

Der Befund der tatsächlichen Lage eines Ovarialtumors kann durchaus die Art der Inzision bei einer Laparotomie bestimmen, da man sich im allgemeinen bemüht, derartige Tumore unversehrt ohne jeden Riß zu entfernen. Das kann den Gebrauch eines Pfannenstiel-Schnitts als kontraindiziert erscheinen lassen.

Bei sehr korpulenten Patientinnen kann der Bauch so vorstehen, daß es schwierig sein kann, die Möglichkeit eines darunterliegenden Beckentumors auszuschließen, der wegen der Dicke der Bauchwand nicht zu ertasten ist. Der Ultraschall dringt mühelos durch Fett, und das Vorhandensein eines derartigen Tumors kann sehr einfach bestätigt oder ausgeschlossen werden.

Die Pulsation in einem Bauchtumor ist leicht mit dem Ultraschall nachzuweisen, besonders wenn man eine Zeit-Positions-Aufzeichnung von den pulsierenden Wänden macht [4.21]. Nur die vordere Wand eines Aneurysmas pulsiert, da die Rückseite des Aneurysmas gegen die feste Wirbelsäule gedrückt wird. Aber eine Zyste zum Beispiel des Pankreas und der Bursa omentalis, die vor der Aorta liegt, pulsiert in ihren vorderen und hinteren Wänden.

Retroperitoneale Tumore, besonders tief im Becken, sind keine besonders befriedigenden Objekte für eine Ultraschalluntersuchung, von vorn gesehen wegen des darüberliegenden Darms und von hinten wegen der Dämpfung im Kreuzbein. Darmtumore, obwohl klinisch tastbar, können als nicht gynäkologischen Ursprungs angesehen werden, wenn sie wie der Darm Gase enthalten und mittels Ultraschall schlecht darzustellen sind.

Ein Hämatom der Rectusscheide kann als eine sehr weiche, schmerzhafte Schwellung erscheinen, die irrtümlich als eine gestielte Ovarialzyste diagnostiziert wird. In Glasgow wurden einige dieser Fälle korrekt diagnostiziert und so den Patientinnen eine unnötige Operation erspart.

Im allgemeinen kann man eine mit Flüssigkeit gefüllte Ovarialzyste von einer gefüllten Blase deshalb unterscheiden, weil die untere Grenze der Blase „offen" zu sein scheint, da sie im Schatten hinter der Schamfuge liegt. In den Fällen, in denen der Blasenhals durch irgendeinen, in dem Becken eingekeilten Tumor nach oben verschoben ist, weist das spitze untere Ende auf ein Trigonum hin. Das ist für jede Ovarialzyste vollkommen untypisch.

Tumore innerhalb der Blase sieht man mühelos, besonders Papillome und Karzinome von einer bestimmten Größe an. Die Karzinome zeigen im allgemeinen eine verhältnismäßig breitaufsitzende Basis. In Fällen einer Blutung nach den Wechseljahren, in denen die gynäkologischen Befunde negativ sind, ist eine Ultraschalluntersuchung des Urogenitalapparates lohnend, weil sie einen nicht vermuteten Ursprung für den Blutverlust nachweisen kann.

Maligne parametrische Infiltrationen bei Patientinnen mit einem fortgeschrittenen Karzinom des Gebärmutterhalses können mit dem Sonar beurteilt werden. Mit der Technik der vollen Blase, nachdem man den Bereich des inneren Muttermunds lokalisiert hat, legt man einen sorgfältigen Querschnitt im richtigen Winkel, um die parametrische Infiltration so weit wie möglich darzustellen (Abbildung 4.21). Diese Arbeit befindet sich noch in einem frühen Entwicklungsstadium, verspricht aber, nicht nur für die Feststellung eines Karzinoms des Gebärmutterhalses, sondern auch für die Angabe der Reaktion auf eine Strahlentherapie von Nutzen zu sein.

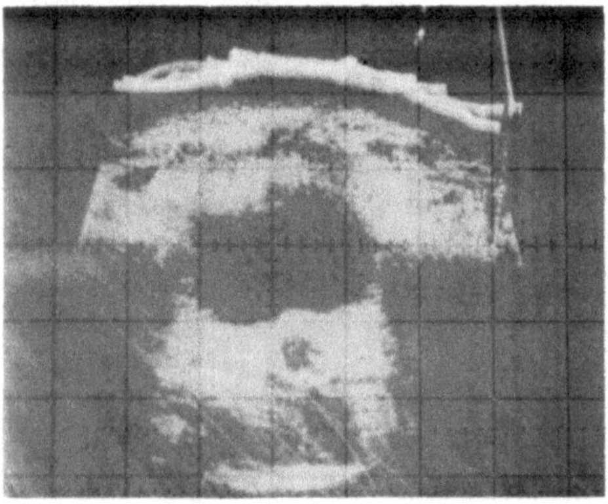

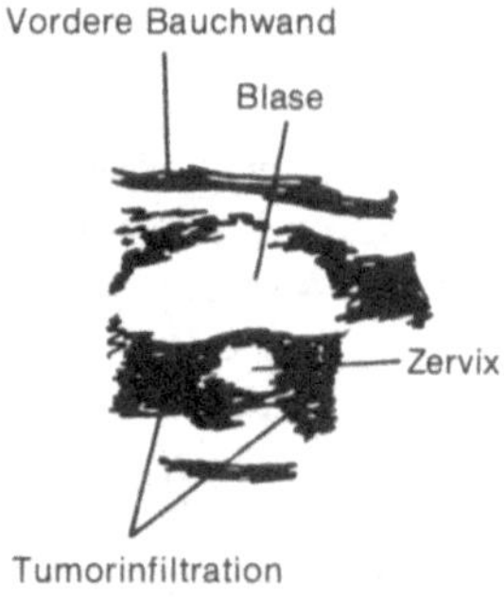

Abb. 4.21 Zervixkarzinom, Stadium III. Transversale, suprapubische Aufnahme durch die volle Blase zeigt die Zervix mit Infiltrationen zu beiden Seiten.

4.12. Versagen des Intrauterinpessars und Früh-Schwangerschaft

Der Nachweis, daß sich im Uterus ein Intrauterinpessar befindet, ist nicht schwer [4.31]. Was besonders interessant ist, ist die Untersuchung jener Fälle, in denen die Vorrichtung eindeutig versagt hat, eine Schwangerschaft zu verhindern. In einer eindrucksvollen Serie [4.37] von 11 Fällen, bei denen gleichzeitig ein Intrauterinpessar und eine intrauterine Schwangerschaft nachgewiesen wurde, lag das Pessar stets unterhalb der Fruchthülle, zwischen beiden gab es einen freien Raum; vier der Vorrichtungen lagen so tief in der unteren Uterushöhle, daß es ganz nach einem Zustand einer partiellen Ausstoßung aussah. Es wäre interessant zu wissen, ob das Gegenteil, die richtige Lage des Intrauterinpessars im oberen Uterusabschnitt der Trägerin einen größeren Schutz geboten hätte.

Literatur

4.1. Barnett, E. and Morley, P. (1971). Ultrasound in the investigation of space-occupying lesions of the urinary tract. *Br.J. Radiol.*, **44**, 733–42.

4.2. Bishop, E.H. (1966). Obstetric uses of the ultrasonic motion sensor. *Am J. Obstet. Gynec.*, **96**, 863–7.

4.3. Campbell, S. (1968). An improved method of fetal cephalometry by ultrasound. *J. Obstet. Gynaec. Br. Commonw.*, **75**, 568–76.

4.4. Campbell, S. (1969). The prediction of fetal maturity by ultrasonic measurement of the biparietal diameter. *J. Obstet. Gynaec. Br. Commonw.*, **76**, 603–9.

4.5. Campbell, S. and Dewhurst, C.J. (1970). Quintuplet pregnancy diagnosed and assessed by ultrasonic compound scanning. *Lancet*, **1**, 101–3.

4.6. Campbell, S. et al. (1975). Ultrasonics in diagnosis of spina bifida. *Lancet*, **1**, 1065–72.

4.7. Campbell, S. and Wilkin, D. (1975). Ultrasonic measurement of fetal abdomen circumference in the estimation of fetal weight. *Br. J. Obstet. Gynaec.*, **82**, 689–97.

4.8. Coyle, M.G., Greig, M. and Walker, J. (1962). Blood progesterone and urinary pregnanediol and oestrogens in foetal death from severe pre-eclampsia. *Lancet*, **2**, 275–7.

4.9. Donald, I. (1963). The use of ultrasonics in the diagnosis of abdominal swellings. *Br. med. J.*, **2**, 1154–5.

4.10. Donald, I. (1965). Ultrasonic echo sounding in obstetrical and gynecological diagnosis. *Am. J. Obstet. Gynec.*, **93**, 935–41.

4.11. Donald, I. (1965). Diagnostic uses of sonar in obstetrics and gynaecology. *J. Obstet. Gynaec. Br. Commonw.*, **72**, 907–19.

4.12. Donald, I. (1968). Ultrasonics in obstetrics. *Br. med. Bull.*, **24**, 71–5.

4.13. Donald, I. (1969). Sonar as a method of studying prenatal development. *J. Pediat.*, **75**, 326–33.

4.14. Donald, I. (1971). Sonar. Further scope and prospects, *Proc. Roy. Soc. Med.*, **64**, 991–6.

4.15. Donald, I. (1974). Limitations of present day sonar techniques in obstetrics and gynaecology. In *Ultrasonics in Medicine*, Ed. M. de Vlieger, D.N. White and V.R. McCready, pp. 7–13. Amsterdam: Excerpta Medica.

4.16. Donald, I. (1974). New problems in sonar diagnosis in obstetrics and gynecology. *Am J. Obstet. Gynec.*, **118**, 299–309.

4.17. Donald, I. (1974). Apologia: how and why medical sonar developed. *Ann. Roy. Coll. Surg. Eng.*, **54**, 132–40.

4.18. Donald, I. (1974). Sonar: what it can and cannot do in obstetrics. *Scot. med. J.*, **19**, 203–10.
4.19. Donald, I. (1974). Sonar: the story of an experiment. *Ultrasound Med. Biol.*, **1**, 109–17.
4.20. Donald, I. and Abdulla, U. (1968). Placentography by sonar. *J. Obstet. Gynaec. Br. Commonw.*, **75**, 993–1006.
4.21. Donald, I. and Brown, T. G. (1961). Demonstration of tissue interfaces within the body by ultrasonic echo sounding. *Br. J. Radiol.*, **34**, 539–46.
4.22. Donald, I., Macvicar, J. and Brown, T. G. (1958). Investigation of abdominal masses by pulsed ultrasound. *Lancet*, **1**, 1188–94.
4.23. Donald, I., Morley P. and Barnett, E. (1972). The diagnosis of blighted ovum by sonar. *J. Obstet. Gynaec. Br. Commonw.*, **79**, 304–10.
4.24. Gottesfeld, K. R. et al. (1966). Ultrasonic placentography – a new method for placental localization. *Am. J. Obstet. Gynec.*, **96**, 538–47.
4.25. Hansmann, M., Voigt, U., Lang, N. (1973). Ultraschall-Meßdaten als Parameter zur Erkennung einer intrauterinen Wachstumsretardierung. *Arch. Gynakologie*, **214**, 194–7.
4.26. Hellman, L. M., Kobayashi, M. and Cromb, E. (1973). Ultrasonic diagnosis of embryonic malformations. *Am. J. Obstet. Gynec.*, **115**, 615–23.
4.27 Higginbottom, J. et al. (1975). Estimations of fetal weight from ultrasonic measurement of trunk circumference, *Br. J. Obstet. Gynaec.*, **82**, 698–701.
4.28. Johnson, W. L. et al. (1965). Detection of fetal life in early pregnancy with an ultrasonic Doppler flowmeter. *Obstet. Gynec., N. Y.*, **26**, 305–7.
4.29. King, D. L. (1973). Placental migration demonstrated by ultrasonography. *Radiology*, **109**, 167–70.
4.30. Macvicar, J. and Donald, I. (1963). Sonar in the diagnosis of early pregnancy and its complications. *J. Obstet. Gynaec. Br. Commonw.*, **70**, 387–95.
4.31. Piieroinen, D. (1972). Ultrasonic localization of intrauterine contraceptive devices. *Acta obstet. gynec. scand.*, **51**, 203–7.
4.32. Robinson, H. P. (1972). Detection of fetal heart movement in first trimester of pregnancy using pulsed ultrasound. *Br. med. J.*, **4**, 466–8.
4.33. Robinson, H. P. (1973). Sonar measurement of fetal crown-rump length as a means of assessing maturity in the first trimester of pregnancy. *Br. med. J.*, **4**, 28–31.
4.34. Robinson, H. P. (1975). The diagnosis of early pregnancy failure by sonar. *Br. J. Obstet. Gynaec.*, **82**, 849–62.
4.35. Robinson, H. P. and Fleming, J. E. E. (1975). A' critical evaluation of sonar crown-rump length measurements. *Br. J. Obstet. Gynaec.*, **82**, 702–10.
4.36. Sundén, B. (1964). On the diagnostic value of ultrasound in obstetrics and gynaecology. *Acta obstet. gynec. scand.*, **43**, suppl. 6.
4.37. Tsai, W. S. et al. (1973). Sonographic visualization of co-existing gestation sac and I.U.C.D. in the uterus and a consideration of a causative factor of accidental pregnancy. *Internat. J. Fert.* **18**, 85–92.
4.38. Willocks, J. et al. (1964). Foetal cephalometry by ultrasound. *J. Obstet. Gynaec. Br. Commonw.*, **71**, 11–20.
4.39. Willocks, J. et al. (1967). Intrauterine growth assessed by ultrasonic foetal cephalometry. *J. Obstet. Gynaec. Br. Commonw.*, **74**, 639–47.

Weiterführende Literatur

Kratochwil, A. (1968). *Ultraschalldiagnostik in Geburtshilfe und Gynäkologie.* Stuttgart: Thieme
Mosler, K.-H. (1972). *Fetale Herzaktion und Tokographie.* Berlin, New York: de Gruyter.

5. Ultraschall-Untersuchungen in der Augenheilkunde

E. J. Giglio[1]

5.1. Einleitung

Die zunehmende Anwendung der Ultraschalldiagnostik in der Augenheilkunde hat dazu geführt, daß sie an den Augenkliniken in den USA in das Studienprogramm aufgenommen wurde. Die Ultraschallmethoden erweitern die mit anderen Techniken erhaltene Information, indem sie die Beschaffenheit von Läsionen klären, die optisch sichtbar sind, und indem sie Daten in den Fällen liefern, in denen eine direkte Beobachtung unmöglich ist. Bei einer trüben Hornhaut oder dem grauen Star oder einer Augenhöhlenerkrankung kann der Ultraschall zum Beispiel Information liefern, die man anderweitig nicht erhalten kann.

Der Ultraschall ist ebenfalls für die Axialmessung der Gewebsdicke und für Messungen der Entfernung innerhalb des Auges nützlich. So hat das Interesse am Wachstum und der Entwicklung des Auges während der Kindheit und besonders an dem Vorgang, der im allgemeinen zu Normalsichtigkeit führt, eine unabhängige Methode zum Messen der Axialdimensionen des Auges erforderlich gemacht, die die Messungen mit dem Keratometer, Purkinje-Spiegelbild und der Spaltlampe ergänzt.

5.2. Biometrie

Zusätzlich zu den in den Kapiteln 1 und 2 beschriebenen Grundlagen sind einige spezielle Überlegungen bei den Augenuntersuchungen besonders relevant.

Die Gültigkeit von Ultraschallmessungen entlang der anteroposterioren Achse des Auges hat sich allgemein bewährt [5.10, 5.12], und die Methode wurde an Phantomen geprüft, um zu beweisen, daß sie genauer als optische oder röntgenologische Methoden sein kann [5.8]. Der gleiche Bericht geht auch ausführlich auf die geringen Veränderungen der Messungen am Menschen im Laufe der Zeit ein.

Der Gebrauch des Ultraschalls für Messungen im Auge muß die Anwendung berücksichtigen, für die die Messung bestimmt ist, um die erforderliche Genauigkeit zu bestimmen. Wenn das Interesse einer Refraktionsänderung von 0,25 dpt gilt – das Ergebnis einer Änderung der Länge des hinte-

[1] Dr. Giglio schrieb die Abschnitte 5.1–5.4. Das übrige Kapitel stammt vom Herausgeber.

ren Abschnitts – ist eine Messung bis ungefähr 70 μm notwendig. Bei Messungen der Gewebsdicke ist es oft wünschenswert, Änderungen von 1% festzustellen. Ein Prozent der Hornhautdicke beträgt ungefähr 5 μm, und die von der Retina oder Chorioidea liegen nur wenig darunter.

Wenn diese Genauigkeit als Ziel einer Messung akzeptiert wird, ist der Gebrauch der gewöhnlichen diagnostischen Apparate wegen ihrer ungenügenden Vergrößerung und Axialauflösung ausgeschlossen. Auf dem normalen Koordinationssystem von 100×100 mm einer Kathodenstrahlröhre mit einer A-Bild- oder B-Bildaufzeichnung werden die Echos aus dem Auge mit einer Vergrößerung bis ungefähr Faktor 4 dargestellt. So kann ein durchschnittliches Auge von einer Länge von 25 mm den gesamten 100 mm großen Schirm einnehmen; das ist aber für Messungen von 70 μm Längenänderung oder für eine Beurteilung der Änderungen der Hornhautdicke von 1% nicht ausreichend. Darüber hinaus ist zu bemerken, daß die A-Bildgeräte im allgemeinen die Antwort des Schallkopfes auf den elektrischen Impuls bestimmter Breite darstellen. Dies begrenzt weiterhin die Länge, über die die Augenechos aufgelöst werden können. Außerdem ist der erste Teil der Zeitablenkung nur nutzbar, um die Vorderfläche der Cornea zu untersuchen, wenn vor dem Schallkopf eine Vorlaufstrecke verwendet wird.

Neben der Forderung nach einer geeigneten Vergrößerung ist bei Zwischenflächen wie Retina, Chorioidea und Sklera, die voneinander weniger als 0,5 mm getrennt sind, für ihre Darstellung eine geeignete Tiefenauflösung notwendig. Frequenzen von 6, 8 oder sogar 10 MHz, im allgemeinen zur Darstellung von raumfordernden Prozessen im Auge verwendet, eignen sich im allgemeinen nicht dazu, den Komplex von Echos auf der Rückseite des Auges aufzulösen. Höhere Frequenzen sind notwendig, aber erhöhte Frequenzen führen wegen der höheren Absorption zu einem beträchtlichen Verlust des Eindringungsvermögens. Diese Schwierigkeit wird jedoch durch den Gebrauch großflächiger Schallköpfe mit einer Teilfokussierung gelöst. Das Problem der Vergrößerung und der Beibehaltung eines maximalen Darstellungsraums für die Echos aus dem Auge kann man ebenfalls verschiedenartig lösen. Der Sendeimpuls im A-Bild und der echofreie Raum der Vorlaufstrecke können durch ein einstellbares Tor beseitigt und so geregelt werden, daß die erste Reflexion aus dem Auge das A-Bild startet, das heißt, das A-Bild mit der Vorderfläche der Cornea beginnt. Da die Oszilloskopen mit vier Kanal-„Anschluß"-Verstärkern erhältlich sind, ermöglicht der Gebrauch einer derartigen Anordnung das serienweise Auslösen jedes Kanals nach einer angemessenen Verzögerung und die Darstellung aller Zwischenflächen aus dem Auge mit einer Vergrößerung von ungefähr Faktor *20*. Die Ablenkgeschwindigkeit kann dann 10 ns mm^{-1} betragen, und die Hornhautdicke nimmt zum Beispiel ungefähr 7 mm zu Beginn der Aufzeichnung ein.

Es sollte darauf hingewiesen werden, daß die Impulslänge für eine gute

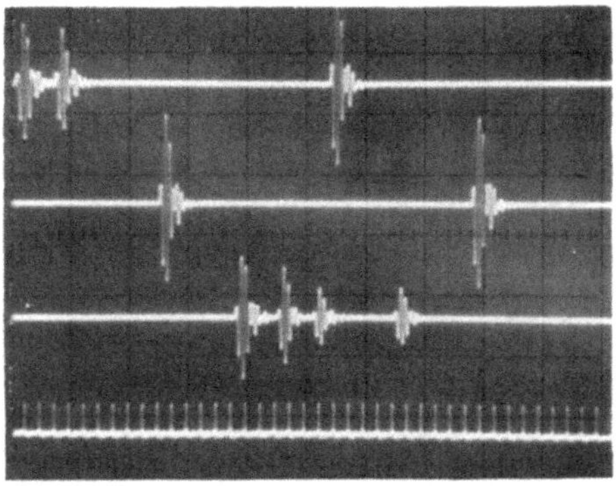

Abb. 5.1 Reflexionen von Nylonfäden (38 μm Durchmesser), die quer durch einen Hohlzylinder in Abständen gespannt sind, die die Zwischenflächen vom Auge simulieren. Obere Spur: Vorder- und Rückseite der Cornea und Vorderseite der Linse. Zweite Spur: Vorder- und Rückseite der Linse. Dritte Spur: Vorderseite von Retina, Chorioidea, Sklera und Rückseite der Sklera. Die vierte Spur stellt 0,25 μs Zeitmarken dar. Zeitverschiebung: bei Beginn der zweiten Spur, 3 μs; bei Beginn der dritten Spur: 30 μs.

Tiefenauflösung so kurz sein sollte, daß noch ausreichend Energie auf der Rückseite des Auges reflektiert wird. Der hier beschriebene Apparat verwendet Impulse von 65 ns mit einer Wiederholungsgeschwindigkeit von 2000 s^{-1}.

Eine große Anzahl von Geräten dieser Bauart wurden hergestellt[1] und werden noch heute verwendet. Eine vollständigere Beschreibung wurde schon früher gegeben [5.8]. Abbildung 5.1 zeigt zur Überprüfung des Gerätes die Reflexionen aus einem Testblock mit 38 μm Nylonfäden ungefähr in den gleichen Abständen wie die Zwischenflächen des Auges.

Kleine Bewegungen des Auges können große Änderungen der empfangenen Echos verursachen. Es wurde zum Beispiel gezeigt [5.2, 5.17], daß Verschiebungen von 0,5 mm erhebliche Änderungen der dargestellten Echos hervorrufen. Sogar verhältnismäßig kooperative Patienten können eine genügend genaue Fixation nur mit Mühe beibehalten. Die Augenuntersuchung mit dem A-Bild wurde deshalb als ein dynamisch wechselndes Bild beschrieben. Diese Tatsachen schreiben weiterhin die Bedingungen vor, unter denen Messungen im Auge vorzunehmen sind. Für eine festere Fixation müssen Hilfsmittel benutzt werden. Mehrere Alternativen stehen zur Verfügung, Fixationsgeräte für das zu überprüfende Auge, für das zweite Auge oder eine Kombination von beiden. Ein Faden einer Glasfiberoptik kann innerhalb einer Bohrung, die durch die Mitte des Ultraschallkopfes in Richtung der Schallfeldachse geführt ist, angeordnet wer-

[1] Automation Industries, Sperry Products Division, Shelter Rock Road, Danbury, Connecticut, USA.

den, und der Patient trägt eine Schutzbrille mit einer normalen Kochsalzlösung zwischen Schallkopf und Auge. Außer dem Problem des Auslaufens aus der Schutzbrille ist das Auge wegen des Verlustes von Refraktionskraft der Cornea um ungefähr 40 Dioptrien verändert. Trotz der Bemühungen, eine starke Richtungsfixation zu erreichen, verhält sich der Fiberoptikfaden in einer sorgfältig geschwärzten Bohrung, als liege eine zweiter Fixpunkt am Rand der Öffnung, die in einem deutlichen Blickwinkel gesehen werden kann (5°). Hilfreich ist es, das andere Auge auch durch einen Fixpunkt zu steuern: Läßt man das nicht getestete Auge durch eine Röhre (lichter Durchmesser ungefähr 5 mm, Länge 300 mm) in einer Entfernung von 10–12 mm vom Auge blicken, so wird die Blickrichtung fixiert, das Auge auf einen entfernten Gegenstand akkommodiert und die Bewegung auf weniger als 1° begrenzt. Die Röhre kann so ausgeführt sein, daß das Licht aus dem Fiberoptikfaden sich mit einem entfernten Gegenstand (z. B. ein Kreuz) deckt, der durch die Röhre gesehen wird. Unter diesen Umständen ist das verschwommene Bild des Fiberoptikfadens, verglichen mit dem Kreuz sehr groß. Mit Hilfe dieser Anordnung erscheinen die Echos des Auges auf dem Oszillographen, jedoch muß der Schallkopf auch jetzt noch in die richtige Stellung gebracht werden, damit maximale Amplituden und eine maximale Auflösung erreicht wird. Es ist genau so wie erwartet: Die maximalen Amplituden erhält man in Richtung der optischen Achse und nicht in der des Gesichtsfeldes, die sich mehrere Grade unterscheiden können.

Bei zahlreichen Messungen ist die Methode mit der Schutzbrille nicht gerade ideal. Andere Untersucher auf diesem Gebiet verwendeten die folgenden Methoden:

(a) Gebrauch eines zylindrischen Zwischenstücks mit einer Kontaktlinsenfläche auf einer Seite, gestützt durch die Sklera – der Patient liegt auf dem Rücken [5.10]. Auslaufen der Flüssigkeit und eine mögliche Verformung des Augapfels sind die Probleme.

(b) Ein zylindrisches Zwischenstück abgeschlossen mit einer dünnen Membran [5.12]. Die fehlende Positionsanzeige der Vorderfläche der Cornea und eine unterschiedliche Dicke der Koppelungsschicht zwischen Membran und Cornea führen zu Irrtümern.

(c) Eine Richtungsvorrichtung, bei der der Patient sich nach vorn lehnt und sein Auge in einen Augenbecher hält [5.5]. Diese Vorrichtung richtet den Schallkopf in Richtung der Gesichtsfeldachse aus. Es gibt keine Möglichkeit, den Schallkopf so einzustellen, daß er in Richtung der optischen Achse verläuft.

(d) Eine automatische Vorrichtung, um Schallkopf und Vorlaufstrecke zum Auge zu bewegen, die Kopplung erfolgt ohne Berührung und kehrt in 72 ms zu ihrer Ausgangsstellung zurück [5.9]. Das Ausrichten in Richtung der optischen Achse ist schwierig.

(e) Eine manuell geführte Sonde, für die Untersuchung von Kindern be-

stimmt, hat beachtliche Erfolge erzielt [5.7]. Die Vorrichtung ist kegelförmig, weich (Silicongummi) und hat eine 4 mm große Öffnung ohne Kappe.

Schwierigkeiten bei der Messung bereitet die Identifizierung des Beginns des Echos, das von der ersten Zwischenfläche und von der zweiten Zwischenfläche reflektiert wird, wobei die Zeit zwischen den beiden gemessen werden muß. Jede beliebige Phase des von der ersten Zwischenfläche verursachten Echoimpulses könnte verwendet werden, vorausgesetzt, daß die gleiche Phase auch in dem zweiten Echoimpuls identifiziert werden kann. Aus einer Reihe von Gründen muß die Aufbauzeit für die Reflexion von der ersten Zwischenfläche nicht die gleiche sein wie die der zweiten. Darüber hinaus sollte man nicht den „Halbwellenlängenirrtum" vernachlässigen, der eintritt, wenn man nur positive oder negative Spitzen verwendet: Dieses Phänomen geht auf eine Phasenumkehr zurück, die eintritt, wenn die Schallimpedanz des zweiten Mediums größer als die des ersten ist. Abbildung 5.2 zeigt die Reflexionen aus Vorder- und Rückseite der Cornea. Die Messungen sollten vom Beginn des ersten Minus-Signals zum Beginn des zweiten Plus-Signals vorgenommen werden.

Die Messung des Zeitintervalls wurde auf verschiedene Arten vollzogen, wie z. B.:

(a) Visuelles Ablesen von dem Oszilloskop, bei dem das Zeitbasis-Koordinatennetz in Zeiteinheiten berechnet wird.

(b) Darüberliegende Skala, die die Zeit in Entfernung umwandelt[1].

(c) Ein Wasserinterferometer, das die Weglänge im Wasser mit dem dargestellten Zeitintervall vergleicht [5.10].

(d) Photographische Aufnahme des Schirms und Messen auf der Aufnahme, wobei die Kenntnis der Gesamtvergrößerung vorausgesetzt wird [5.12].

(e) Auf dem A-Bild-Schirm erzeugte Zeitmarken, die gleichzeitig mit dem A-Bild photographiert werden: Die Marken dienen als Zeitreferenz [5.8].

(f) Zähler mit einstellbaren Start- und Stopbereichen auf dem A-Bild [5.5].

(g) In die Zeitablenkung des A-Bildes wird eine einstellbare Sinusfrequenz eines Frequenzgenerators eingeblendet. Wenn die Periode der Generatorfrequenz gleich des zu messenden Zeitzwischenintervalls ist, überschneiden sich die Signale und die Periode steht in Beziehung zum zu messenden Zeitintervall [5.16]. Diese Methode, die auch Möglichkeiten für eine starke Vergrößerung bietet, erlaubt es dem Untersucher auch, veränderliche Zeitintervalle zu beurteilen; trotzdem eignet sie sich eher für eine statische als für eine dynamische Situation.

[1] Die Umwandlung von der Zeitmessung zur Entfernungsbestimmung setzt die Annahme der Geschwindigkeit voraus. Die folgenden Geschwindigkeitswerte (in m s^{-1}) können bei 37°C angenommen werden: Cornea, 1600; wasserhaltig, 1532; Linse, 1641; glasartig, 1532; Retina, 1550; Chorioidea, 1550; Sklera, 1650.

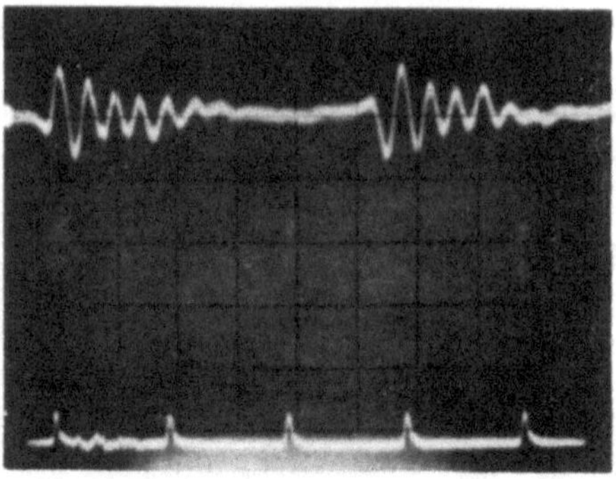

Abb. 5.2 Reflexionen von Vorder- und Rückseite der Cornea zur Darstellung der Phasenumkehr. Die Hornhautdicke muß vom Beginn der ersten Minus-Welle des ersten Impulses bis zum Beginn der ersten Puls-Welle des zweiten Impulses gemessen werden. Eine 1%-ige Änderung der Hornhautdicke ist leicht festzustellen. Die untere Spur stellt 0,25 μs Zeitmarken dar.

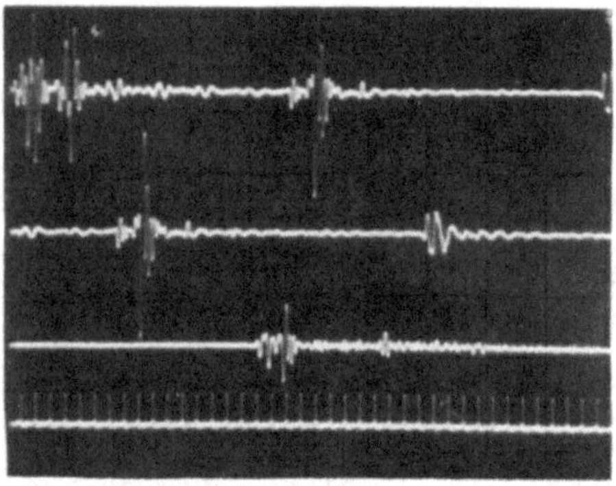

Abb. 5.3 Echos vom normalen menschlichen Auge, bei Anwendung eines kegelförmigen Zwischenstücks ohne Kappe. Die Signale sind nicht so „sauber", wie die von den Fäden, aber selbst im hinteren Teil des Auges können Strukturen unterschieden werden: Mit einem elektronischen Zähler wäre dies schwierig. Die vierte Spur stellt 0,25 μs Zeitmarken dar. Zeitverschiebung: bei Beginn der zweiten Spur, 3 μs; bei Beginn der dritten Spur, 26 μs.

(h) Ein rechnender Zähler, der die Zweideutigkeit einer ± 1 Zählung richtig zuordnet [5.11].

Die Anwendung von Zählern wirft zumindest drei Schwierigkeiten auf. Zum einen können die Tore in der Praxis nicht zur Messung von kleinen Intervallen von 0,5 mm für die Cornea oder die Gewebe an der Augenrückseite – Retina, Chorioidea und Sklera – eingestellt werden. Danach ist eine besondere Einrichtung erforderlich, um den Zähler mit Ein- und Ausschaltgrenzen für entgegengesetzt gepolte Signale zu steuern, und die Annahme gleicher Anstiegszeiten kann zu Irrtümern führen. Drittens können die genauen Ein- und Abschaltungen nur so gut sein, wie es die Echosignale ermöglichen, und wirkliche Echos sind nicht so „*sauber*", wie man es sich vielleicht wünscht.

Abbildung 5.3 zeigt ein Beispiel der Reflexionen aus einem normalen Auge.

Zusammengefaßt erfordert die Ultraschallmessung im Auge den Einsatz einer geeigneten Ausrüstung – Impulsauslöser, Empfänger, Schallkopf und spezielles A-Bild – und die geeigneten Hilfsmittel zur Anordnung des Schallkopfes wie auch eine geeignete Störsignalunterdrückung. Selbstverständlich ist man bestrebt, diese Messungen so schnell und so automatisch wie möglich durchzuführen, wobei jedoch Meßfehler vermieden werden sollten. Oft ist der angenommene Irrtum kleiner als der tatsächliche.

5.3. Das A-Bild bei intraokularen Untersuchungen

Am häufigsten werden ebene Schallkopfoberflächen mit einem Durchmesser von 3–8 mm und Frequenzen zwischen 6–12 MHz verwendet. Der

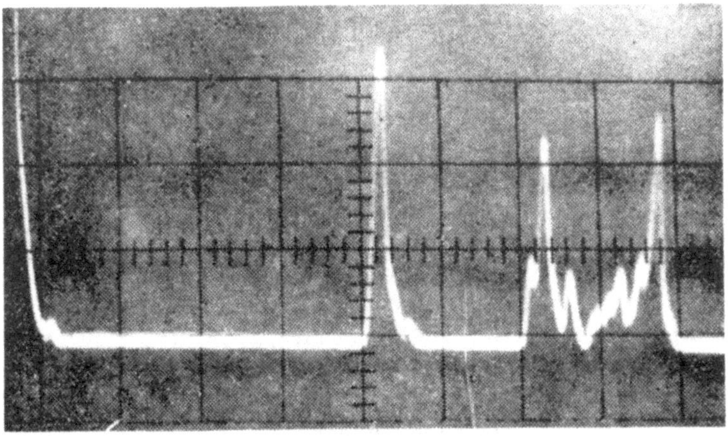

Abb. 5.4 A-Bild einer sekundären Netzhautlösung und eines Tumor, mit einem 10 MHz System erhalten [5.13]. Bei dieser Untersuchung wurde die Schallfeldrichtung außerhalb der Linse angeordnet. Das demodulierte Bild zeigt (von links nach rechts) das Echo der Sklera der abgelösten Netzhaut und Tumorechos eines Melanoms der Chorioidea. Der Defekt wird in der Praxis aus verschiedenen Winkeln betrachtet, um die Richtigkeit der Diagnose und seinen Umfang sicherzustellen. Die abgelöste Netzhaut wird untersucht, um ihre Höhenlage, die Anordnung der Flüssigkeit hinter ihr und ein mögliches Melanom hinter einer flachen Ablösung festzustellen. Ein Tumor von beachtlicher Dicke würde aus zwei oder mehr Stellungen untersucht werden, um festzustellen, ob die Echos mit großer Amplitude in der gleichen Lage relativ zum Augapfel bleiben. Ein Fremdkörper würde auf die gleiche Weise geortet werden. (*Mit Genehmigung von* A. Oksala und *Am. J. Ophth.*)

Schallkopf wird direkt auf das Auge aufgesetzt[1], und die Ultraschallkoppelung wird entweder mit Tränenflüssigkeit oder einem Tropfen einer zähflüssigen Lösung aus Methylzellulose hergestellt. Die Untersuchung des Auges mit dieser Methode sollte als eine *dynamische* Untersuchung betrachtet werden, bei der die Entscheidung über irgendeine Anomalie und ihre Natur noch beim Schwenken des Ultraschallkopfes getroffen wird. Später kann ein typisches Echogramm aufgenommen werden, das die Anomalie zeigt.

Ein A-Bild eines Auges mit sekundärer Netzhautlösung und einem Tumor ist in Abbildung 5.4 dargestellt. Der Gebrauch des Ultraschalls zur Feststellung einer Pathologie im Auge verlangt, daß der Untersucher mit der Anatomie und den normalen Bildern vertraut ist, die sein Gerät darstellt. Gegenwärtig ist nicht abzusehen, wann die Untersuchung von einem Techniker durchgeführt werden kann. Wird sie von einem fähigen, erfahrenen Untersucher durchgeführt, kann man eine erstaunlich genaue Diagnose erwarten. Eine Untersuchung dauert im allgemeinen 5–15 Minuten.

5.4. Das A-Bild bei Untersuchungen der Augenhöhle

In der Augenhöhle gibt es weniger zahlreiche und weniger zuverlässige Anhaltspunkte als im Auge. Das Fett in der Augenhöhle erfährt Druck und Verzerrungen, und der Raum des Sehnerven verändert seine Lage, wenn das Auge den Blick ändert. Trotzdem sind auch hier einige Merkmale mit dem Ultraschall festzustellen. Knochen dämpfen den Ultraschall schnell, und über die Stirnfläche der Augenhöhlenwand hinaus werden keine Echos empfangen. Das normale Augenhöhlengewebe ist allem Anschein nach nicht mit Ultraschall differenzierbar. Nur der Augapfel, der Raum des Sehnerven und das Fettgewebe der Augenhöhle können einzeln dargestellt werden.

Das Tumorgewebe dämpft den Ultraschall im allgemeinen weniger stark als das normale Gewebe in der Augenhöhle. Demzufolge sind die Tumorechos im Verhältnis geringer, und der Tumor kann im Umriß dargestellt werden. Darüber hinaus ist ein Tumor wahrscheinlich fester und weniger zusammendrückbar als das normale Gewebe. Deshalb kann der Augapfel oft in die Richtung des vermuteten Tumors geschoben sein, und den Effekt kann man auf dem Echogramm beobachten. In einer Serie [5.14] von 724 Fällen gab es in 357 Fällen einen zufriedenstellenden klinischen Nachweis der Diagnose. Von denen, die Tumor-positiv waren, waren die Ultraschallbefunde zu 97% korrekt, und von denen, die Tumor-negativ waren, erwiesen sich die mit dem Ultraschall gestellten Voraussagen zu 99% als richtig.

[1] Das Auge wird zuvor zum Beispiel mit einem Tropfen *Novesine* anästhesiert (0,4% Oxybuprocain, 0,01% Chlorhexidin Azetat).

Heute gibt es feste Kriterien, anhand derer man Tumore durch ihr Echogramm identifizieren kann [5.15].

5.5 Zweidimensionaler Scan in der Augenheilkunde

Der erste wissenschaftliche Beitrag [5.1], der die zweidimensionale Darstellung des Auges mit dem Ultraschall beschrieb, wurde 1958 veröffentlicht. Dabei wurde ein 15 MHz System verwendet, die Augen des Patienten blickten in das Wasserbad und sein Gesicht war mit einer Gummimaske verdeckt. Die mit diesem Gerät und mit einigen der später gebauten hergestellten Bilder zeigten überraschende Details der normalen und anomalen Anatomie von Auge und Augenhöhle. Ob derartige Bilder der Betreuung des Patienten nützlicher sind als die Information, die ein tüchtiger Untersucher mit einem A-Bild erhält, steht noch offen: Zweifelsohne besitzen sie aber einen erheblichen Wert, weil sie sich verhältnismäßig leicht interpretieren lassen.

Fast alle zweidimensionalen Scanner verwenden die Wasserbadkoppelung. Die Methode ist zuverlässig, und die Resultate sind bei der Diagnose zahlreicher Arten von Augenanomalien klinisch relevant [5.6]. Darstellungen der Augenhöhle sind schwieriger zu interpretieren, aber die Möglichkeit, Lage und Umfang eines Tumors anzugeben, kann für die Festlegung der Behandlung entscheidend sein.

Ausgezeichnete Resultate, von denen einige Beispiele in Abbildung 5.5 abgebildet sind, wurden mit einem konventionellen Kontaktscanner für die Abdominalregion erzielt, der modifiziert wurde, um das Auge durch ein Wasserbad darzustellen [5.18, 5.19, 5.20].

Eine Ausnahme zu den üblichen Wasserbadscannern für die Augenheilkunde ist ein in der Hand gehaltenes Gehäuse mit einem dünnen Plastikfenster, hinter dem ein 7,5 MHz Ultraschallkopf (Brennpunktlänge 15 mm) in einem Bogen von ungefähr 30° oszilliert [5.3]. Die Schallkopfschwenkung erfolgt durch einen elektrischen Motor, dessen Antriebsgeschwindigkeit hoch genug ist, um ein flackerfreies Bild zu erzeugen; die Ultraschall-Impuls-Wiederholungsgeschwindigkeit beträgt 4000 s^{-1}. Dieses Realzeitsystem gibt ein gutes Bild von dem hinteren Augapfel und der hinteren Augenhöhle [5.4].

a

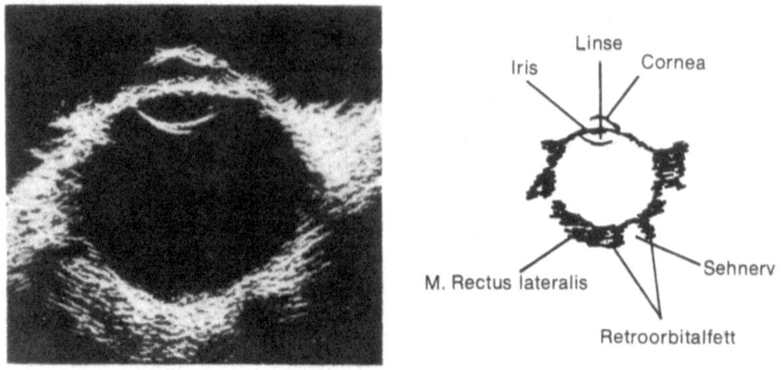

b

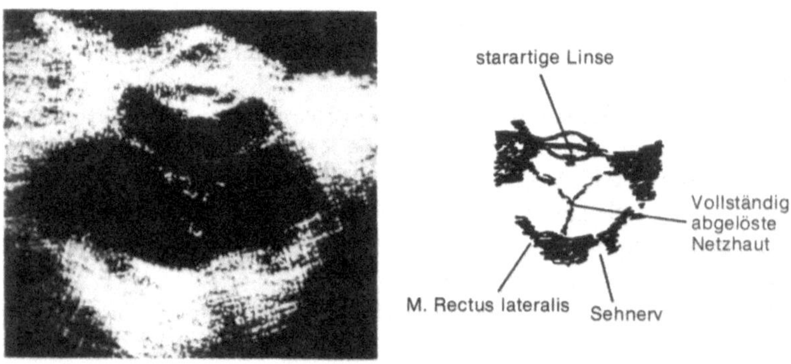

c

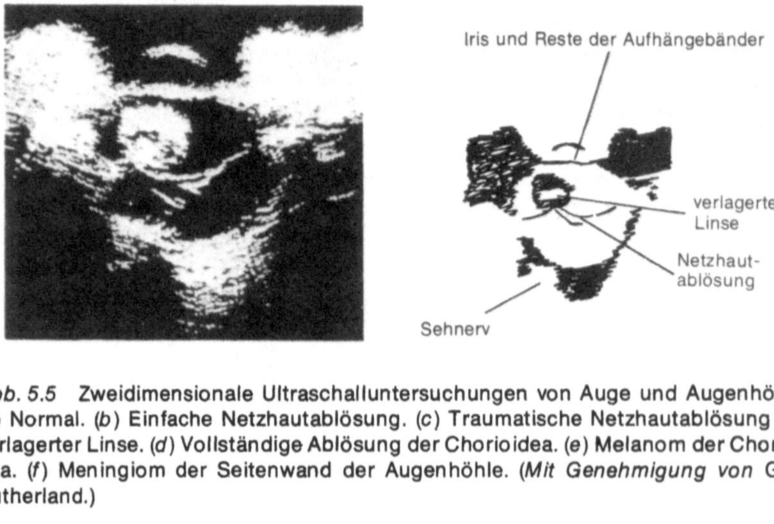

Abb. 5.5 Zweidimensionale Ultraschalluntersuchungen von Auge und Augenhöhle. (*a*) Normal. (*b*) Einfache Netzhautablösung. (*c*) Traumatische Netzhautablösung mit verlagerter Linse. (*d*) Vollständige Ablösung der Chorioidea. (*e*) Melanom der Chorioidea. (*f*) Meningiom der Seitenwand der Augenhöhle. (*Mit Genehmigung von* G.R. Sutherland.)

d

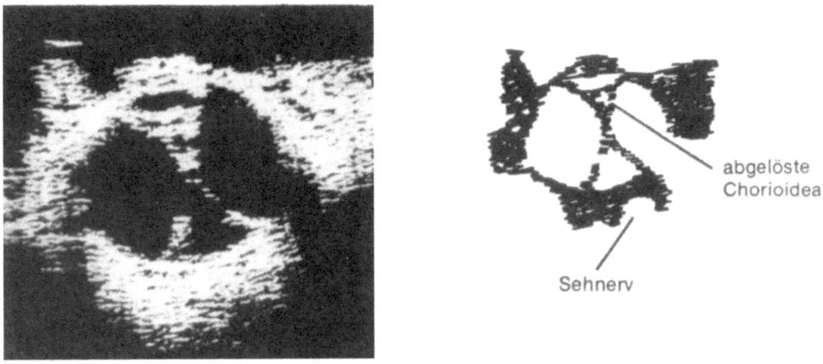

e

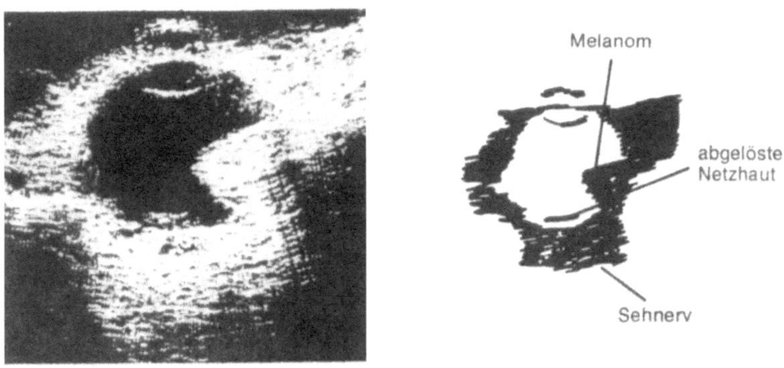

f

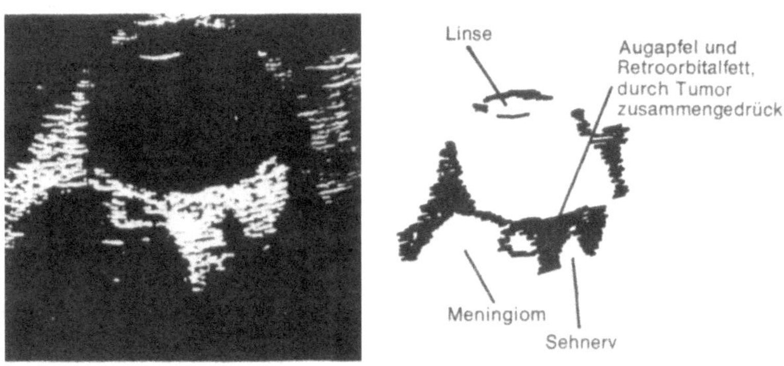

Anmerkung: Diese Untersuchungen wurden mit einem Nuclear Enterprises Diasonograph Typ NE 4102 vorgenommen (siehe Anhang). Eine Wasserbadkoppelung wurde verwendet; die Frequenz betrug 8 MHz.

Literatur

5.1. Baum, G. and Greenwood, I. (1958). The application of ultrasonic locating techniques to ophthalmology. *Arch. ophthal.*, **60**, 263–79.
5.2. Baum, G. and Greenwood, I. (1967). A critique of time amplitude ultrasonography. *Arch. ophthal.*, **65**, 367–71.
5.3. Bronson, N. R. (1972). Development of a simple B-scan ultrasonoscope. *Trans. Am. ophthal. Soc.*, **70**, 365–408.
5.4. Bronson, N. R. (1974). Contact B-scan ultrasonography. *Am J. Ophthal.*, **77**, 181–91.
5.5. Coleman, D. J. and Carlin, B. (1966). Transducer alignment and elctronic measurement of visual axis dimensions in the human eye using time amplitude ultrasound. In *Ultrasonics in Ophthalmology*, Ed. A. Oksala and H. Gernet, pp. 204–14. Basel: Karger.
5.6. Coleman, D. J. and Jack, R. L. (1973). B-scan ultrasonography in diagnosis and management of retinal detachments. *Arch. ophthal.*, **90**, 29–34.
5.7. Giglio, E. J. and Ludlam, W. M. (1971). A hand-held probe for acoustic coupling in ultrasonic intraocular distance measurements of young children. *Am. J. Optom.*, **48**, 1025–30.
5.8. Giglio, E. J., Ludlam, W. M. and Wittenberg, S. (1969). Improvement in the measurement of intraocular distances using ultrasound. *J. acoust. Soc. Am.*, **44**, 1359–64.
5.9. Giglio, E. J. and Meyers, R. R. (1969). An automatic probe transport to the eye for ultrasound. *Am. J. Optom.*, **46**, 275–82.
5.10. Jansson, F. (1963). Determination of the axis length of the eye roentgenologically and by ultrasound. *Acta ophthal.*, **41**, 236–46.
5.11. Lacy, L. L. and Daniel, A. C. (1972). Measurement of ultrasonic velocities using a digital averaging technique. *J. acoust. Soc. Am.*, **52**, 189–95.
5.12. Leary, G., Sorsby, A., Richards, M. and Chaston, J. (1963). Ultrasonographic measurement of the components of ocular refraction in life – I. Technical considerations. *Vision Res.*, **3**, 487–95.
5.13. Oksala, A. (1964). The clinical value of time-amplitude ultrasonography. *Am. J. Ophthal.*, **57**, 453–60.
5.14. Ossoinig, K. (1969). Routine ultrasonography of the orbit. In *Ultrasonography in Ophthalmology,* Ed. M. A. Wainstock. pp. 613–42. Boston: Little, Brown.
5.15. Ossoinig, K. C. (1974). Quantitative echography – an important aid for the acoustic differentiation of tissues. In *Ultrasonics in Medicine*, Ed. M. de Vlieger, D. N. White and V. R. McCready, pp. 49–54. Amsterdam: Excerpta Medica.
5.16. Papadakis, E. P. (1967). Ultrasonic phase velocity by the pulse echo overlap method incorporating diffraction phase correction. *J. acoust. Soc. Am.*, **42**, 1045–51.
5.17. Purnell, E. and Sokollu, A. (1962). An evaluation of time amplitude ultrasonography in ocular diagnosis. *Am. J. Ophthal.*, **54**, 1103–9.
5.18. Sutherland, G. R. and Forrester, J. V. (1974). B-scan ultrasonography in ophthalmology. *Br. J. Radiol.*, **47**, 383–6.
5.19. Sutherland, G. R. and Forrester, J. V. (1975). Demonstration of abnormalities of the lens by echography. *Br. J. Radiol.*, **48**, 1019–22.
5.20. Sutherland, G. R., Forrester, J. V. and Railton, R. (1975). Echography in the diagnosis and management of retinal detachment. *Br. J. Radiol.*, **48**, 796–800.

Weiterführende Literatur

Buschmann, W. (1966). *Einführung in die ophthalmologische Ultraschalldiagnostik.* Leipzig: VEB Thieme.

Giglio, E. J. and Ludlam, W. M. (1966). Ultrasound – a diagnostic tool for examination of the eye. *Am. J. Optom.*, **43**, 687–731.

Gitter, K. A., Keeney, A. H., Sarin, L. K. and Meyer, D. (Eds.) (1969). *Ophthalmic Ultrasound.* St. Louis: Mosby.

Oksala, A. and Gernet, H. (Eds.) (1967). *Ultrasonics in Ophthalmology.* Basel: Karger.

Vanysék, J., Preisová, J. and Obraz, J. (1970). *Ultrasonography in Ophthalmology.* London: Butterworths.

Wainstock, M. A. (Ed.) (1969). *Ultrasonography in Ophthalmology.* Boston: Little, Brown.

6. Die Ultraschall-Untersuchung des Leber- und Gallengangssystems und der Milz

K. J. W. Taylor

6.1. Die Leber

6.1.1. Einleitung

Während der gesamten Entwicklung der Ultraschallmethoden gab es sporadische Berichte über die Anwendung des Ultraschalls bei der Diagnose von Lebererkrankungen [6.6, 6.14, 6.15, 6.16, 6.23, 6.24]. Die Methode wurde bei der Diagnose von Leberzirrhose und besonders bei der Differenzierung fester Bestandteile zu Zysten [6.26] verwendet. Das hat die erfolgreiche Diagnose von Leberzysten und -abzessen erlaubt [6.2, 6.41].

Abgesehen von einigen einzelnen erfolgreichen Berichten [6.15] hat der Ultraschall bei der Diagnose von Metastasen in der Leber enttäuscht. 1970 wurde zum Beispiel von einer Versagerquote von 53% bei der Ermittlung von Anomalien bei Patienten mit einer klinisch offensichtlichen metastasierenden Erkrankung mit einem konventionellen Ultraschallapparat berichtet [6.23] und daraus wurde gefolgert, die Untersuchung mit Isotopen sei die überlegenere Methode. Die Versagerquote in einer ähnlichen Studie [6.22] im Jahr 1973 belief sich auf 39%. Andere Forscher haben berichtet, daß der Ultraschall wertvoll war, um eine normale Beschaffenheit bei Patienten mit einem ungewissen Leberscan mit Isotopen nachzuweisen [6.10]. Diese Schwierigkeiten ergeben sich aus den Einschränkungen durch den Gebrauch von Apparaten, die im Grunde genommen für die Anwendung in der Geburtshilfe geplant wurden. Für die Anwendung in der Geburtshilfe reicht es meistens, die Konturen des Kindkopfes und des Plazentarands darzustellen, die große Unterschiede in der Schallimpedanz aufweisen und deshalb starke Echos liefern. Die Modifizierungen der Graustufen-Methode, mit der sehr schwache Echos dargestellt werden, haben den Wert der Ultraschalluntersuchung der Leber wesentlich gesteigert, da neben des einfachen Umrisses, wie ihn konventionelle Methoden zeigen, auch die Beschaffenheit des Organs dargestellt wird [6.35].

1972 wurde die Graustufen-Sonographie eingeführt [6.19, 6.20], und sie wurde am häufigsten bei Untersuchungen in der Geburtshilfe angewandt, in der die feine, intrafetale Anatomie dargestellt werden kann [6.21]. Modifizierungen schließen fokussierte Schallköpfe zur Steigerung der seitlichen Auflösung, einen dynamischen Verstärker für den Tiefenausgleich und geeignete Bildwiedergabesysteme ein. Nachdem eine zeitabhängige Verstärkerregelung (TGC (Time gain control) oder Tiefenausgleich) hinzukam, wird der Bereich von ungefähr 60 dB in der Amplitude der Echos in der begrenzten Dynamik von ungefähr 20 dB in der Bildwiedergabe dargestellt. Bei den konventionellen Ultraschallmethoden werden die schwachen Echos unterdrückt und nur die verhältnismäßig starken auf einem Speicheroszillographen in einem Schwarzweißformat dargestellt, der kaum die Kontur eines Organs zeigt. Die Graustufen-Signalverarbeitung beinhaltet eine regelbare Verstärkung der schwachen Echos, die von den Zwischenflächen zwischen Gewebsweichteilen kommen. Wegen der begrenzten Dynamik der Bildsysteme müssen die stärkeren Echos dann zunehmend gedämpft werden. Bildwiedergabeeinheiten ohne Speicher müssen verwendet werden, wenn die quantitativen Daten über die Echoamplitude in Graustufen erhalten werden sollen. Eine dauerhafte Aufzeichnung erhält man am besten, indem man einen Film durch einen erstklassigen Oszillographen ohne Speicher belichten läßt. Aber die zunehmende Verwendung von Scankonvertern bei den im Handel erhältlichen Graustufen-Geräten ist eine praktische Alternative.

Es gibt Hinweise aus der Theorie und Praxis, daß ein wichtiger Ort für Echobildungen Flächen mit Kollagen und anderen Stützgewebeelementen darstellen [6.7, 6.39]. Für die praktischen Zwecke einer Interpretation des Graustufen-Scans (Grey-scale-scans) kann man die Bilder der intrahepatischen Struktur als die Darstellung des Faserskeletts des Organs betrachten. Raumfordernde Prozesse erscheinen als Defekte in dieser normalen Struktur, während diffuse Anomalien sich in dem Muster der reflektierten Echos zeigen. Die meisten Metastasen lassen sich nicht mit der konventionellen Methode feststellen, da die normale Konsistenz nicht dargestellt wird und Defekte deshalb nicht auffallen. Die Graustufenmethode zeigt eine so hohe Auflösung kleiner, raumfordernder Prozesse, daß teilweise die Pulsation der großen Gefäße stört. Deshalb wurden Abtastmethoden entwickelt, um diese Störungen zu überwinden.

6.1.2. Scanmethoden mit der Graustufen-Sonographie (Grey-scale)

Konventionelle Geräte zeichnen vorwiegend Spiegelechos auf; wie bei einem normalen Spiegel sind Reflexionen in die Schallfeldachse und damit die Amplituden dieser Echos, die der Schallkopf empfängt, stark von dem Einfallswinkel der Schallfeldachse-reflektierende Ebene abhängig. Aus diesem Grund wurde der „Compound Scan" eingeführt [6.5], bei dem der Schallkopf in einer Serie von Sektorscans um die Bauchfläche gelegt wird um sicherzustellen, daß die Achse des Schallfeldes sich bei mindestens einer Gelegenheit während des Scanprozesses in einem Winkel senkrecht zu jeder der reflektierenden Zwischenflächen befindet. Der Strahl kann jedoch während des Scans bei mehreren Gelegenheiten eine gute Reflexion erzeugen. Das mindert die Auflösung, wenn der Reflektor Gefäß- oder Atembewegungen unterworfen ist, da der Reflektor in verschiedenen Lagen seines oszillierenden Zyklus aufgezeichnet wird. Eine weitere Schwierigkeit und mögliche Fehlerquelle liegt in den mechanischen und elektronischen Anforderungen für den Compound Scan, besonders bei der Annahme, daß die Ultraschallgeschwindigkeit in verschiedenen Geweben konstant bleibt, was notwendig ist, um eine Zwischenfläche in bezug auf die x- und y-Achse aufzuzeichnen.

Eine Antwort auf das Problem einer Organbewegung gibt die Anwendung der Real-time-Bildmethode, die eine fast sofortige Darstellung der Reflektoren ermöglicht. Leider weist die Auflösung bei dem gegenwärtigen Stand der technischen Entwicklung derartige Systeme nicht den gleichen Standard auf wie das statische Bild. Bis die Real-time-Bilder von Bauchorganen verbessert sind, gibt es als alternative Techniken den einfachen Sektorscan und die geradlinigen Scans [6.37]. Bei diesen Methoden fällt der Schallstrahl nur zu einem Zeitpunkt auf jeden Reflektor, so daß jede anschließende Bewegung des Reflektors sich im Bild nicht auswirkt. Die Technik für eine Leberuntersuchung ist in Abbildung 6.1(a) graphisch dargestellt.

Obwohl die Amplituden von Spiegelechos größtenteils von dem Einfallswinkel abhängen, gilt das nicht für die schwachen Echos bei der Graustufenmethode, die allem Anschein nach ungerichtete Streuechos sind [6.12]. So können auch die Nicht-Compound-Scan-Methoden gute Ergebnisse liefern und eine weitere wichtige Folgerung läßt sich daraus herleiten: Die Höhe der Amplituden der Echos beziehen sich auf den physischen Zustand des Gewebes und hängen nicht einfach von der eher zufälligen Ausrichtung der Zwischenfälle zu dem Schallfeld ab. Das ist bei der Differentialdiagnose von Lebererkrankungen sehr wichtig, und der Effekt zeigt sich

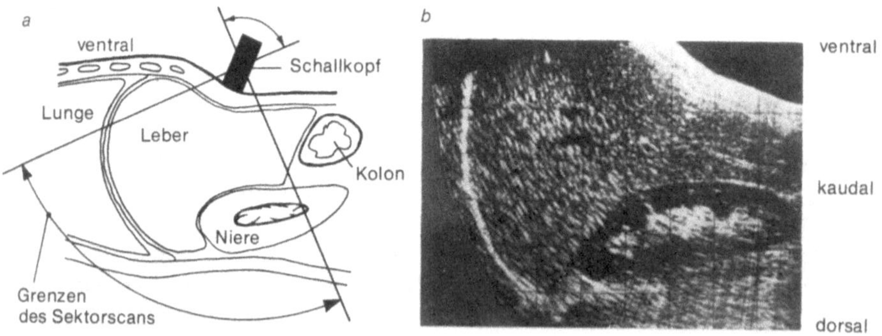

Abb. 6.1 (*a*) Methoden für den Ultraschallscan der Leber mit dem „akustischen Fenster" zwischen der Lunge oben und dem Kolon unten (*b*) Ein paramedianer Längsschnitt von Leber und rechter Niere, mit der in (*a*) dargestellte Methode aufgenommen. Man beachte, daß die Konsistenz der normalen Leber dargestellt ist. (Mit Genehmigung: die Herausgeber, *The British Journal of Radiology.*)

ebenso deutlich bei der Differentialdiagnose einer chronischen Splenomegalie [6.39]. Das wird weiter unten besprochen werden.

In der klinischen Praxis wird ein Leberscan durchgeführt, in dem das akustische „Fenster“ zwischen dem luftgefüllten Kolon caudal und der Lunge cranial genutzt wird (Abbildung 6.1(a)), so daß die resultierenden Scans (Abbildung 6.1(b)) aus einer Serie von parasagittalen Schnittebenen bestehen. Der Patient muß tief einatmen, und der Schallkopf wird unter dem rechten Rippenrand gewinkelt in einer Längsebene aufgesetzt; als Koppelungsmittel dient zum Beispiel Mineralöl. Der Schallkopf wird in einem Zug über einen Sektor geschwenkt, und der Scan kann in einer einfachen geradlinigen Bewegung über den Bauch fortgeführt werden, wenn sich die Leber oder ein anderes Gewebe über den Rippenrand nach caudal ausdehnt. Mit dieser Methode ist die Darstellung des rechten Leberlappens sehr viel eher möglich als mit den alternativen interkostalen und subkostalen Techniken, die andere Autoren beschrieben haben [6.6, 6.14]. Gelegentlich sind die Seitenteile der Leber wegen Luft im Quercolon nicht erreichbar und eine Wiederholung des Versuchs nach einer Darmentleerung lohnend. Die mit der Methode dargestellten Strukturen umfassen die Leber, das rechte Hemidiaphragma und die rechte Niere (Abbildung 6.1(b)).

6.1.3. Darstellung der Leber durch Graustufen-Sonographie

(a) Die normale Leber

Die hier gezeigten Bilder entstanden mit einem Gerät, das nach speziellen Konstruktionsanleitungen auf Bestellung gebaut wurde [6.17]. Ein Apparat von ähnlicher Qualität wird demnächst auch im Handel erhältlich sein. Die Frequenz beträgt 3 MHz, der Tiefenausgleich 2,5 dB cm^{-1}. Für große Patienten oder für Patienten mit einer Zirrhose ist der Gebrauch eines 2 MHz Wandlers vorteilhaft. Die Bilder der normalen Leber sind in den Ebenen der parasagittalen Schnitte unterschiedlich, und die Grenzen des Normalen können erst nach einer umfangreichen Erfahrung angegeben werden.

Ein parasagittaler Schnitt 20 mm links von der Mittellinie ist in Abbildung 6.2 zu sehen, die die Aorta hinten und den linken Leberlappen vorn zeigt. Man beachte die normale Struktur durch die gesamte Lebersubstanz. Ein parasagittaler Schnitt 20 mm rechts von der Mittellinie (Abbildung 6.3) zeigt das Lumen der Vena cava inferior im Längsschnitt. Auch ist die normale Lebersubstanz zu sehen, und die Pfortader erscheint als ein gerades Gefäß, das zu dem Hilus der Leber aufsteigt. Ein Pfortaderhochdruck wird aus der Vergrößerung des Durchmessers und der Form der Pfortader entnommen; dies ermöglicht eine nicht invasive Diagnose.

(b) Diskrete Leberveränderungen

Zysten. Der Ultraschall ist bei der Differenzierung von festen Gewebeteilen

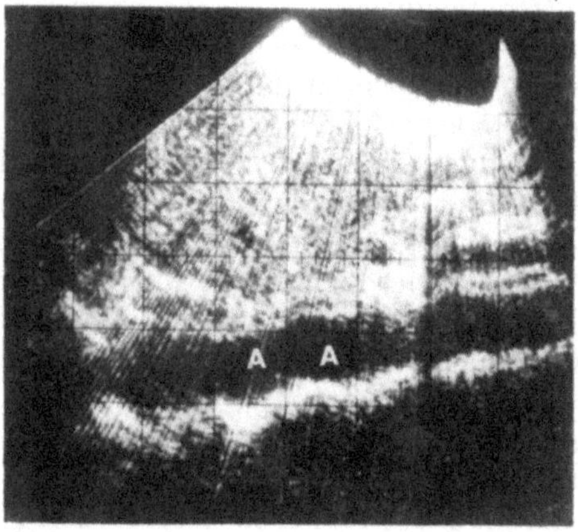

Abb. 6.2 Paramedianer Längsschnitt, 10 mm links von der Mittellinie, zeigt die normale Leberkonsistenz mit der Aorta (A) dorsal.

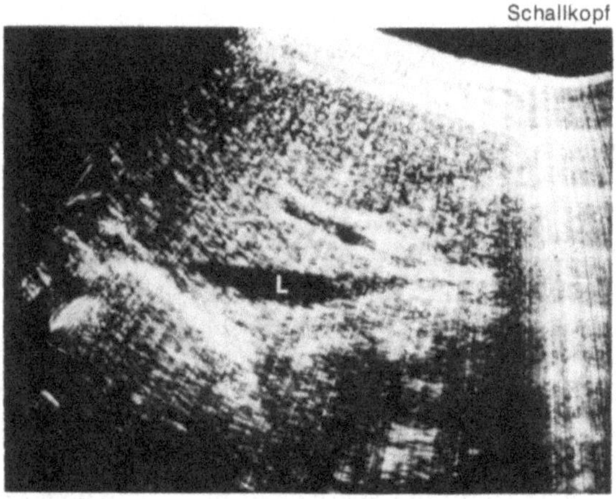

Abb. 6.3 Paramedianes Bild der Leber, 20 mm rechts von der Mittellinie. Das Lumen der Vena cava inferior (L) ist hinter der Leber zu sehen, und die Pfortader steigt zur Porta hepatis auf.

zu raumfordernden Zysten besonders erfolgreich [6.26]. Polyzystische Erkrankungen sind mühelos zu diagnostizieren [6.6, 6.17], aber auch kleinere Veränderungen durch Zysten können dargestellt werden (Abbildung 6.4). Das typische Erscheinungsbild einer gutartigen Zyste umfaßt regelmäßige Wände, das Fehlen von Echos innerhalb der Zyste und eine Übersteuerung des Tiefenausgleichs distal zur Zyste. Die Amplituden der Echos innerhalb der Zysten beurteilt man am besten anhand der Darstellung auf dem A-Bild. Da praktisch keine Dämpfung durch den Inhalt einer Zyste erfolgt, re-

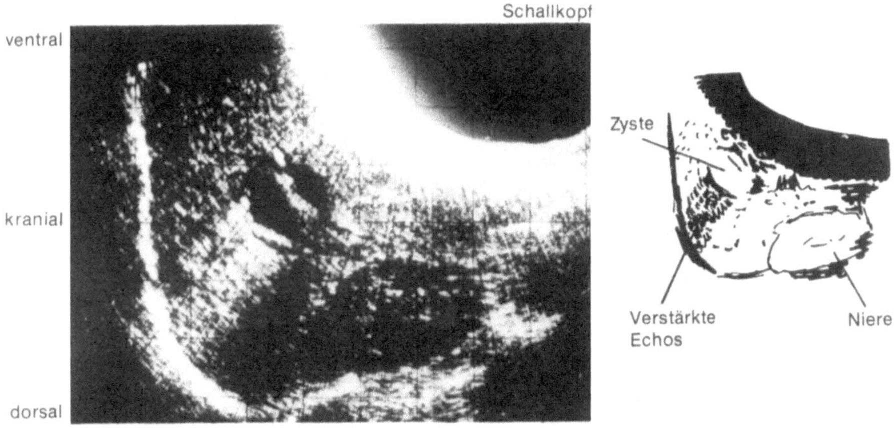

Abb. 6.4 Paramedianes Bild, 50 mm rechts von der Mittellinie, zeigt eine im Durchmesser 30 mm große, benigne Zyste in der Lebersubstanz. Man beachte die verstärkten Echos hinter dem Prozeß, die den flüssigen Inhalt bestätigen. Die dargestellte Anatomie läßt sich mit der in Abb. 6.1.b gezeigten vergleichen.

sultiert der Standardtiefenausgleich in einer Überverstärkung der Echos distal zur Zyste, und das zeigt sich auch auf dem B-Bild. Bei korpulenten Patienten kann man einige Echos im Lumen sehen, die vielleicht auf Artefakte von Wiederholungsechos im Gewebe zurückzuführen sind, und ein Vergleich mit den Echos, die aus der gefüllten Blase zu erhalten sind, kann nützlich für die Kalibrierung sein. Für einen Vergleich werden weiter unten zwei Arten von malignen Zysten besprochen.

Abszesse. Für die Diagnose subphrenischer und intrahepatischer Abszesse ist der Ultraschall ein wertvolles Hilfsmittel. Glücklicherweise können linke subphrenische Abszesse leicht mit röntgenologischen Methoden diagnostiziert und rechte subphrenische Abszesse leicht mit dem Ultraschall dargestellt werden. Der typische Ultraschallbefund ist ein Bereich, der anormal schwache Echos zurückwirft, wobei die Amplitude von der flüssigen Beschaffenheit des Abszeßinhalts abhängt. Gewöhnlich sind wegen der geringen Dämpfung Zeichen einer Überkompensation auf der Rückseite des Abszesses zu erkennen, es kann aber verhältnismäßig schwierig sein, zwischen partiell nekrotischen Tumoren und Abszessen zu unterscheiden. Die umgebenden auffallenden groben, starken Echos in der Leber stützen die Diagnose eines Entzündungsvorgangs wesentlich. Ein kleiner, intrahepatischer Abszeß, hoch im rechten Leberlappen gelegen, ist in Abbildung 6.5 zu sehen, und er wurde gefunden, als sich der Patient nach der wegen eines Empyems der Gallenblase durchgeführten Notexstirpation der Gallenblase nicht erholte. Die groben, starken Echos in der Lebersubstanz stehen im Einklang mit einer aufsteigenden Cholangitis und der an-

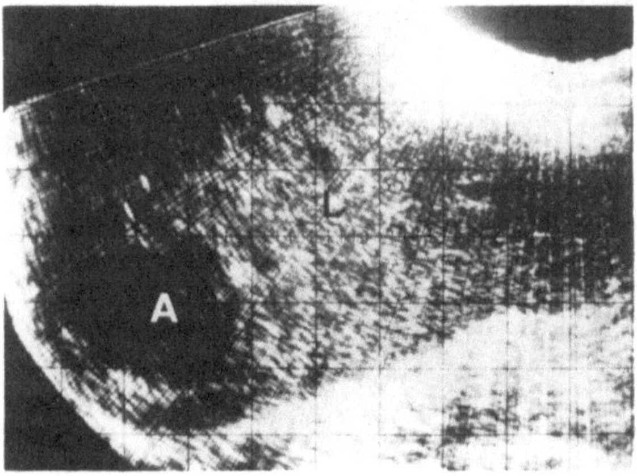

Abb. 6.5 Paramedianer Längsschnitt der Leber (L) zeigt die diffuse Anormalität der Leberbeschaffenheit mit groben, starken Echos, die mit einer Cholangitis übereinstimmen. Eine Abszeßhöhle (A) ist hoch unter dem rechten Hemidiaphragma zu sehen.

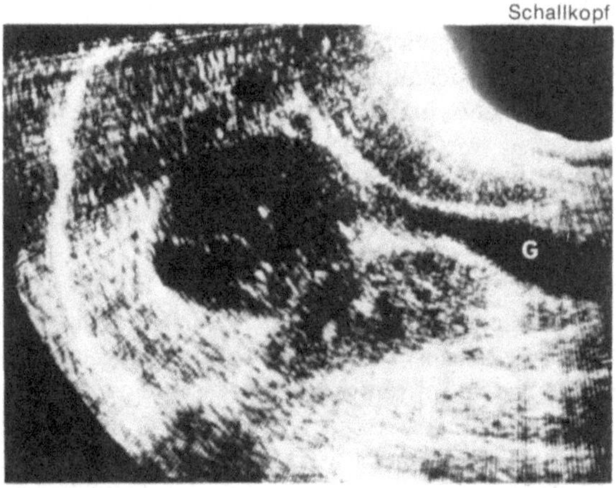

Abb. 6.6 Paramedianer Längsschnitt der Leber zeigt eine Zyste mit umgebenden unregelmäßigen starken Echos. Das Bild entspricht dem eines Echinokokkenbefalls mit Tochterzysten. Das Gallenblasenlumen (G) ist vor der rechten Niere zu sehen. (Mit Genehmigung: die Herausgeber, *The British Journal of Radiology.*)

schließenden Bildung des dargestellten Abszesses. Die Bilder von Hydatidenzysten sind allem Anschein nach charakteristisch (Abbildung 6.6). Die Abszeßhöhlen von Tochterzysten lassen sich nachweisen, die sehr schwache Echos zurückwerfen und fast auf eine polyzystische Erkrankung hinweisen. Es gibt aber auch Flächen mit starken Echos, die auf einen Entzündungsvorgang hinweisen. Hydatiden-Abszeßhöhlen wurden gesehen, die sich durch das Zwerchfell in den Pleuraraum des Patienten ausgedehnt hatten und gleichzeitig klinisch besonders auffällig waren.

Diskrete maligne Veränderungen. Bis zum Sommer 1975 wurden über 4000 Patienten mit einer vermuteten metastasierenden Leberbeteiligung am Royal Marsden Hospital untersucht. Die Ergebnisse beweisen, daß die Technik, von erfahrenen Händen durchgeführt, sehr genau sein kann und mehr informative Daten gibt als jede andere Methode. Das allgemeine Zeichen einer Lebermetastase ist ein Bereich, der Echos mit einer leicht niedrigeren Amplitude als das normale Gewebe zurückwirft. Die Anormalität wird am leichtesten festgestellt, wenn man die Helligkeitssteuerung auf dem Monitor für den Speicher verkleinert, bis das normale Gewebe gerade noch zu erkennen ist und die anormalen Bereiche mit einem malignen Gewebe überhaupt nicht mehr dargestellt werden. Auf dem Graustufenbild können die anormalen Bereiche nur als ein leicht dunkler Grauschatten erscheinen und kaum sichtbar sein. Eine diffuse Malignität erkennt man wegen der heterogenen Amplitude der zurückgeworfenen Echos; gleichzeitig wird eine Hepatomegalie beobachtet.

Einige Tumortypen rufen in der Leber ein sehr typisches Erscheinungsbild hervor. Veränderungen durch die Hodgkin-Krankheit und Lymphome stellen besonders homogene Tumore dar, die sehr schwache Echos hervorrufen und eine Abszeßhöhle simulieren können (Abbildung 6.7a). Sie haben eine geringe Dämpfung, so daß eine gewisse Überkompensation in tiefen Bereichen gesehen werden kann. Ähnliche Bilder findet man auch bei Metastasen von primären Collum- und Rektumkarzinomen und „Oatcell"-Karzinomen des Bronchus. Wegen des großen Unterschieds der

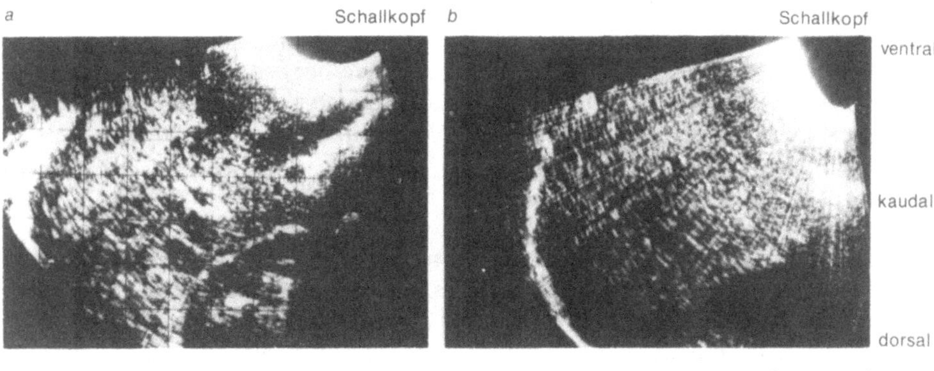

Abb. 6.7 (*a*) Paramedianer Längsschnitt der Leber (vergl. Abb. 6.1.b) zeigt normale Bereiche durchsetzt von mehrfachen Defekten einer homogenen Tumorsubstanz. Diese Bilder stimmen mit der Infiltration durch Lymphome oder einer Hodgkin-Krankheit überein. (*b*) Paramedianer Längsschnitt der Leber des gleichen Patienten nach einer zweimonatigen Chemotherapie und einer deutlichen Besserung des klinischen Zustands. Man beachte, daß die Struktur annähernd normal erscheint.

Echoamplitude zwischen diesen Tumoren und normalem Gewebe sind derartige Metastasen sehr leicht zu finden.

Die Fähigkeit, kleine Tumore in der Lebersubstanz durch eine nicht invasive Methode darzustellen, erlaubt den Beginn der Behandlung mit der Chemotherapie zu einem früheren Stadium des Streuprozesses. Mit wiederholten Untersuchungen kann man die Reaktion auf die Behandlung überwachen. Die Leber mit einer lymphomatösen Infiltration wurde nach einer zweimonatigen erfolgreichen Chemotherapie erneut mit Ultraschall untersucht (Abbildung 6.7b). Es ist eine weniger anormale Leberkonsistenz zu erkennen in guter Übereinstimmung zur klinischen Besserung. Die erfolgreiche Behandlung von Lebermetastasen kann sich in Bereichen ausdrücken, die starke Echos zurückwerfen, die mit dem Bindegewebsersatz der Tumorsubstanz übereinstimmen. Demnach kann die Ultraschalluntersuchung zur Überwachung der Reaktion von Metastasen auf eine Chemotherapie verwendet werden [6.8].

Maligne Zysten können sich in der Lebersubstanz befinden, und sie wurden am häufigsten bei Patientinnen mit einem Mammakarzinom festgestellt. Sie zeichnen sich durch unregelmäßige Wände und von Zelltrümmern im Lumen zurückgeworfene schwache Echos aus [6.16, 6.30]. Bei korpulenten Patienten kann die Unterscheidung zwischen benignen und malignen Zysten ziemlich schwierig sein, und häufige Kontrolluntersuchungen können von großem Nutzen sein. Nekrotische Zystentumore erscheinen ziemlich unterschiedlich zu den sezernierenden, metastasierenden Zystadenokarzinomen. Diese Tumore erscheinen wie Zysten auf der Leberfläche mit einer lokalen Invasion (Abbildung 6.8a). Wegen der Reste der pseudomuzinösen oder serösen Inhalte werden häufig schwache Echos reflektiert. Dieses Aussehen haben nur jene oberflächennahen malignen Leberzysten, deren Ursprung fast immer in den Eierstöcken liegt. Eine sofortige Untersuchung des Beckens dieser Patientinnen zeigt den Primärtumor (Abbildung 6.8b), der hinter der Blase liegt. Aus pathologischen Gründen ist es anscheinend fast sicher, daß es sich bei diesen Tumoren um peritoneale Ablagerungen handelt, die nach einer Streuung durch die Leibeshöhle in die Leber eindringen.

(c) Diffuse Lebererkrankung

Besonders bei der Differentialdiagnose einer diffusen Lebererkrankung bietet sich die Graustufen-Ultraschalluntersuchung als eine nicht invasive Methode an. Die Zirrhose wurde zuverlässig mit dem konventionellen Ultraschall diagnostiziert [6.15, 6.16], und es wurde nachgewiesen, daß eine Leberzirrhose stärkere Echos zurückwirft als das normale Organ [6.25]. Diese frühen Ergebnisse über den Wert des Ultraschalls bei einer diffusen Lebererkrankung wurden auf Grund der erhöhten Auflösung bei der Anwendung der Grauskalamethode erweitert [6.38].

Die Bilder der Zirrhose variieren mit dem Umfang der Pathologie. Bei

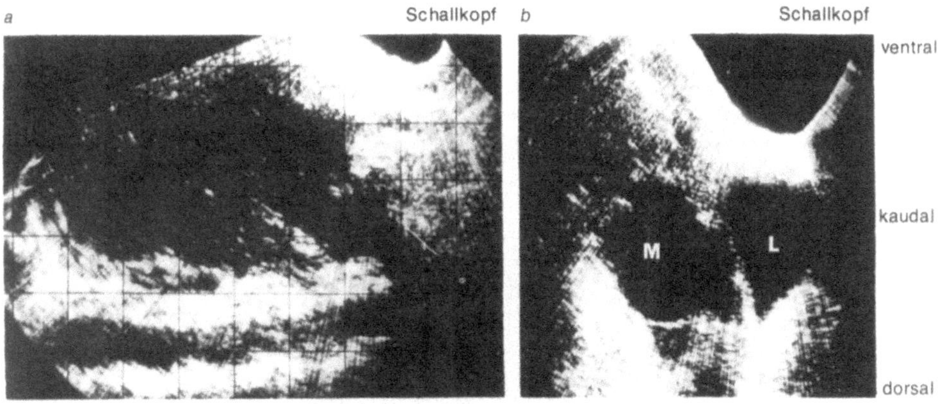

Abb. 6.8 (*a*) Paramedianer Längsschnitt 10 mm links von der Mittellinie (vergl. Abb. 6.2) zeigt die Lebersubstanz von einer großen, oberflächennahen Zyste durchdrungen und von ihr ersetzt. Die Bilder stimmen mit einem metastasierenden Zystadenokarzinom überein. (*b*) Sagittaler Beckenlängsschnitt des gleichen Patienten. Das Blasenlumen (L) ist mit einer Zystenmasse (M) darüber und dahinter zu sehen. Diese Bilder stimmen überein mit einem serösen Zystadenokarzinom sicherlich vom Ovar. (Mit Genehmigung: die Herausgeber, *The British Journal of Radiology.*)

einer schweren Zirrhose kann die Dämpfung so stark sein, daß man die tieferen Leberteile nur bei einer Untersuchung mit einer niedrigeren Frequenz erreicht (1–2 MHz). Die Bilder zeigen sehr starke Echos, die gestreut verteilt sind, wie in Abbildung 6.9 gezeigt. Die Pfortader ist im allgemeinen nachzuweisen, und sie kann anormal groß sein. Die Form der Pfortader ist wichtig, denn in nachgewiesenen Fällen eines Pfortaderhochdrucks erscheint die Pfortader torquiert und bildet oft am Hilus der Leber ein komma-förmiges Gefäß [6.34]. Wegen ihrer typischen Form kann man sie von einem vergrößerten Gallengang unterscheiden. Wird ein Pfortaderhochdruck vermutet, sollte die Milz über den zehnten Intercostalraum untersucht werden. Eine Splenomagalie, die Folge eines Pfortaderhochdrucks, wird sofort sichtbar.

Eine Fettinfiltration ohne deutliche fibrotische Veränderungen verursacht ebenfalls starke Echos, sie sind jedoch mehr gleichförmig verteilt, wie in Abbildung 6.10 gezeigt. Die Leber ist vergrößert, und erweiterte Gefäße sind sichtbar. Derartige Bilder werden im allgemeinen bei der anschließenden Obduktion als eine venöse Stauung mit Fettinfiltration beschrieben. Sie sind bei Patienten mit einem Karzinom des Bronchus ziemlich häufig, die wegen einer Hepatomegalie zu einer Leberuntersuchung überwiesen wurden. Es ist deshalb wichtig, diese benignen Änderungen von malignen Störungen zu unterscheiden.

Bei verschiedenen pathologischen Veränderungen der Leber werden verschiedene andere Muster von starken Echos sichtbar. Eine Virushepati-

Schallkopf

ventral

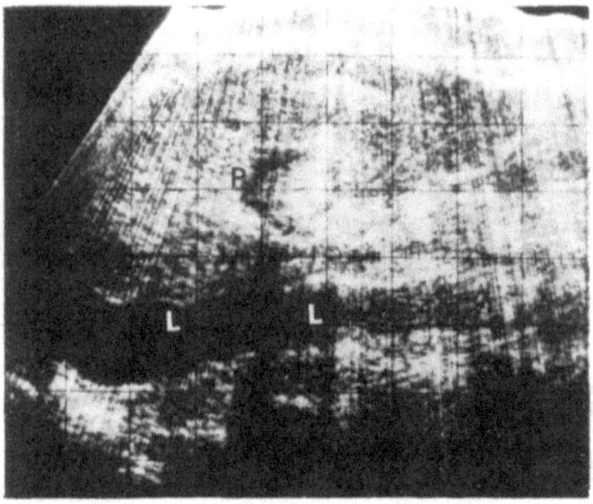

kaudal

dorsal

Abb. 6.9 Paramedianes Leberschnittbild (vergl. Abb. 6.3), zeigt die gewundene Pfortader (P) bei einem Patienten mit einem bekannten Pfortaderhochdruck, der auf eine Zirrhose zurückgeht. Die Leber erzeugt gestreute, starke Echos, die mit der Diagnose übereinstimmen. Das Lumen der Vena cava inferior (L) ist dorsal zu sehen.

Schallkopf

ventral

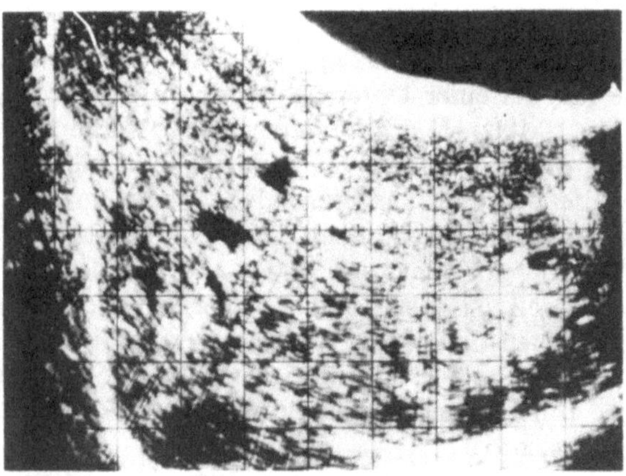

kaudal

dorsal

Abb. 6.10 Paramedianes Leberschnittbild (vergl. Abb. 6.1.b), zeigt eine Vergrößerung der Leber und gut definierte, sehr starke Echos. Die Gefäße sind ungewöhnlich auffallend. Die Bilder werden gesehen bei einer Fettinfiltration und einer chronischen, venösen Stauung.

tis oder ein durch Drogen verursachter Ikterus werden von periportalen Echos und einem normal großen Gallengangsystem begleitet [6.36]. Auf die groben, starken Echos, die man bei einer Cholangitis sieht, wie in Abbildung 6.4 veranschaulicht, wurde bereits hingewiesen. Eine weitere benigne Änderung wurde bei einigen Patienten mit Lymphomen beobachtet, bei denen man bei der Biopsie eine periportale Lymphozyteninfiltration fand. Der Patient, dessen Ultraschallbild in Abbildung 6.11a gezeigt ist, hatte ebenfalls einen Ikterus, und es ist interessant zu bemerken, daß der Ikterus nach zwei Chemotherapiekuren beseitigt war, während die Ultraschalluntersuchung eine Abnahme der Lebergröße und eine Zunahme der Echoamplitude zum normalen hin nach dieser Behandlung zeigte (Abbildung 6.11b). Bei einer ersten Untersuchung kann in Betracht gezogen werden, daß die intensive, homogene Lebersubstanz bei dieser Ultraschalldarstellung einer malignen Veränderung entsprechen könnte. Ein nützlicher Punkt für diese Differenzierung ist jedoch die gleichförmige Veränderung bei einer benignen Pathologie gegenüber einem eher heterogenen Erscheinungsbild im malignen Zustand.

(d) Genauigkeit der Diagnose einer Lebererkrankung
Die Genauigkeit variiert merklich mit der Erfahrung des Untersuchers und dem Patiententyp. Wenn zum Beispiel Patienten kurz nach einer Ultraschalluntersuchung versterben und für eine Kontrolluntersuchung bei einer Leichenöffnung ausgewählt werden, wird ein verhältnismäßig umfangreiches pathologisches Ergebnis zur Verfügung stehen.

Bei einhundertundzwanzig Patienten wurde nach einer Untersuchung mit Ultraschall und Isotopen eine Kontrolluntersuchung vorgenommen [6.32]; bei 82 % wurden die diagnostischen Angaben bestätigt, bei weiteren 10 % zusätzliche Resultate erhalten. Diese Ergebnisse mit Ultraschall waren den Tc^{99m} Schwefelkolloiden Leberuntersuchungen weit überlegen, die selten zu einer Differentialdiagnose raumfordernder Prozesse beitragen können.

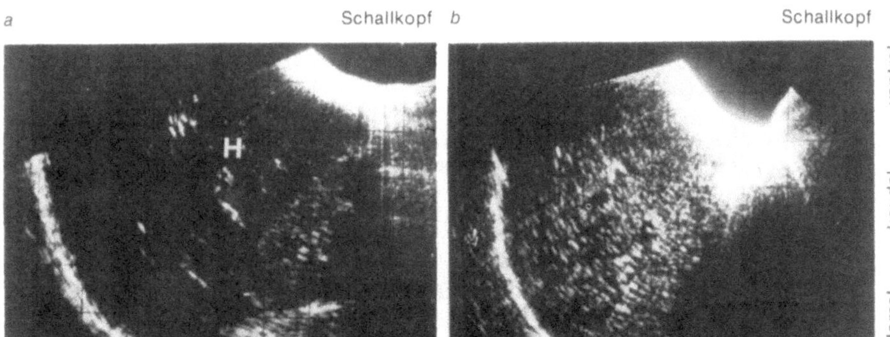

Abb. 6.11 (*a*) Paramedianes Leberschnittbild (vergl. Abb. 6.1.b), zeigt eine intensiv homogene Leber (H) bei einer benignen, zellulären Infiltration der Leber. Die Leber ist leicht vergrößert. (*b*) Paramedianes Leberschnittbild des gleichen Patienten nach einer zweimonatigen Chemotherapie. Die Lebergröße hat sich verringert, und eine „normale" Beschaffenheit ist zu erkennen. (Mit Genehmigung: der Herausgeber, *Clinical Radiology*, und Glees *et al* [6.9].)

Ultraschallbefunde wurden mit denen aus einer Untersuchung mit Isotopen und einer Leberpunktion bei 52 Patienten mit einer Hodgkinkrankheit und Lymphomen (ohne Hodgkin-Krankheit) verglichen [6.9]. Dabei wurde festgestellt, daß sich der Ultraschall besonders beim Ausschließen einer Leberstörung als wertvoll erwies, wobei eine Übereinstimmung von 78 % erreicht wurde. Die verbleibenden 22 % waren falsch-negativ. Dem stehen 61 % falsch-negative Resultate bei einer Untersuchung mit Isotopen gegenüber. Es handelte sich um eine Patientengruppe, bei denen jede kleinste Lebererkrankung sie von einer Laparotomie ausgeschlossen hätte, so daß kein eindeutiges Ergebnis der Leberpathologie vorlag bzw. nur bei 12 % der Patienten, bei denen eine Laparotomie vorgenommen wurde. Demnach muß die Vorhersage einer Leberstörung mit 56 %, die mit dem Ultraschall aufgestellt wurde und die nicht sehr eindrucksvoll aussieht, mit der Genauigkeit von nur 33 % für Mehrfachnadelpunktionen verglichen werden.

In einer anderen Studie [6.28] wurde bei 70 Patientinnen, bei denen ein Mammakarzinom festgestellt worden war, eine Kontrolluntersuchung vorgenommen. Die Ultraschalluntersuchung der Leber wurde mit der Vorhersage von Veränderungen verglichen, die sich auf klinische Untersuchungen, alkalische Phosphatase-Bestimmungen und eine Untersuchung mit Isotopen stützte. Der Ultraschall erwies sich beim Ausschließen einer Leberstörung allen anderen Methoden überlegen, und er war auch einer klinischen Untersuchung und Untersuchungen mit Isotopen bei der Vorhersage einer Veränderung überlegen.

Obwohl sich diese Resultate auf eine Erfahrung bei ganztätiger Arbeit mit Ultraschallmethoden stützen, können weitere, verbesserte Resultate dank einer größeren Erfahrung und technischen Verbesserung erwartet werden. Es zeigt sich jedoch schon heute, daß die Graustufenmethode ein nützliches Gerät bei der Untersuchung einer Lebererkrankung zu werden verspricht.

(e) Die Leberpunktion

Dank der Möglichkeit, die Leberbeschaffenheit zunehmend detaillierter darstellen zu können, kann eine anschließende Leberpunktion, im allgemeinen ein für seine Ungenauigkeit berüchtigtes Verfahren, in jedem Bereich mit einem anomalen Ultraschallmuster durchgeführt werden. Das gelang der Gruppe in Kopenhagen mit beachtlichem Erfolg [6.27]. Da sich die Leber mit der Gefäßpulsierung beträchtlich bewegt, würde eine fortlaufende Real-time-Bilddarstellung für diesen Vorgang jedoch die Methode wesentlich erleichtern. Mit den technischen Verbesserungen sollten auch die Anwendungen wie z. B. die mit dem Ultraschall geleitete Leberpunktion deutlich an Zahl zunehmen.

(f) Die Bestimmung des Lebervolumens

Das Lebervolumen kann aus den Flächen einer Serie von Längsschnitten durch die Leber, die zu einem Volumen integriert werden können, bestimmt werden [6.18]. Wegen der unregelmäßigen Form der Leber sind diese Berechnungen nicht einfach, und deshalb werden sie am besten mit einem Computer durchgeführt. Eine einfache und klinisch wertvolle Alternative ist die Messung der Entfernung von der oberen zur unteren Lebergrenze in einer gegebenen Schnittebene, wobei man eine Messung erhält, die mit Kontrolluntersuchungen über einen längeren Zeitraum hinweg verglichen werden kann.

6.2. Das Gallengangsystem

Ein wesentlicher Grund für die Darstellung des Gallengangssystems liegt in der Unterscheidung zwischen intra- und extrahepatischen Ursache eines Gallengangsverschlusses, und das kann ein schwieriges diagnostisches Problem aufwerfen. Die gegenwärtig verwendeten röntgenologischen Methoden umfassen die orale und intravenöse Cholangiographie, sie haben aber kaum Aussicht auf Erfolg, wenn das Bilirubin im Serum 3 mg pro Hundert ml überschreitet [6.29]. Die perkutane Cholangiographie schließt ein wesentliches Risiko eines Choleperitoneums ein und wird deshalb im allgemeinen nur sofort nach einer Operation vorgenommen. Die neue Methode einer endoskopischen, retrograden Cholangiopankreatographie (ERCP) ist bei 90 % der Patienten mit einem Ikterus diagnostisch erfolgreich [6.4], aber sie ist intrusiv und erfordert eine beträchtliche manuelle Geschicklichkeit. Die Laparotomie und die Leberpunktion haben einen hohen diagnostischen Wert, aber sie können ein Leberversagen beschleunigen, wenn sie kurz nach dem Beginn eines Ikterus durchgeführt werden [6.3, 6.11]. In dieser Situation bedeutet eine nicht invasive Methode eine wertvolle Ergänzung, und die Ultraschalluntersuchung scheint sehr genau zu sein.

Am Anfang war man der Ansicht, daß die intrahepatischen Ursachen eines Ikterus von extrahepatischen Ursachen zu unterscheiden seien, aber anschließende Erfahrungen bestätigten diese Annahme nicht [6.23, 6.24]. Erweiterte Gallenblasen und Gallensteine wurden berücksichtigt, und diese Beobachtungen können oft bei der Diagnose eines extrahepatischen Ikterus behilflich sein. Die Gallenblase kommuniziert eventuell nicht mit dem übrigen Gallengangsystem, so daß sich die auf seine Dismensionen stützenden Folgerungen als falsch erweisen und es der Zustand der Gallenkanälchen, der Gallengänge und des Ductus choledochus ist, der sich am wertvollsten erweist. Diese Gefäße wurden mit der Real-time-Methode [6.42] und mit einer erhöhten Auflösung mit der Graustufenmethode dargestellt [6.33, 6.34, 6.36].

6.3. Die Gallenblase

Die erweiterte Gallenblase ist im wesentlichen eine oberflächennahe Zyste, und sie kann demnach mühelos mit praktisch jedem B-Bild-Gerät dargestellt werden. Eine wegen einer chronischen Pankreatitis stark erweiterte Gallenblase ist in Abildung 6.12 zu sehen. Die Gallengänge sind anormal erweitert, was bedeutet, daß die Gallenblase nicht nur eine einfache Muko-

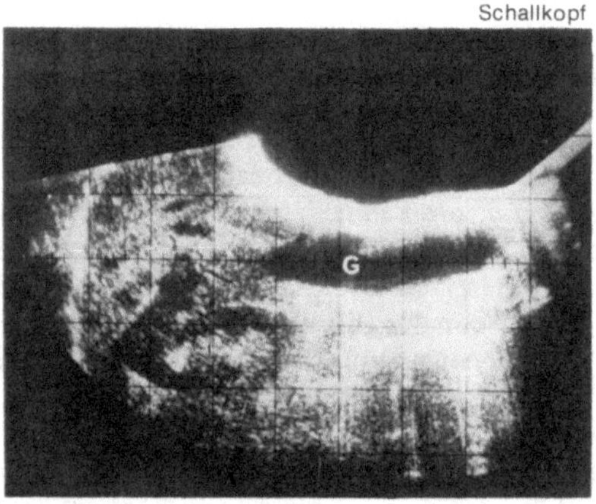

Abb. 6.12 Paramedianes Leberschnittbild. Eine grob erweiterte Gallenblase (G) ist zu sehen und in der Leber gleichzeitig erweiterte Gallengänge.

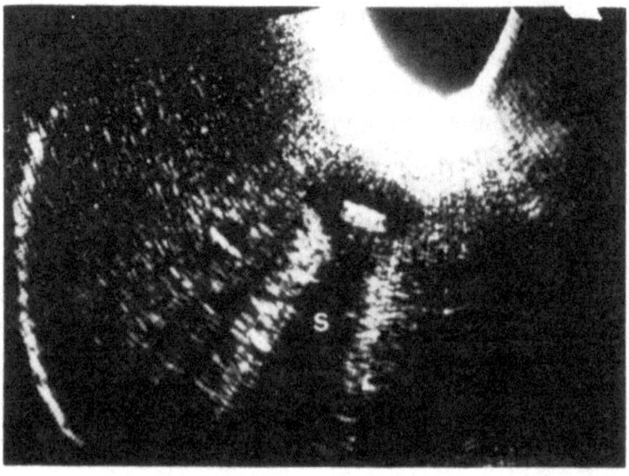

Abb. 6.13 Paramedianes Leberschnittbild, zeigt einen einzelnen Gallenstein in der Gallenblase, der einen deutlichen Schatten (S) auf der schallkopffernten Seite wirft, der auf die starke Dämpfung des Steins zurückgeht.

zele darstellt, sondern daß hier eine mehr distale Gallenstauung vorliegt.

Gallensteine sind gut zu sehen, wie in Abbildung 6.13 gezeigt, selbst wenn sie nicht röntgenpositiv sind. Ein wichtiges diagnostisches Merkmal ist der deutliche Schatteneffekt über den Stein hinaus, der auf die starke Dämpfung des Strahls durch den Stein zurückzuführen ist. Dieser Schatten kann deutlicher als der Stein sein, man sollte aber vorsichtig sein, da die Anordnung des spiralenförmigen Ventils am Gallenblasenhals bei allen normalen Patienten einen Schatten wirft, den man nicht mit dem eines Steins verwechseln sollte [6.34]. Ebenso sorgfältig sollte man alle Schatteneffekte durch die Luft im Kolon ausschließen. Noch gibt es keine Angaben darüber, mit welcher Genauigkeit Gallensteine gefunden werden können, da es sich jedoch um eine tomographische Methode handelt, werden kleine Steine leicht übersehen.

Ein erweiterter Ductus choledochus kann bei einigen Patienten (Abbildung 6.14) in einem paramedianen Schnitt, 20 mm rechts von der Mittellinie aufgenommen, gut zu erkennen sein. Wenn man ihn nach caudal verfolgen kann, ist die genaue Lage der extrahepatischen Gallenstauung zu sehen. In Abbildung 6.14 kann man den erweiterten Ductus choledochus 70 mm unterhalb der Porta hepatis verfolgen, und das ist auch die Gesamtlänge des Gangs. Wegen eines in der Papilla vateri eingekeilten Steins gibt es am unteren Ende des Gangs einen Schatten. Obwohl dies eine korrekte Differenzierung zwischen extra- und intrahepatischen Ursachen eines gal-

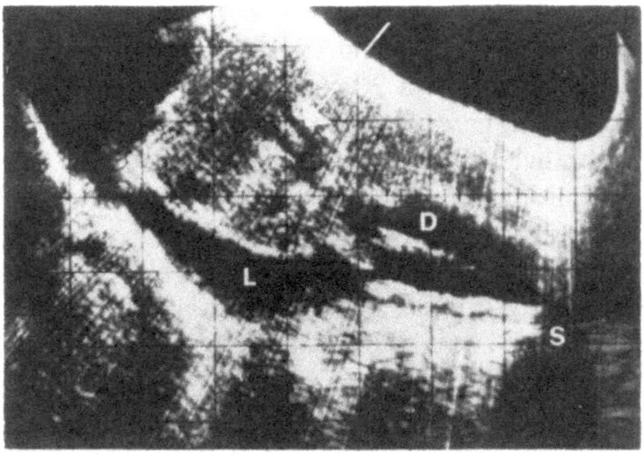

Abb. 6.14 Paramedianes Leberschnittbild (vergl. Abb. 6.3), zeigt das Lumen der Vena cava inferior im Hintergrund (L). Der erweiterte Ductus choledochus (D) hat eine typische Form und Erscheinung und kann bis zur Gegend des Zwölffingerdarms unten verfolgt werden. Es liegt eine Erweiterung der intrahepatischen Gallengänge (siehe Pfeil) vor, die für eine extrahepatische Gallenstauung pathognomonisch ist, selbst wenn der Ductus choledochus nicht dargestellt werden kann. Ursache der Gallenstauung war ein Karzinom der Papilla vateri, in die ein Gallenstein eingekeilt war. Das Vorhandensein des Gallensteins kann aus dem Schatten (S) entnommen werden.

lenflußhindernden Ikterus erlaubte, war dieser Befund nicht die einzige Diagnose, da der Stein an dieser Stelle wegen eines Ampullenkarzinoms eingekeilt war. Bei derartigen Schnitten wurden erfolgreich 25 Fälle eines Pankreaskarzinoms festgestellt. Bei Patienten, die jedoch schon vor der Einweisung bettlägerig waren, verhinderte die Luft in dem Quercolon oft die richtige Darstellung der Pankreasgegend. Wegen des hohen Wertes der Ultraschalldiagnose ist eine Stuhlentleerung gerechtfertigt, ein kleiner Eingriff verglichen mit den Maßnahmen anderer Methoden. Es ist praktisch stets möglich, die Lebersubstanz nahe der Mittellinie darzustellen, und die H-förmige Konfiguration der erweiterten Gallengänge (in Abbildung 6.14 mit einem Pfeil gekennzeichnet) ist für eine Gallengangserweiterung pathognomonisch. Diese kleinen Gänge erscheinen nicht im Bild, wenn sie normal groß sind. Diese Beobachtung erlaubte eine korrekte Diagnose bei 64 der 66 Patienten, die wegen einer extrahepatischen Gallenstauung für eine Laparotomie überwiesen wurden. Ebenso wichtig ist es, daß eine intrahepatische Ursache eines gallenflußhindernden Ikterus bei weiteren 38 Patienten korrekt vorhergesagt wurde [6.40]. Technische Einschränkungen können eine endgültige Diagnose erschweren oder sie unmöglich machen, aber die grundsätzliche Unterscheidung zwischen einer Stauung auf der Ebene der kleinen Gallengänge und der großen sollte eine der sehr bedeutenden Anwendungen des Ultraschalls in der Diagnose werden.

6.4. Die Milz

Das Milzvolumen wurde anhand einer Serie von Querabtastungen bestimmt, die in einem Abstand von 20 mm vorgenommen wurden, und es wurde eine gute Korrelation zu dem Milzgewicht erreicht [6.18]. Bei der Verwendung herkömmlicher Apparate hat man bemerkt, daß keine besonderen Muster in Verbindung mit einer bestimmten Pathologie beschrieben wurden [6.1]. Allerdings wirft die Milz sehr schwache Echos zurück, so daß Graustufenmethoden für eine Untersuchung der Milzbeschaffenheit notwendig sind, da nur diese Apparate gegenwärtig als einzige niedrige Echos empfangen und darstellen. Aber selbst in diesem Fall braucht man für die zuverlässige Unterscheidung maligner Veränderungen der Milz ein besseres Signal-Rausch-Verhältnis.

Drei Kategorien einer Milzbeschaffenheit wurden beschrieben [6.39]. Eine deutliche Splenomegalie, die sehr schwache Echos zurückwirft und demnach groß und schwarz erscheint, wie in Abbildung 6.15a gezeigt, wurde bisher nur bei malignen Ursachen einer Splenomegalie nachgewiesen, d. h. bei Lymphomen und Leukämien. Es gibt eine Gruppe von Erkrankungen, die eine Splenomegalie verursachen, bei denen man mitunter starke Echos sieht. Diese Gruppe besteht aus benignen Erkrankungen, umfaßt die Splenomegalie, die auf Pfortaderhochdruck, Myelofibrose und die

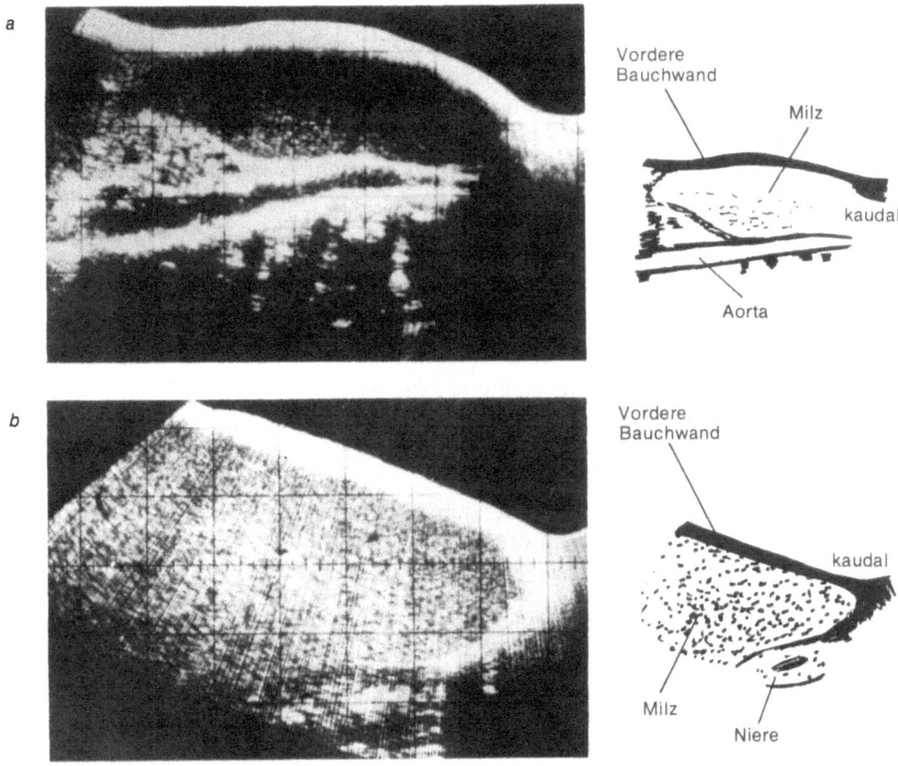

Abb. 6.15 (*a*) Paramedianes Milzschnittbild mit der Aorta im Hintergrund. Die Milz wirft bei der Standardstärkeregelung schwache Echos zurück, ist aber verhältnismäßig homogen. Die Bilder stimmen mit denen einer behandelten Leukämie überein. Bei einer fehlenden Behandlung werden die schwachen Echos nicht aufgezeichnet. Die Bilder ändern sich mit der Verstärkerreglung, die deshalb konstant gehalten werden sollte. (*b*) Paramedianes Milzschnittbild zeigt die linke Niere im Hintergrund. Man beachte die regelmäßig verteilten, sehr starken Echos in der gesamten Milzsubstanz bei unveränderter Verstärkereinstellung. Diese Erscheinungsbilder weisen fast stets auf nicht maligne, chronische Entzündungsursachen bei Splenomegalie hin. Bei diesem Patienten wurde eine Brucellose festgestellt.

nicht tropische Splenomegalie zurückgeht. Eine dritte Gruppe schließt Entzündungsvorgänge als Ursache einer Splenomegalie ein wie Tuberkulose, Brucellose, Sarkoidose und Malaria. Diese Gruppe wirft starke Echos zurück, so daß die Milzkonsistenz weiß erscheint, wie in Abbildung 6.15b gezeigt. Myeloproliferative Störungen, bei denen beträchtliche Kollagenmengen vorhanden sein können, simulieren einen chronischen Entzündungszustand, was gelegentlich auch bei Lymphomen der Fall ist.

Diese drei Gruppen der Milzkonsistenz sind nur früheste Beobachtungen, aber sie weisen darauf hin, daß die Grauskalamethode gute Aussichten in der Differentialdiagnose einer chronischen Splenomegalie hat; hierbei handelt es sich um ein schwieriges diagnostisches Problem mit unterschiedlichen Methoden. Es ist ebenso offensichtlich, daß die Milzbeschaffenheit bei der Entwicklung eines chronischen Entzündungszustands fortlaufende Änderungen aufweist. Das unterstreicht die Forderung nach einer quantitativen Methode, so daß progressive pathologische Veränderungen in der Leber oder Milz in Ultraschallkontrolluntersuchungen gemessen werden können. Das könnte besonders bei der Überwachung der Auswirkungen eines die Leber schädigenden Mittels bei exponierten Personen in der Industrie wichtig sein.

Gegenwärtig werden verschiedene analytische Methoden untersucht, um aus der Untersuchung von Geweben mit einem Ultraschallstrahl mehr quantitative Daten zu erhalten, und angesichts des Umfanges der zur Verfügung stehenden Daten wird man unter Umständen mit einem Computer arbeiten müssen, um die Anzahl der Informationen zu reduzieren. Die Amplitude des A-Scans kann analysiert werden, und man hat festgestellt, daß sie bei einer Zirrhose bedeutend erhöht ist [6.25]. Ähnlich können die drei Kategorien der Milzbeschaffenheit einzeln differenziert werden [6.39]. Bei der Diagnose einer Lebererkrankung kann jedoch die räumliche Verteilung der Echos ebenso wichtig wie ihre Amplitude sein.

Beim gegenwärtigen Wissensstand ist die Ultraschalluntersuchung von Leber und Milz noch eine Kunst; aber mit zunehmendem Gebrauch quantitativer Methoden sollte eine genauere Diagnose und eine geringere Abhängigkeit von der Erfahrung und dem Einfluß des Untersuchers erreicht werden.

Literatur

6.1. Barnett, E. and Morley, P. (1974). The spleen. In *Abdominal Echography*, p. 31. London: Butterworths.

6.2. Butler, T. J. and McCarthy, C. F. (1969). Pyogenic liver abscess. *Gut*, **10**, 389–399.

6.3. Bourke, J. B., Cannon, P. and Ritchie, H. D. (1967). Laparotomy for jaundice. *Lancet*, **2**, 521.

6.4. Cotton, P B. (1972). Cannulation of the papilla of Vater by endoscopy and retrograde cholangiopancreatography (ERCP). *Gut*, **13**, 1014–1025.

6.5. Donald, I., Macvicar, J. and Brown, T. G. (1958). Investigation of abdominal masses by pulsed ultrasound. *Lancet*, **1**, 1188–1194.

6.6. Evans, K. T., McCarthy, C. F., Read, A. E. A. and Wells, P. N. T. (1966). Ultrasound in the diagnosis of liver disease. *Br. med. J.*, **2**, 1368–1369.

6.7. Fields, S. and Dunn, F. (1973). Correlation of echographic visualizability of tissue with biological composition and physiological state. *J. acoust. Soc. Am.*, **54**, 809–812.

6.8. Gilby, E. D. and Taylor, K. J. W. (1975). Ultrasound monitoring of hepatic metastases during chemotherapy. *Br. med. J.*, **1**, 371–373.

6.9. Glees, J. P., Taylor, K. J. W., Gazet, J. C., Peckham, M. J. and McCready, V. R. (1976).

Accuracy of gray-scale ultrasonography of liver and spleen in Hodgkin's disease and the other lymphomas compared with isotope scans. *Clin. Radiol.*, in press.

6.10. Gros, C., Walter, J. P. and Parisot, B. (1972). Echography in liver pathology. *J. Radiol. Electrol. Med. Nucl.*, **53**, 740–741.

6.11. Harville, D. D. and Summerskill, W. H. J. (1963). Surgery in acute hepatitis; causes and effects. *J. Am. med. Ass.*, **257**, 184.

6.12. Hill, C. R. (1974). Interactions of ultrasound with tissues. In *Ultrasound in Medicine*, ed. M. de Vlieger, D. N. White and V. R. McCready, pp. 14–20. Amsterdam: Excerpta Medica.

6.13. Hill, C. R. and Carpenter, D. A. (1976). Ultrasonic echo imaging of tissue: instrumentation. *Br. J. Radiol.*, **49**, 238–243.

6.14. Holm, H. H. (1971). Ultrasonic scanning in the diagnosis of space-occupying lesions of the upper abdomen. *Br. J. Radiol.*, **44**, 24–36.

6.15. Holmes, J. H. (1966). Ultrasonic diagnosis of liver disease. In *Diagnostic Ultrasound*, ed. C. C. Grossman, J. H. Holmes, C. Joyner and E. W. Purnell, pp. 249–265. New York: Plenum Press.

6.16. Howry, D. H. (1965). A brief atlas of diagnostic ultrasonic radiologic results. *Radiol. Clin. N. Am.*, **3**, 433–452.

6.17. Igawa, K. and Miyagishi, T. (1972). the use of scintillation and ultrasonic-scanning to disclose polycystic kidneys and liver. *J. Urol.*, **108**, 685–688.

6.18. Kardel, T., Holm, H. H., Rasmussen, S. N. and Mortensen, T. (1971). Ultrasonic determination of liver and spleen volume. *Scand. J. clin. lab. Invest.*, **27**, 123–128.

6.19. Kossoff, G. (1972). Improved techniques in ultrasonic cross-sectional echography. *Ultrasonics*, **10**, 221–227.

6.20. Kossoff, G. (1974). Display techniques in ultrasound pulse echo investigations: a review. *J. clin. Ultrasound*, **2**, 61–72.

6.21. Kossoff, G. and Garrett, W. J. (1972). Ultrasonic film echography in gynecology and obstetrics. *Obstet. Gynec., N. Y.*, **40**, 229–305.

6.22. Leyton, B., Halpern, S., Leopold, G. and Hagen, S. (1973). Correlation of ultrasound and colloid scintiscan studies of the normal and disease liver. *J. nucl. Med.*, **14**, 27–33.

6.23. McCarthy, C. F., Davies, E. R., Wells, P. N. T., Ross, F. G. M., Follett, D. H., Muir, K. M. and Read, A. E. (1970). Comparision of ultrasonic and isotopic scanning in the diagnosis of liver disease. *Br. J. Radiol.*, **43**, 100–109.

6.24. McCarthy, C. F. Read, A. E. A., Ross, F. G. M. and Wells, P. N. T. (1967). Ultrasonic scanning of the liver. *Quart. J. Med.*, **36**, 517–524.

6.25. Mountford, R. A. and Wells, P. N. T. (1972). Ultrasonic liver scanning: the A-scan in the normal and in cirrhosis. *Phys. Med. Biol.*, **17**, 261–269.

6.26. Ostrum, B. J., Goldberg, B. B. and Isard, H. J. (1967). A-mode ultrasound differentiation of soft tissue masses. *Radiology*, **88**, 745–749.

6.27. Rasmussen, S. N., Holm, H. H., Kristensen, J. K. and Barlebo, H. (1972). Ultrasonically guided liver biopsy. *Br. med. J.*, **2**, 500–502.

6.28. Smith, I. A., Taylor, K. J. W., Peckham, M. J., Gazet, J. C., and McCready, V. R., (1976). Comparison of gray-scale ultrasound with other methods for detection of liver metastases from carcinoma of the breast. *J. clin. Oncol.*, in press.

6.29. Sutton, D. (Ed.). (1969). *Textbook of Radiology*, p. 711. Edinburgh: Livingstone.

6.30. Taylor, K. J. W. (1974). Ultrasonic patterns of tumors of the liver. *J. clin. Ultrasound*, **2**, 74–76.

6.31. Taylor, K. J. W. (1975). Gray-scale ultrasound imaging: diagnosis of metastatic cystadenocarcinoma of ovary. *Br. J. Radiol.*, **48**, 937–939.

6.32. Taylor, K. J. W. and Carpenter, D. A. (1974). Comparison of radioisotope and ultrasound examination in the investigation of hepatobiliary disease. In *Ultrasound in Medicine*, ed. D. White, vol. 1, pp. 159–167. New York: Plenum Press.

6.33. Taylor, K. J. W. and Carpenter, D. A. (1974). Gray-scale ultrasonography in the investigation of obstructive jaundice. *Lancet*, **2**, 586–587.

6.34. Taylor, K. J. W. and Carpenter, D. A. (1975). The anatomy and pathology of the porta hepatis and biliary tree demonstrated by gray-scale ultrasonography. *J. clin. Ultrasound,* **3**, 117–119.
6.35. Taylor, K. J. W., Carpenter, D. A. and McCready, V. R. (1973). Gray-scale echography in the diagnosis of intrahepatic disease. *J. clin. Ultrasound,* **1**, 284–288.
6.36. Taylor, K. J. W., Carpenter, D. A. and McCready, V. R. (1974). Ultrasound and scintigraphy in the differential diagnosis of obstructive jaundice. *J. clin. Ultrasound,* **2**, 105–116.
6.37. Taylor, K. J. W. and Hill, C. R. (1975). Scanning techniques in gray-scale ultrasonography. *Br. J. Radiol.,* **48**, 918–920.
6.38. Taylor, K. J. W. and McCready, V. R. (1976). A clinical evluation of gray-scale ultrasonography, *Br. J. Radiol.,* **49**, 244–252.
6.39. Taylor, K. J. W. and Milan, J. (1976). Differential diagnosis of chronic splenomegaly: clinical observations and digital A-scan analysis. *Br. J. Radiol.,* **49**, 519–525.
6.40. Taylor, K. J. W. (1975). *Gray-scale Ultrasonography in the Investigation of Hepatobiliary Disease and Chronic Splenomegaly.* M. D. Thesis, University of London.
6.41. Wang, H. F., Wang, C. E., Chang, C. P., Kao, , J. Y., Yu, L. and Chiang, Y. N. (1964). The application and value of ultrasonic diagnosis of liver abscesses: a report of 218 cases. *Chin. med. J.,* **83**, 133–140.
6.42. Weill, F., Bourgoin, A., Aucant, D., Eisencher, A., Faivre, M. and Gillet, M. (1974). L'exploration tomo-echographique des dilatations de la voie biliare principale. *Arch. Fr. app. Dig.,* **63**, 453–472.

Weiterführende Literatur

Lutz, H. (1978). *Ultraschalldiagnostik (B-scan) in der Inneren Medizin.* Berlin, Heidelberg, New York: Springer.
Schneekloth, G., Frank, Th., Albers, G. (1977). *Ultraschalltomographie abdomineller Organe und der Schilddrüse im Grey-Scale-Bild.* Stuttgart: Enke.

7. Die Ultraschall-Untersuchung des Herzens

F. G. M. Ross

7.1. Einleitung

Die Echokardiographie[1] wurde 1954 von Edler und Hertz [7.11] eingeführt. Sie zeigten, daß verschiedene Strukturen innerhalb des Herzens den Ultraschall reflektieren und daß Echos von dem Herzen innerhalb des unversehrten Thorax nachgewiesen werden können. Sie nahmen an, daß die bei Patienten mit einer Mitralstenose erhaltene Aufzeichnung von der vorderen Wand der linken Vorkammer kommt. Dieser Ansicht waren auch andere Forscher, aber 1961 bewies Edler [7.8], daß Echos tatsächlich von den Flächen der Mitral-, Aorten- und Trikuspidalklappe nachgewiesen werden können. Diese Methode wurde anschließend konsequent bei der Untersuchung von Patienten weiterentwickelt, die an Veränderungen der Mitralklappe leiden [7.10], vor allem weil sich diese Struktur mit dem Ultraschall bei weitem am einfachsten lokalisieren und untersuchen läßt. Schon bald erwies sich die Methode als eine klinisch nützliche Technik zur Ermittlung eines Perikardergusses [7.36]. Später wurde die Anwendung der Echokardiographie bedeutend erweitert, um die Untersuchung der Herzwände wie auch der Klappen zu erfassen und so ihren Wert auf die Bestimmung der Herzfunktion zu erweitern.

Es ist möglich, mehrere wichtige Reflexionsstrukturen innerhalb des Herzens eindeutig zu identifizieren, wobei eine Methode angewandt wird [7.19], die auf der Injektion eines Ultraschallkontrastmittels während der Katheterisierung der verschiedenen Herzkammern beruht. Diese Injektion erzeugt eine Kavernenbildung im Blut an der Spitze des Katheters, und die resultierenden zinnartigen Blasen können mit dem Ultraschall leicht erkannt werden. Diese originelle Technik ist weiterentwickelt worden, um den Nachweis intrakardialer Shunts zu ermöglichen [7.42].

7.2. Anatomie

Die Vorderseite des Herzens ist normalerweise von Lunge und Pleura verdeckt, abgesehen von einer kleinen dreieckigen Fläche in der linken, para-

---

[1] Die Untersuchung des Herzens mit einem Impuls-Echo-Ultraschall ist als *Echokardiographie* oder *Ultraschallkardiographie* bekannt. Der zuerst genannte Begriff wurde von dem American Institute of Ultrasound in Medicine [7.13] für diese wichtige Untersuchung übernommen, und dieser Begriff wird denn auch fast ausschließlich verwendet.

sternalen Gegend im Bereich des dritten oder vierten Rippenknorpels. Wenn der Ultraschallkopf über dieser Fläche zwischen zwei Rippenknorpeln oder Rippen aufgesetzt wird, verläuft das Ultraschallfeld nach dorsal nacheinander durch die Haut, das subkutane Fettgewebe, die Zwischenrippenmuskeln, die beiden Schichten des Perikards, die vordere Wand des Herzens, den Hohlraum des rechten Ventrikels, den vorderen Zipfel der Mitralklappe, die Öffnung der Mitralklappe, den Hohlraum des linken Vorhofs und seiner hinteren Wand und schließlich die beiden Schichten des Perikards dorsal. Ziemlich häufig tritt das Schallfeld in die linke Ventrikelhöhle ein, indem es direkt das Septum interventrikulare durchquert, ohne daß es zunächst die rechte Ventrikelhöhle passiert. Der genaue anatomische Verlauf, den das Ultraschallfeld nimmt, hängt von der Ausrichtung des Herzens in bezug auf die Lage des Schallkopfes auf der Brustwand ab. Manchmal ist das Herz um seine senkrechte Achse gedreht – allgemein das Ergebnis einer individuellen Kammervergrößerung – [7.4]. Dies muß man bei einer Echokardiographie berücksichtigen.

Die Mitralklappe (Valva atrioventricularis sinistra) besteht aus einer von dem Annulus fibrosus umgebenen Öffnung, der aus einem Ring von fibrösem Gewebe besteht. An diesem Ring sind die dünnen, membranartigen Klappenzipfel an ihrer Unterseite befestigt. Der größte liegt anteromedial und der kleinste posterolateral; außerdem gibt es noch zwei weitere sehr kleine Zipfel an den Kommissuren zwischen den größeren Zipfeln. Nahe am freien Rand der Zipfel setzen eine Serie feiner, fadenähnlicher Strukturen an (die Chordae tendineae), deren anderes Ende an zwei kegelförmigen Papillarmuskeln befestigt ist, die aus den Wänden in die Höhle des linken Ventrikels vorspringen. Gelegentlich sind die Chordae tendineae bei einem normalen Herzen muskulös, und der Papillarmuskel setzt direkt an den Klappenzipfel an. Die Chordae tendineae haben die Aufgabe, die Klappenzipfel während der Ventrikelkontraktion an einer Umkehrung in den linken Vorhof zu hindern.

In der Fortsetzung des Ringes der Mitralklappe, aber leicht kranial, ventral und rechts davon liegt die Aortenklappe (Valvae aortae). Sie hat einen rechten und einen linken vorderen (koronaren) Zipfel und einen hinteren (nicht koronaren) Zipfel; keiner der Zipfel wird von Chordae tendineae getragen. Die Aorta erstreckt sich nach kranial und rechts von der Aortenklappe. Die hintere Wand der Aorta ist die Fortsetzung des vorderen Zipfels der Mitralklappe und die vordere Wand der Aorta ist die Fortsetzung der interventrikulären Scheidewand (Septum interventriculare).

Kaudal, rechts und vor der Mitralklappe liegt die Trikuspidalklappe (Valva atrioventricularis dextra). Sie hat einen vorderen, einen mittleren (septalen) und einen oder zwei hintere Zipfel, an denen Chordae tendineae zur rechten Ventrikelseite befestigt sind. Die Pulmonalklappe (Valvae trunci pulmonalis), die einen vorderen und zwei hintere Zipfel hat, liegt kranial links und ventral der Aortenklappe. Ihre Zipfel sind wie die der

Aortenklappe taschenförmig und werden nicht von Chordae tendineae getragen.

Die interventrikulare Scheidewand trennt den rechten Ventrikel, der vorn und rechts liegt, von dem linken Ventrikel, der hinten und links liegt. Die Scheidewand ist in einem Winkel zur waagerechten Ebene von hinten nach vorne geneigt, und ihr Neigungswinkel ist beim normalen Menschen und auch bei pathologischen Zuständen des Herzens unterschiedlich. Die Scheidewand besteht zum größten Teil ihrer Länge aus dickem Muskel, aber unmittelbar unterhalb der Aorta ist sie membranartig.

Das Herz mit den proximalen Teilen der Aorta, Lungenschlagader und Vena cava superior ist innerhalb der beiden Schichten des Perikards angelegt. In Tabelle 7.1 sind die normalen Abmessungen dieser Strukturen angegeben.

Tabelle 7.1 Herzmaße: Normalwerte beim Erwachsenen [7.13].

	Mittelwert (mm)	Schwankungsbreite (mm)
Durchmesser des rechten Ventrikels (auf dem Rücken liegend)	15	7–23
Innerer Durchmesser des linken Ventrikels	46	35–56
Hintere Wanddicke des linken Ventrikels	9	7–11
Dicke der interventrikularen Scheidewand	9	7–11
Durchmesser des linken Vorhofes	29	19–40
Aortenwurzel	27	20–37
Öffnung der Aortenklappe	19	16–26

7.3. Die Ultraschall-Untersuchung

7.3.1. Allgemeines

Um eine schnelle Herzfrequenz zu vermeiden, eventuell durch Angst verursacht, sollte dem Patienten vor der Untersuchung das Verfahren erklärt werden, wie ein Echokardiogramm entsteht. Dabei sollte besonders betont werden, daß er keinerlei Unbehagen verspüren wird, und auch sonst sollte sich der Patient so wohl wie möglich fühlen. Je schneller die Herzfrequenz ist, desto weniger ist es wahrscheinlich, daß man ein gutes Echokardiogramm erhält; bei sehr schnellen Herzfrequenzen sind keine zufriedenstellenden Aufzeichnungen möglich. Die meisten Untersucher nehmen die Echos der Mitralklappe als einen Anhaltspunkt, von dem aus das übrige

Herz untersucht werden kann. Deshalb soll zunächst mit der Beschreibung der Untersuchung der Mitralklappe begonnen werden.

7.3.2. Mitralklappe

Der Patient liegt bequem auf einer Liege, die geneigt ist, um die Schultern um einen Winkel von etwa 10–15° anzuheben. Die Elektrodenkontakte für den Elektrokardiographen werden befestigt, so daß eine Korrelation zwischen EKG und Echokardiogramm hergestellt werden kann. Manchmal ist das zusätzliche Anbringen eines Phonokardiographenmikrofons an der Brust ebenfalls nützlich. Über die zu untersuchende Fläche wird ein flüssiges Koppelungsmittel (flüssiges Paraffin, Olivenöl oder ein handelsübliches Gel) auf die Haut der Brustvorderseite gestrichen. Der dritte Interkostalraum wird durch Palpation aufgesucht und der Ultraschallkopf dort aufgesetzt, und zwar ungefähr 10 mm links vom Rand des Sternums. Der Schallkopf wird senkrecht zur Hautoberfläche gehalten oder leicht nach oben und medial in der Richtung zur rechten Schulter abgewinkelt. Dann wird er langsam seitlich bewegt, bis ein Echo aus dem vorderen Zipfel der Mitralklappe nachgewiesen wird. Wenn man aus dem dritten Interkostalraum kein Echo erhält, wird der Raum darunter auf die gleiche Weise untersucht. Gelegentlich muß der fünfte Interkostalraum verwendet werden. Das Echo aus der Mitralklappe erhält man im allgemeinen innerhalb eines Bereiches von 20 oder 30 mm vom Sternalrand. Bei Patienten mit einem großen Herzen muß man den Schallkopf eventuell noch seitlicher aufsetzen. Wird kein Mitralklappenecho nachgewiesen, wenn sich der Patient in einer geneigten Lage befindet, kann die Untersuchung gelingen, wenn der Patient flach liegt oder leicht auf die Seite gedreht wird. Sobald das Echo aus dem vorderen Zipfel der Mitralklappe empfangen wird, wird die Schallkopfstellung korrigiert, indem man die Sonde entweder einige Grade nach oben oder unten, medial oder seitlich winkelt, bis die beste Aufzeichnung (siehe Abschnitt 7.6) mit der größten Bewegungsamplitude nachgewiesen wird. Während der Untersuchung muß der Patient ruhig atmen. Gelegentlich stellt man fest, daß man eine gute Aufzeichnung nur beim Ausatmen erhält. Bei diesen Patienten muß die Untersuchung erfolgen, während der Patient nach dem Ausatmen den Atem anhält. Es sollte betont werden, daß man gute Echokardiogramme der Mitralklappe bei kleinen Kindern verhältnismäßig leicht erhält, vorausgesetzt, das Kind liegt still. Der Untersucher bewegt den Schallkopf über die vordere Brustwand und beobachtet das Bild. Die Stellung der Sonde wird korrigiert, bis das Echo aus dem vorderen Zipfel der Mitralklappe durch seine schlagende Bewegung in einer Tiefe von ungefähr 60–80 mm im sonst echofreien Raum zwischen den Echos aus der interventrikulären Scheidewand vorn und der linken Vorhof- oder Ventrikelwand hinten identifiziert wird. Mit einer leichten Winkelung oder Bewegung des Schallkopfes nach unten aus der besten Stellung für die Aufzeichnung des vorderen Zipfels können im allgemeinen Echos aus dem hinteren Zipfel der Mitralklappe nachgewiesen werden. Man sollte sich bemühen, bei jeder Untersuchung auch Echos aus dem hinteren Zipfel zu erhalten.

7.3.3. Aortenwurzel und Aortenklappe

Echos aus der Aortenwurzel und Aortenklappe können nachgewiesen werden, indem der Schallkopf medial und leicht zum Kopf des Patienten aus der Stellung gewinkelt wird, in der man das Mitralklappenecho erhalten hat [7.19].

7.3.4. Trikuspidalklappe

Echos aus der Trikuspidalklappe können aufgefangen werden, indem man die Sonde nach unten zu den Füßen des Patienten und nach rechts und vorn aus der Stellung zur Aufzeichnung der Mitralklappe abwinkelt. Die Echos aus der Trikuspidalklappe lassen sich am leichtesten bei Patienten mit einer Vergrößerung der rechten Herzseite aufzeichnen.

7.3.5. Pulmonalklappe

Die Untersuchung dieser Klappe ist die schwierigste. Man findet sie, indem die Sonde nach oben und nach links aus der Stellung für die Aortenklappe abgewinkelt wird [7.13].

7.3.6. Ventrikelseptum

Wenn man den Schallkopf nach unten zu den Füßen des Patienten aus der Stellung abwinkelt, in der man die Echos aus der Mitralklappe erhalten hat, erhält man Echos von der vorderen und hinteren Fläche des Ventrikelseptums. Wenn dieses Manöver bei einem Patienten in Rückenlage versagt, kann man mehr Erfolg haben; wenn er zur linken Seite gedreht wird. Darüber hinaus kann das Drehen des Patienten in diese Stellung auch die Untersuchung der Aorten- und Mitralklappe erleichtern.

7.3.7. Hintere Herzwand

Das gleiche für die interventrikuläre Scheidenwand beschriebene Manöver ermöglicht gute Echos aus der hinteren Wand des linken Ventrikels, das so seine innere (endokardiale) und seine äußere (epikardiale) Fläche zeigt, hinter der sich die Echos aus Perikard und Lungenoberfläche befinden. Um den Durchmesser des linken Ventrikels und die Dicke der Scheidewand und der hinteren Wand des linken Ventrikels zu messen, wird ein Punkt unmittelbar im unteren Teil der Mitralklappe gewählt, an dem die Echos aus dem vorderen Zipfel oder den Chordae tendinae noch aufgezeichnet werden können. Die hintere Wand des linken Ventrikels identifiziert man durch ihre Vorwärtsbewegung bei der Systole. Am häufigsten werden Echos aus der hinteren Wand des linken Vorhofes hinter dem Echo aus dem vorderen Zipfel der Mitralklappe nachgewiesen, besonders wenn der Schallkopf aus der Stellung der Mitralklappe nach oben abgewinkelt ist. Die hintere Wand des linken Vorhofes ist von der des linken Ventrikels zu unterscheiden, weil sie sich während der Systole nach hinten bewegt und weil ihre Bewegungsamplitude verhältnismäßig klein ist.

7.3.8. Sektorscan des linken Herzens

Wird die Richtung des Ultraschallfeldes langsam nach unten und seitlich aus der Stellung der aufsteigenden Aorta zur Herzspitze geändert, während auf einem Streifenkurvenaufzeichner eine fortlaufende Aufzeichnung vorgenommen wird, erfolgt eine Aufzeichnung der Bewegungen der verschiedenen Herzstrukturen von der Herzbasis bis zur Spitze [7.13]. Das ist besonders nützlich zur Darstellung der Kontinuität oder fehlenden Kontinuität zwischen den vorderen und hinteren Aortenwänden mit dem Ventrikelseptum bzw. dem vorderen Zipfel der Mitralklappe.

7.3.9. Rechter Ventrikel

Bei den meisten echokardiographischen Untersuchungen erfaßt man die starken proximalen Echos, die aus der vorderen Wand des rechten Ventrikels, dem rechten Ventrikelhohlraum und dem Ventrikelseptum kommen. Sie werden kleiner, wenn sich der Schallkopf in der zur Darstellung des Ventrikelseptums verwendeten Stellung befindet, und der Hohlraum des rechten Ventrikels kann dargestellt werden. Bei einer Vergrößerung des rechten Ventrikels gelingt die Abbildung etwas leichter.

7.3.10. Vorhofseptum

Wird der Schallkopf über dem vierten oder fünften Interkostalraum rechts vom Sternum aufgesetzt und medial und zum Kopf des Patienten hin gerichtet, können Echos aus dem Vorhofseptum in einer Tiefe von 40–60 mm nachgewiesen werden [7.19].

7.4. Ursachen für das Versagen, ein Echokardiogramm der Mitralklappe zu erhalten

Die Ultraschalluntersuchung der Mitralklappe und deshalb im allgemeinen auch des restlichen Herzens gelingt bei 8% der Patienten nicht. Gelegentlich läßt sich dafür keine Erklärung finden, aber in den meisten Fällen geht dieses Versagen auf die eine oder mehrere der folgenden Anormalitäten zurück:

(a) Die Brustwand
Ein häufiger Grund für ein Versagen der Untersuchung ist Fettsucht. Das liegt daran, daß es bei korpulenten Patienten und besonders bei Frauen mit einer starken Brust schwierig sein kann, die Sonde über einem Interkostalraum aufzusetzen und die Lage beizubehalten, wie auch zu verhindern, das Schallfeld auf eine Rippe auffallen zu lassen. Eine ähnliche Situation kann sich auch bei korpulenten Männern mit großen vorderen Brustmuskeln ergeben.

Bei einigen Patienten mit deutlich ausgebildeten Thoraxdeformationen, wobei gleichzeitig eine gewisse Fettleibigkeit vorliegen kann, sind die Form des Brustkorbs und die sich daraus ergebenden Verschiebung des Herzens schuld daran, daß man kein Echokardiogramm erhält. Ähnlich können die Interkostalräume nach einer linksseitigen Brustwanderöffnung besonders für eine Mitralklappendurchtrennung dermaßen verformt und schmal geworden sein, daß eine Echokardiographie unmöglich ist.

(b) Die Lunge
Bei einigen normalen Menschen verdeckt die linke Lunge das Herz vorn vollkommen. Bei Patienten, die an einem Emphysem leiden, ist das Lungenvolumen vergrößert, und die linke Lunge kann sich ausbreiten und die Vorderseite des Herzens verdecken. Bei derartigen Patienten verhindert die luftgefüllte Lunge vor dem Herzen, daß der Ultraschallstrahl ins Herz eindringt.

(c) Das Herz
Bei Patienten mit schnellen Herzfrequenzen (über 80 pro Minute) können die Bewegungen des Klappenzipfels so schnell sein, daß die Interpretation des Echokardiogramms sehr schwierig oder sogar unmöglich ist.

7.5. Normale echographische Bilder

Bei Zeit-Positions-Aufzeichnungen (Abschnitt 2.1.9) der Herzklappenbewegungen werden Ausschläge nach oben im allgemeinen mit Bewegungen der Klappenstruktur zur Ultraschallsonde hin gleichgesetzt. Demnach stellt der Ausschlag der Aufzeichnung nach oben beim vorderen Zipfel der Mitralklappe das Öffnen der Klappe dar.

7.5.1. Mitralklappe

Die Echokardiogramme[1] von Versuchspersonen mit einer normalen Mitralklappe sind in Abbildung 7.1 wiedergegeben.

a

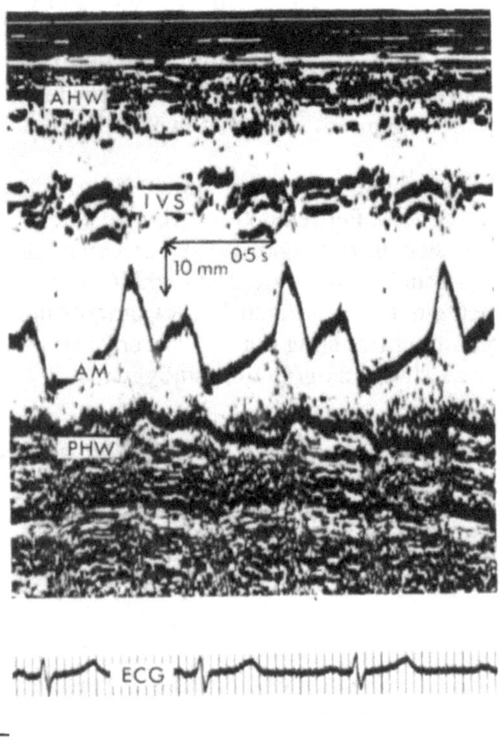

Fig. 7.1.

[1] Drei Arten von Aufzeichnungen illustrieren dieses Kapitel. Die *fotografischen Aufnahmen* entstanden mit einem Eskoline 20 Instrument, die *Streifenkurven* mit dem gleichen Ultraschallsystem und einem Kent-Cambridge Fiberoptik-Papieroszillographen und die *analogen* Aufzeichnungen mit einem speziell für den Anwender gebauten Ultraschallsystem, einem analogen Zeitspannungskonverter [7.47] und einem Mingograf Schreib-Papieroszillographen.

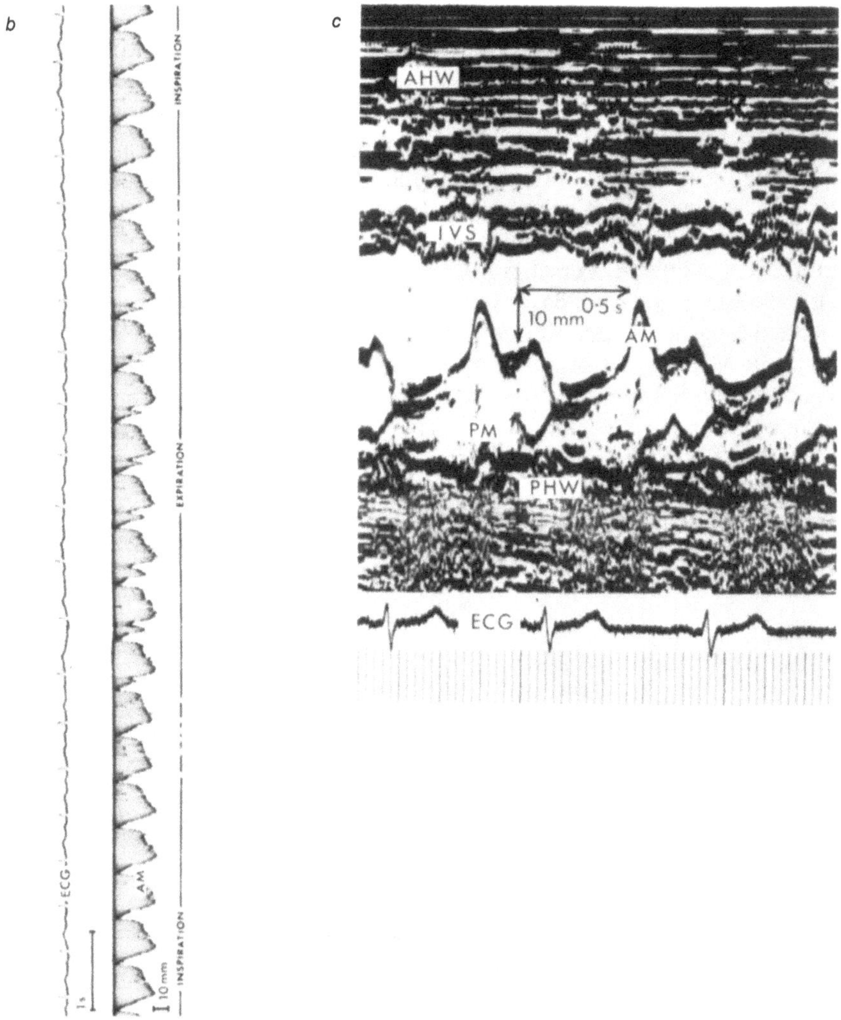

Abb. 7.1 Echokardiogramme einer normalen Mitralklappe. (*a*) Vordere Zipfel. (*b*) Vorderer Zipfel, zeigt, wie *A* Welle beim Einatmen verschwindet. (*c*) Hinterer Zipfel. AHW: vordere Herzwand; AM; vorderer Zipfel der Mitralklappe; IVS: Ventrikelseptum; PHW: hintere Herzwand; PM: hinterer Zipfel der Mitralklappe; ECG: Elektrokardiogramm.

Hinweis: Die fotografisch aufgenommenen Echokardiogramme in diesem Kapitel (wie Abb. 7.1.a und 7.1.c) sind durch Matrizen mit Kalibrierpunkten markiert: Die waagerechte Punkteinteilung entspricht 0,5 s, die senkrechte 10 mm. Die Zeitskala, die auf vielen dieser Aufzeichnungen unten erscheint, entspricht 40 ms je Trennstrich.

(a) Vorderer Zipfel

Während der Kontraktion des linken Vorhofes öffnet sich die Mitralklappe, und das Echokardiogramm des vorderen Zipfels beschreibt einen Ausschlag nach oben zu Punkt *A* (Abb. 7.2.a), ein Vorgang der zeitlich unmittelbar nach der *P*-Welle des Elektrokardiogramms erfolgt. Daraufhin folgt ein schneller Ausschlag nach unten durch Punkt *B* zu Punkt *C* (Abb. 7.2.b), verursacht durch die Kontraktion des linken Ventrikels, die die Klappe schließt. Punkt *C* fällt mit dem ersten Herzton zusammen und stellt die Stellung des maximalen Verschlusses der Mitralklappe dar. Der *A–C*Abfall wird manchmal auch als das „*systolische Gefälle*" bezeichnet. Auf Punkt *C* folgt ein langsamer Anstieg der Kurve zu Punkt *D* (Abb. 7.2.c), verursacht durch die Vorwärtsbewegung der ganzen Klappenstruktur und ihres Rings während der Systole des Ventrikels. Die erste Komponente des zweiten Herztons, der den Zeitpunkt angibt, zu dem sich die Aortenklappe schließt, erfolgt 0,01–0,05 s vor Punkt *D*. Mit der Entspannung des Ventrikels öffnen sich die Klappenzipfel, und die Echokardiogrammkurve schlägt steil nach oben zu Punkt *E* aus, der die Stellung der maximalen Klappenöffnung darstellt (Abb. 7.2.d). Während sich der Ventrikel schnell mit Blut aus dem

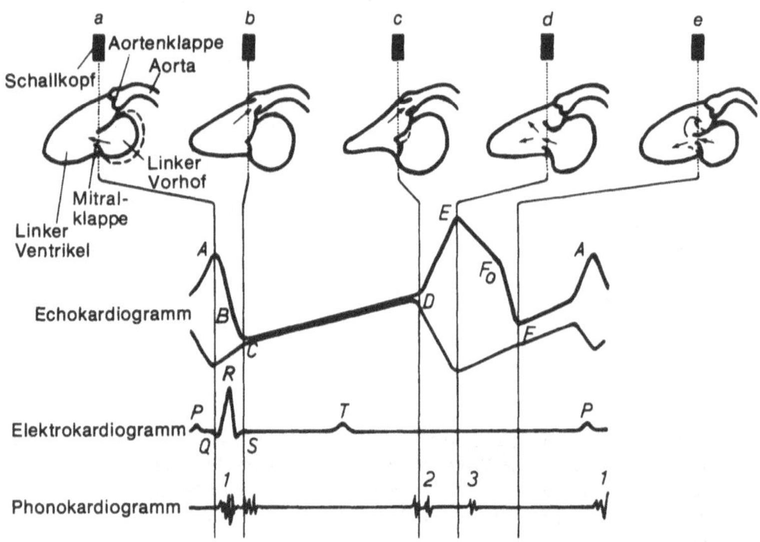

Abb. 7.2 Echokardiogramm einer normalen Mitralklappe, zeigt die zeitabhängige Beziehung zu Elektrokardiogramm und Phonokardiogramm. Die Pfeile geben die Richtungen des Blutstroms in der Skizze von der linken Herzseite an. Auf dem Echokardiogramm entspricht ein zunehmender Ausschlag der obersten Kurve nach unten einer zunehmenden Tiefe des vorderen Klappenzipfels (d. h. Verschluß der Klappe). (*a*) Systole des Vorhofes. (*b*) Frühe Systole des Ventrikels. (*c*) Späte Systole des Ventrikels. (*d*) Diastole des Ventrikels: Phase des schnellen Füllens. (*e*) Späte Diastole des Ventrikels.

linken Vorhof füllt, wird der vordere Zipfel der Klappe aus der offenen Stellung nach hinten gedrückt; daneben schwingt der Klappenring zurück, während sich der Muskel der Ventrikelwände lockert. In dieser Phase kann die Echokardiogrammkurve eine zweiphasige Abwärtsbewegung beschreiben, die manchmal als das „diastolische Gefälle" bezeichnet wird, durch Punkt F_0zu Punkt F (Abb. 7.2.e), wobei der erste Teil des Abfalls (E–F_0) weniger steil als der zweite Teil (F_0–F) ist. Allerdings kann das E–FGefälle auch gerade sein, wenn die beiden Phasen zu einer verschmolzen sind. Nach Punkt F kann die Kurve während der Phase, in der sich der Ventrikel langsam füllt, eine kurze Zeitlang eben bleiben, besonders wenn die Herzfrequenz langsam ist. Nur gelegentlich kann ein schwacher Amplitudenanstieg kurz nach Punkt F zu sehen sein, häufiger geht die Kurve jedoch direkt zur nächsten A Welle über.

Bei jungen Menschen tritt eine Sinusarrhythmie als eine normale Variante des Herzrhythmus auf. In diesem Zustand erhöht sich die Herzfrequenz beim Einatmen und verlangsamt sich beim Ausatmen. Auf dem Echokardiogramm verschmilzt die A Welle mit der E Welle, wenn die Herzfrequenz beim Einatmen schneller wird, und wenn sich das Herz beim Ausatmen verlangsamt, tritt die A Welle erneut getrennt hervor. Wenn demnach die Herzfrequenz schnell ist, zeigt das Echokardiogramm eine Kurve mit einer Spitze, und bei niedrigeren Frequenzen ist es eine Kurve mit zwei Spitzen. Zwischenformen treten auf, wobei die A Welle sehr kurz nach der E Welle erscheint und noch bevor der vordere Zipfel Zeit hatte, irgendeine Strecke in Richtung Schließen während einer frühen Ventrikeldiastole zurückzulegen. Ähnliche Variationen der Bilder beim Echokardiogramm können durch andere Zustände verursacht werden, die zu variablen R-R Intervallen führen.

(b) Hinterer Zipfel

Der hintere Zipfel der Mitralklappe berührt während der Ventrikelsystole den vorderen Zipfel. Die beiden Zipfel trennen sich und bewegen sich während der Diastole in entgegengesetzte Richtungen. Das Echo von dem hinteren Mitralzipfel zeigt die Bewegung des vorderen Zipfels bei der Diastole im Spiegelbild, es hat aber eine kleinere Amplitude. Bei der Systole verschmelzen die Echos aus beiden Zipfeln.

(c) Chordae tendineae

Lineare Echos von den Chordae tendineae können entweder vor dem vorderen Zipfel oder hinter dem hinteren Zipfel bei der Systole zu sehen sein. Im Fall des vorderen Zipfels können sie mehrere Echos erzeugen, die parallel zu denen verlaufen, die aus dem Zipfel kommen.

7.5.2. Aorta und Aortenklappe

Die vorderen und hinteren Wände der aufsteigenden Aorta bewegen sich in parallel zueinander verlaufenden Richtungen, und zwar während der Systole und frühen Diastole vorwärts und während der restlichen Diastole rückwärts. Ein Echokardiogramm ist in Abbildung 7.3 abgebildet. Vor der Aorta liegt der Ausflußkanal des rechten Ventrikels und dahinter der linke Vorhof. Beide Aortenklappenzipfel sind während der Diastole in der Mitte der Aorta als ein lineares Echo zu sehen. Bei der Systole bewegt sich der rechte Koronarzipfel nach vorn und der linke nicht koranere Zipfel nach hinten, und ihre Bewegungen zeigen ein parallelogrammähnliches Muster. Ein feines Zipfelflattern bei der Systole kann als eine normale Erscheinung betrachtet werden.

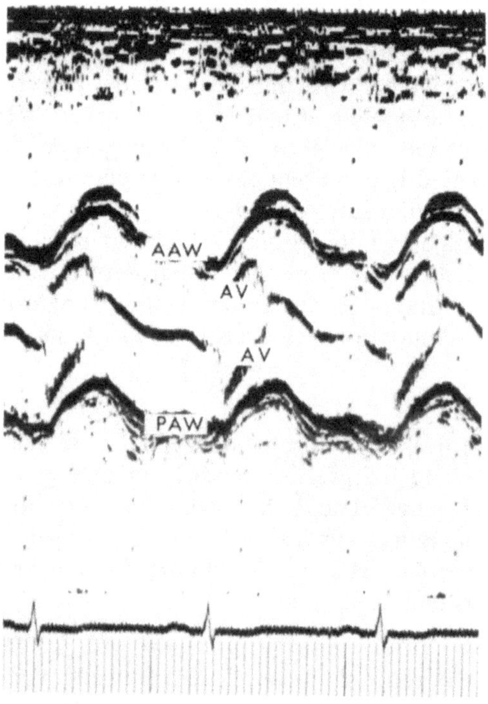

Abb. 7.3 Echokardiogramm einer normalen Aortenklappe. *Schlüssel:* AAW: vordere Aortenwand; AV: Aortenklappenzipfel; PAW: hintere Aortenwand.

7.5.3. Trikuspidalklappe

Die Bewegungen der Zipfel sind denen für die Mitralklappe beschriebenen ähnlich.

7.5.4. Pulmonalklappe

Die Untersuchung dieser Klappe ist wegen ihrer Lage am schwierigsten, und der klinische Wert ihres Echokardiogramms konnte noch nicht entschieden werden.

7.5.5. Linke Ventrikelwände

Die hintere Wand des linken Ventrikels und das Ventrikelseptum bewegen sich in entgegengesetzte Richtungen, nähern sich bei der Systole und gehen bei der Diastole auseinander. Verschiedene Muster einer Scheidewandbewegung wurden beim normalen Menschen beschrieben [7.5].

7.6. Die Qualität der echographischen Aufzeichnung der Mitralklappe

Form und Qualität der echokardiographischen Aufzeichnung hängen zu einem wesentlichen Umfang von dem Teil des Klappenzipfels ab, von dem der Ultraschall reflektiert wird. Das ist in Abbildung 7.4 veranschaulicht. Wenn der Ultraschall von dem Ring reflektiert wird, erhält man ein halbmondförmiges Muster; wenn er von der Zipfelbasis reflektiert wird, erhält man eine normale Kurve mit zwei Spitzen, sie ist aber von einer kleineren Amplitude verglichen mit der Kurve, die man erhält, wenn sich die Meßstelle nahe bei dem freien Zipfelrand befindet.

Wäre der vordere Zipfel eine flache Oberfläche, die sich stets im rechten Winkel zur Richtung des Ultraschallfeldes bewegt, könnte man im allgemeinen gute, klare Kurven erhalten, weil die Echos von einer verhältnismäßig konstanten Amplitude wären. Aber der Zipfel hat eine gekrümmte Oberfläche, die unregelmäßig sein kann, und sie pendelt vor- und rückwärts, wobei sie auf ihrem befestigten peripheren Rand schwingt. Deshalb ist ein normaler Einfallswinkel nicht immer zu erreichen mit dem Ergebnis, daß das Echo eventuell nicht zum Schallkopf zurückgeworfen wird. In diesem Zusammenhang wurde nachgewiesen [7.37], daß die Echoamplitude von einem erkrankten Mitralklappensegel weniger kritisch von einer Winkelbildung abhängt als die einer normalen Klappe. Andererseits kann das Ultraschallfeld über den freien Rand des Zipfels hinausgehen und von einer

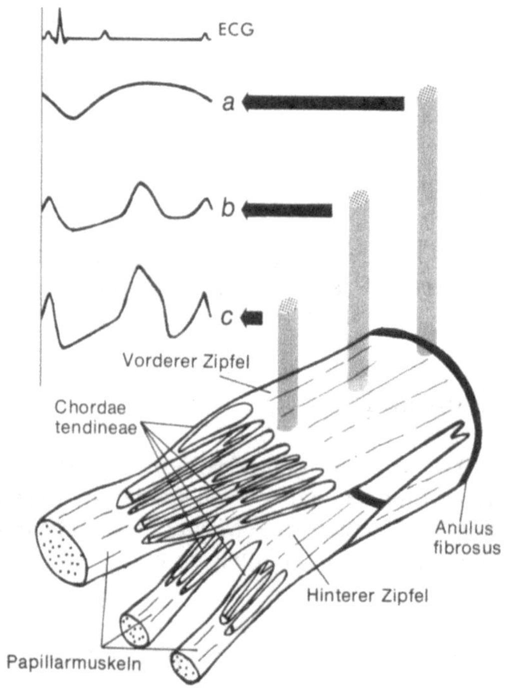

Abb. 7.4 Schematische Darstellung. Variation des Echokardiogramms einer normalen Mitralklappe entsprechend der Lage, in der der vordere Zipfel auf den hinteren Zipfel der Klappe trifft. (*a*) Reflexion von dem Ring. (*b*) Reflexion von einer Stellung ungefähr auf dem halben Weg zwischen dem Ring und dem freien Rand des Zipfels: Das Echokardiogramm hat eine normale Form, aber eine kleine Amplitude und flachen Verlauf. (*c*) Reflexion von der Nähe des freien Randes des Zipfels: Echokardiogramm.

weiter dahinterliegenden Struktur reflektiert werden. In beiden Fällen ist die echokardiographische Aufzeichnung unvollständig, ob sie nun fotografiert oder mit einer fortlaufenden Streifenaufzeichnungstechnik erfolgt ist. Für die genaue Interpretation echokardiographischer Aufzeichnung ist es sehr wichtig, das Auftreten dieser Phänomene zu erkennen.

7.7. Messungen aus dem Echokardiogramm

Für eine Beurteilung von echokardiographischen Aufzeichnungen muß eine Kalibrierung für Entfernungen und Zeit vorhanden sein. Obwohl einige Instrumente während der Herstellung geeicht werden, ist es ratsam, sie regelmäßig zu überprüfen; ein geeignetes Kalibrierobjekt ist weiter unten beschrieben [7.47].

7.7.1. Mitralklappe

(a) Bewegungsgeschwindigkeit

Die Bewegungsgeschwindigkeit des Klappenzipfels (manchmal als das Gefälle des Echokardiogramms bezeichnet) zu jeder Phase des Herzzyklus kann bestimmt werden, indem man eine Linie parallel zu dem entsprechenden Teil des Echokardiogramms zieht und dann die Entfernung zwischen Punkten auf dieser Linie mißt, die durch 1 s getrennt sind. Im allgemeinen wird die Bewegungsgeschwindigkeit bestimmt, die sofort auf den Punkt F_0 folgt, wie in Abbildung 7.5 illustriert. In Tabelle 7.2 sind typische Werte angeführt. Die Geschwindigkeit der Klappenbewegung steht in Beziehung zu verschiedenen klinischen Werten; so gab es in einer Serie [7.20] von 24 Patienten mit einer Mitralstenose eine statistische Korrelation mit dem Pulmonalarterien-Spitzendruck und mit der Fläche der Mitralklappe, die bei der Operation bestimmt wurde. Wenn die Klappenbewegung jedoch sehr eingeschränkt ist, gibt die Bewegungsgeschwindigkeit keinen zuverlässigen Hinweis auf eine Stenose [7.12].

(b) Bewegungsamplitude

Die Entfernung zwischen den Punkten *E* und *C* (Abb. 7.5) stellt nicht nur die Öffnungsbewegung des vorderen Klappenzipfels dar (die ungefähr der Entfernung zwischen den Punkten *D* und *E* entspricht), sondern auch die Vorwärtsbewegung der gesamten Klappenstruktur einschließlich des

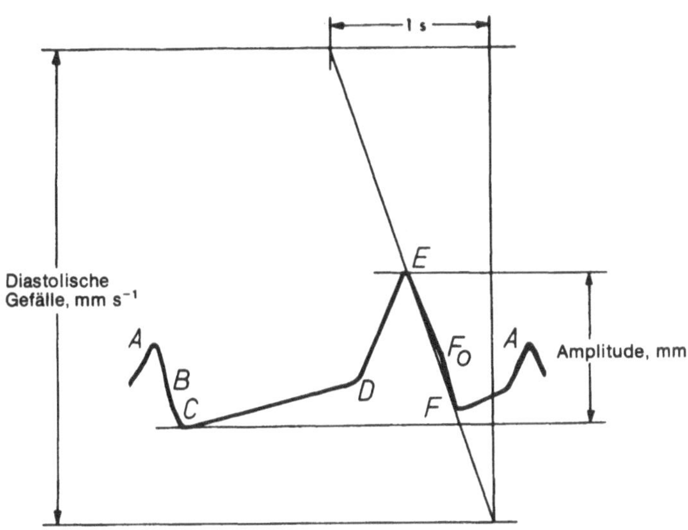

Abb. 7.5 Methoden zur Messung der Bewegungsamplitude (*C* zu *E*) des vorderen Zipfels der Mitralklappe und der Bewegungsgeschwindigkeit (*diastolisches Gefälle*).

Tabelle 7.2 Vorderer Zipfel der Mitralklappe: Bewegungsgeschwindigkeit und -amplitude

	Diastolisches Gefälle (mm s^{-1})		Amplitude (mm)	
	Mittelwert	Schwankungsbreite	Mittelwert	Schwankungsbreite
Bristol Serie	114	70–160	22	14–33
King [7.25]		80–150		20–35
Layton et al. [7.26]	92	58–139		
Madeira et al. [7.30]	173	115–225		
Roger und Summer [7.39]	176	128–234	29	22–41

Rings, die auf Grund der Kontraktion des Ventrikelmuskels bei der Systole eintritt. Typische Werte sind in Tabelle 7.2 angeführt.

(c) Dicke des Klappenzipfels
Eine Bestimmung der Dicke des Klappenzipfels kann bei einer Überprüfung des entsprechenden Echos auf dem A-Bild, einer geeigneten Aufnahme oder einer Streifenaufzeichnung mit einem Zeitpositionsschreiber erfolgen.

7.7.2. Linker Ventrikel

Wertvolle Informationen in bezug auf Größe und Funktion des linken Ventrikels kann man aus einer Messung seines anterioposterioren Durchmessers (innere Abmessung) unmittelbar kaudal zur Ebene der Mitralklappe beziehen. Die Normalwerte sind in Tabelle 7.1 angeführt. Die Messung erfolgt von der linken Seite des Ventrikelseptums zur endokardialen Fläche der linken hinteren Ventrikelherzwand. Die Messungen werden am Ende der Diastole durchgeführt (während der Q-Welle des Elektrokardiographen) und am Ende der Systole (zur Zeit der größten Vorwärtsbewegung der hinteren Herzwand). Das Volumen des linken Ventrikels kann berechnet werden, indem man von seinem inneren Durchmesser die dritte Potenz bildet [7.14]. Diese Berechnung erweist sich als gültig, solange die lange Achse des Ventrikels (Spitze/Basis) gleich der doppelten Länge der kurzen Achse (anterioposteriorer Durchmesser) ist. Da sich der Ventrikel als Reaktion auf eine Erkrankung vergrößert, verringert sich das Verhältnis des langen Durchmessers zum kurzen, und deshalb wird das Volumen um so mehr überbestimmt, je größer der Ventrikel ist.

Das *Schlagvolumen* wird berechnet, indem man das Volumen am Ende der Systole von dem Volumen am Ende der Diastole subtrahiert. Das *Herzminutenvolumen* wird berechnet, indem man das Schlagvolumen mit der Herzfrequenz multipliziert. Der *Auswurfanteil* wird berechnet, indem man das Schlagvolumen durch das diastolische Volumen teilt.

7.7.3. Ventrikelseptum

Die Breite des Ventrikelseptums wird am Ende der Diastole mit dem Ultraschallfeld in der gleichen Stellung gemessen wie die, mit der der innere Durchmesser des linken Ventrikels gemessen wurde. Die Schwankungsbreite der normalen Maße ist in Tabelle 7.1 aufgeführt.

7.7.4. Hintere Herzwand

Die hintere Herzwand besteht aus dem kranial gelegenen linken Vorhof und dem kaudal gelegenen linken Ventrikel, die Mitralklappe trennt beide voneinander. Mit der Echokardiographie können sie leicht voneinander unterschieden werden, weil sich die linke hintere Ventrikelwand bei der Systole vorwärts bewegt, während sich die linke hintere Vorhofwand während der Ventrikelsystole rückwärts bewegt. Die innere endokardiale Oberfläche der linken hinteren Ventrikelwand kann von der äußeren epikardialen Oberfläche unterschieden werden, hinter der sich die Echos von der Lungenoberfläche befinden. Unmittelbar vor der endokardialen Oberfläche kann man Echos von den Chordae tendineae des hinteren Zipfels der Mitralklappe erhalten, und diese müssen von dem endokardialen Echo unterschieden werden. Die Dicke der linken hinteren Ventrikelwand kann an Hand des Abstandes der endokradialen zur epikardialen Oberfläche gemessen werden. Die Normalwerte sind in Tabelle 7.1 aufgeführt. Über die Messungen der Dicke der Ventrikelwand wie auch des Ventrikeldurchmessers kann die totale linke Ventrikelmasse bestimmt werden. Die Echokardiographie diente zur Bestimmung der mittleren und der Spitzengeschwindigkeiten der hinteren Wandbewegung, um das Kontraktionsvermögen des linken Ventrikels zu messen. Eine weitere Bestimmung der Funktion des linken Ventrikels kann mit der Echokardiographie erfolgen, indem man die mittlere Geschwindigkeit der Verkürzung der Umgebungsfasern des linken Ventrikels berechnet [7.32].

7.7.5. Rechter Ventrikel

Die Entfernung zwischen der vorderen Wand des rechten Ventrikels und der rechten Seite des Ventrikelseptums kann man anhand echokardiographischer Aufzeichnungen messen. Um zufriedenstellende Ergebnisse zu erhalten, muß die Verstärkereinstellung sorgfältig reguliert sein. Die Messung gibt eine Bestimmung der Größe des Hohlraumes des rechten Ventrikels. Ebenso kann die Dicke der rechten Ventrikelwand gemessen werden. Die Normalwerte sind in Tabelle 7.1 angeführt.

7.7.6. Aorta

Der Durchmesser der Aortenwurzel wird vom äußeren Rand der vorderen Wand zum inneren Teil der hinteren Wand gemessen. Die Werte vom Ende der Systole zum Ende der Diastole schwanken leicht: Die Normalwerte sind in Tabelle 7.1 angeführt. Die Entfernung, die die Zipfel der Aortenklappe bei der Systole trennen, kann gemessen werden, ebenso wie die Entfernung der Zipfelechos während der Diastole von der vorderen und hinteren Wand. Exzentrische Echos von den Aortenklappenzipfeln bei der Diastole geben einen wertvollen Hinweis auf das Vorhandensein einer zweizipfligen Aortenklappe.

7.7.7. Linker Vorhof

Der anterioposteriore Durchmesser des linken Vorhofes wird auf der Ebene der Aortenwurzel am Ende der Systole von der vorderen Oberläche der hinteren Aortenwand zur vorderen Oberfläche der linken hinteren Vorhofwand gemessen. Tabelle 7.1 gibt die Normalwerte.

7.7.8. Pulmonalarterie

Bei Erwachsenen ist keine sinnvolle Messung der Pulmonalarterie möglich. Bei Säuglingen können andererseits die beiden Wände der Pulmonalarterie nachgewiesen und die Entfernung zwischen beiden gemessen werden. Daher kann auch das Verhältnis der Breiten der Pulmonalarterie zur Aortenwurzel berechnet werden. Das kann bei der Diagnose gewisser kongenitaler Herzfehler nützlich sein.

7.8. Das Echokardiogramm bei einer Erkrankung der Mitralklappe

Die häufigsten Anormalitäten der Mitralklappe gehen auf ein rheumatisches Fieber in jungen Jahren zurück. Das Ergebnis kann eine Verengerung (oder Stenose) der Klappe, eine Insuffizienz oder eine Kombination von Stenose und Insuffizienz sein, bei der die eine oder andere dominant ist.

Tabelle 7.3 Bewegungsgeschwindigkeit und -amplitude des vorderen Zipfels der Mitralklappe unter verschiedenen klinischen Zuständen (Bristol-Serie)

Klinischer Zustand	Patienten-anzahl	Diastolisches Gefälle (mm s_n^1)		Amplitude (mm)	
		Mittel-wert	Schwankungs-breite	Mittel-wert	Schwankungs-breite
Stenose	157	19	6–40	17	8–32
Insuffizienz					
Alle Fälle	50	75	10–280	22	10–55
Bereinigte Fälle	13	198	120–280	33	22–55
Kombiniertes Mitral-vitium					
Vorwiegende Stenose	30	20	10–36	16	10–27
Vorwiegende Insuffi-zienz	7	77	55–90	24	20–30

Geschwindigkeiten und Amplituden des Mitralklappenzipfels unter verschiedenen klinischen Zuständen sind in Tabelle 7.3 aufgeführt.

7.8.1. Mitralstenose

Bei einer Mitralstenose tritt wegen der Verengerung des Lumens der Klappe eine Behinderung des Blutflusses vom linken Vorhof zum linken Ventrikel auf. Die Zipfel können durch eine Fibrose verdickt sein. Es kann eine Verschmelzung der Kommissuren und Verkalkung in den Zipfeln und dem Klappenring vorliegen. Darüber hinaus sind die Chordae tendineae verkürzt und verdickt. Mit zunehmender Behinderung steigt der Druck im linken Vorhof, um das Herzminutenvolumen aufrechtzuerhalten. Die schnelle Rückwärtsbewegung des vorderen Zipfels (normalerweise während der frühen Diastole) kann beim Vorhandensein einer Mitralstenose nicht mehr erfolgen, weil der erhöhte Druck im linken Vorhof und die verminderte Elastizität der Klappenzipfel zu einer langsameren Füllrate des Ventrikels führt. Demzufolge wird die Rückwärtsbewegung des vorderen Zipfels langsamer, aber sie hält länger an als die der normalen Klappe. Bei diesen Patienten wird das normale schnelle *E–F* diastolische Gefälle des Echokardiogramms demnach durch ein flach abfallendes Gefälle ersetzt, das durch die ganze Diastole bis zur nächsten Welle anhält, wenn der Pulsschlag des Patienten normal ist. Das ist in Abbildung 7.6.a. dargestellt. Wenn bei dem Patienten jedoch ein Vorhofflimmern auftritt, fehlt die *A* Welle häufig, und das diastolische Gefälle hält bis Punkt *B* auf dem systolischen Abfall an (Abb. 7.6.b und c). Bei einigen Patienten mit einer Mitralstenose und Vorhofflimmern wurde beobachtet, daß es bei einem Fehlen der *A* Welle, wenn der Zeitraum zwischen den Herzkontraktionen kurz ist, so aussieht, als ob das diastolische Gefälle verlängert ist. Gelegentlich können mehrfache *A* Wellen (bis zu ungefähr acht) erscheinen, wenn das Intervall zwischen den Kontraktionen lang ist (Abb. 7.6.c). Das weist darauf hin, daß die Mitralklappenzipfel bei einem Vorhofflimmern während der Diastole zur Öffnung sich hin- und herbewegen können. Es ist interessant zu bemerken, daß die Neigung des diastolischen Gefälles bei Patienten mit einer Mitralstenose und einem Vorhofflimmern ähnlich sind, gleichgültig ob

a

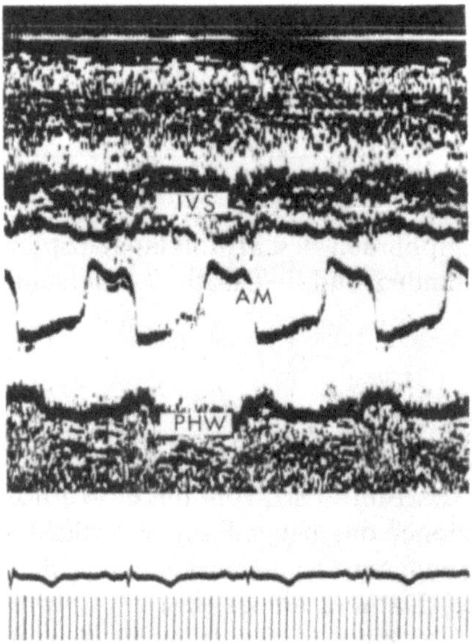

b

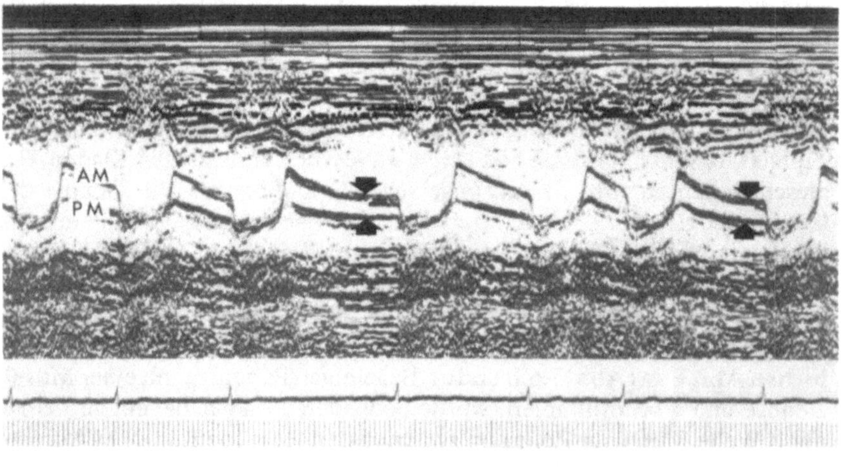

das Intervall kurz oder lang ist, abgesehen von dem Fall, wenn das Intervall sehr lang ist; dann kann die Kurve eine fast gerade, waagerechte Linie während der späteren Phase der Diastole aufweisen (Abb. 7.6.b). Es ist wichtig, daß der Schallkopf so aufgesetzt wird, daß er das Echo aus dem hinteren Zipfel zeigt. Bei einer organischen Mitralstenose bewegt sich die Kurve des hinteren Zipfels parallel zu der des vorderen Zipfels in der Diastole [7.27]; das unterscheidet den Zustand von anderen Anomalien, bei denen die Mitralklappe normal, die Füllungsrate des linken Ventrikels jedoch langsam ist. Wenn die Zipfel darüber hinaus verkalkt sind, verlangsamen sich die Bewegungen der Echos von ihnen dementsprechend. In jüngster Zeit gibt es jedoch Berichte über einige Fälle einer nichtorganischen Mitralstenose, bei denen der hintere Zipfel bei der Diastole nach hinten schwingt. In derartigen Fällen gibt es im allgemeinen zusätzliche Anzeichen einer nicht organischen Erkrankung; so kann zum Beispiel die *A* Welle herabgesetzt sein oder fehlen, und es kann eine Verdickung des vorderen Zipfels vorliegen [7.16, 7.27].

c

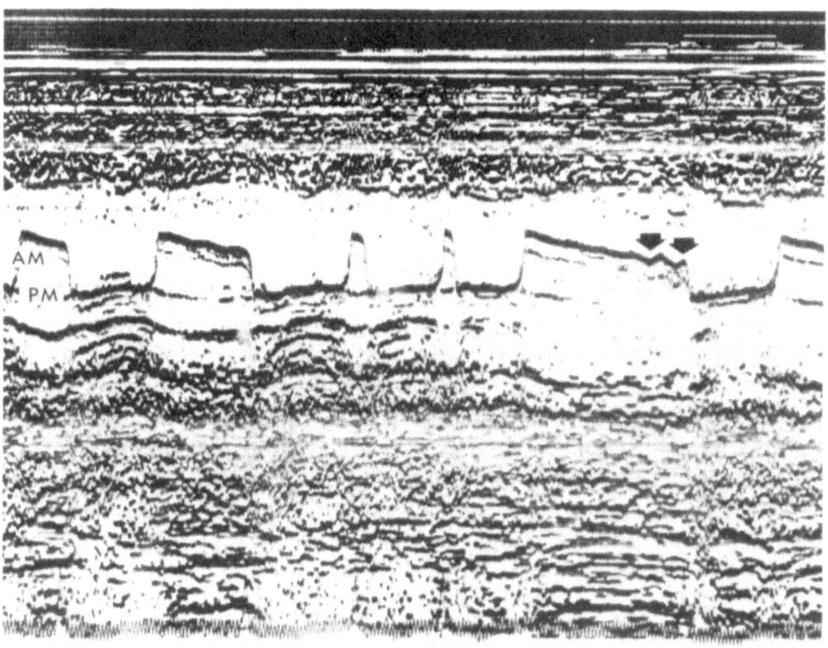

Abb. 7.6 Echokardiogramme einer Mitralstenose. (*a*) Normaler Rhythmus. (*b*) Vorhofflimmern: Zwei lange R-R Intervalle sind abgebildet (siehe Pfeile), in denen beide Zipfel zum Ende der Intervalle praktisch stillstehen. (*c*) Vorhofflimmern: mehrfache *A* Wellen (siehe Pfeile).

7.8.2. Mitralinsuffizienz

Eine Mitralinsuffizienz kann auf eine Dilatation des Klappenrings, wie bei einer Linksinsuffizienz, auf eine Erkrankung der Zipfel, wie sie bei einer rheumatischen Herzerkrankung auftritt, oder auf eine Erkrankung der Chordae tendineae, wie einen Riß, zurückgehen. Wenn der Klappenring erweitert ist, kann die Bewegung des vorderen Zipfels normal sein, so daß das entsprechende Echokardiogramm normal ist. In den meisten Fällen einer Erkrankung der Zipfel ist das Echokardiogramm normal. Bei anderen ist das Muster des Echokardiogramms normal, aber das *E–F*Gefälle ist gemeinhin schneller als bei normalen Menschen, und die Bewegungsamplitude ist im allgemeinen erhöht [7.4]: siehe Tabelle 7.3 und Abbildung 7.7.a. Ein ähnliches Muster kann man bei Patienten mit einer hohen Flußrate durch die Mitralklappe sehen, die bei einem kongenitalen Herzfehler mit Links-Rechts Shunt wie bei einem Ventrikelseptumdefekt oder einem manifesten Ductus arteriosus auftreten können. Zwei Zustände, die eine Mitralinsuffizienz verursachen können, kann man mit der Echokardiographie diagnostizieren: den Prolaps des hinteren Zipfels der Mitralklappe [7.6] und den Riß der Chordae tendinae entweder des vorderen oder des hinteren Zipfels [7.7, 7.45]; der zuletzt genannte Zustand ist in Abbildung 7.7.b dargestellt.

7.8.3. Kombiniertes Mitralvitium

Bei Patienten mit einem kombinierten Mitralvitium hängt die Form des Echokardiogramm-Musters davon ab, welcher Proezeß dominiert. Wenn die Zipfel steif sind und verkürzte Chordae tendineae haben und so eine dominante Stenose verursachen, entspricht das Echokardiogramm-Muster dem einer Mitralstenose. Bei Patienten mit einer dominanten Insuffizienz sind die Zipfel im allgemeinen beweglicher. Der vordere Zipfel bewegt sich in der frühen Diastole verhältnismäßig schnell rückwärts, aber der anhaltende linke Vorhofdruck verlangsamt diese Rückwärtsbewegung während der restlichen Diastole [7.40] wie bei Patienten mit einer reinen Mitralstenose. Bei der Echokardiographie sieht man ein schnelles, frühes diastolisches Gefälle, das eine Bewegungsgeschwindigkeit des Zipfels von über 60 mm s^{-1} zeigt, auf das ein sehr viel gemächlicherer Abfall folgt, der während der übrigen Diastole anhält (siehe Abb. 7.8 und Tabelle 7.3).

7.8.4. Herzmuskelerkrankung

Eine hypertrophe, obstruktive Herzmuskelerkrankung ist ein Zustand, in dem eine asymmetrische Hypertrophie des Septum interventriculare und

a

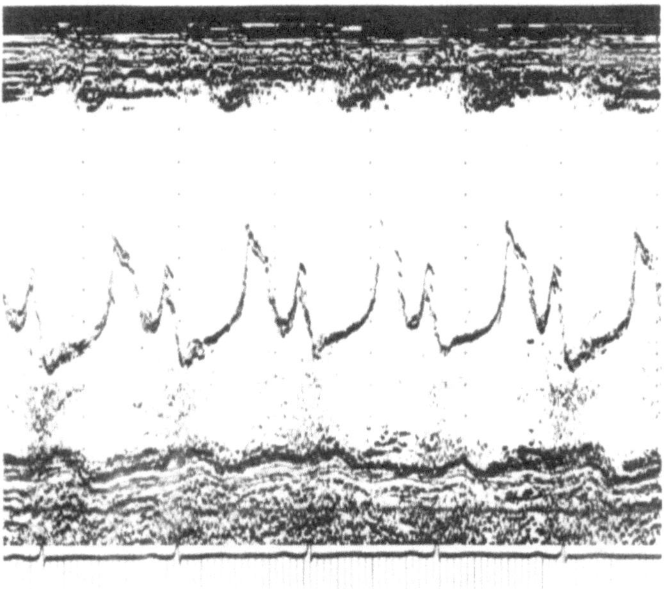

b

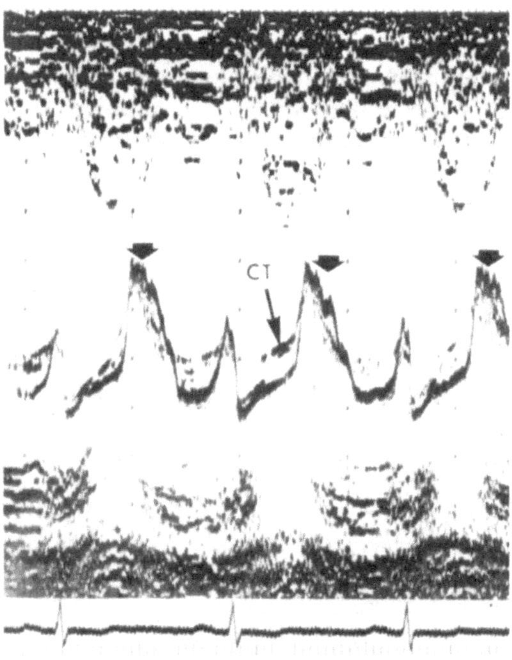

Abb. 7.7 Echokardiogramme einer Mitralinsuffizienz. (*a*) Reine rheumatische Mitralinsuffizienz: Der linke Ventrikelausflußkanal ist groß (80 mm im Durchmesser), die Bewegungsamplitude des vorderen Zipfels beträgt 38 mm und das diastolische Gefälle 400 mm s^{-1}. (*b*) Gerissene Chordae tendineae zum vorderen Zipfel: Es gibt eine Schwingung des Zipfels während der Phase, in der sich der Ventrikel in der Diastole schnell füllt (siehe Pfeil). *Schlüssel:* CT: Chordae tendineae.

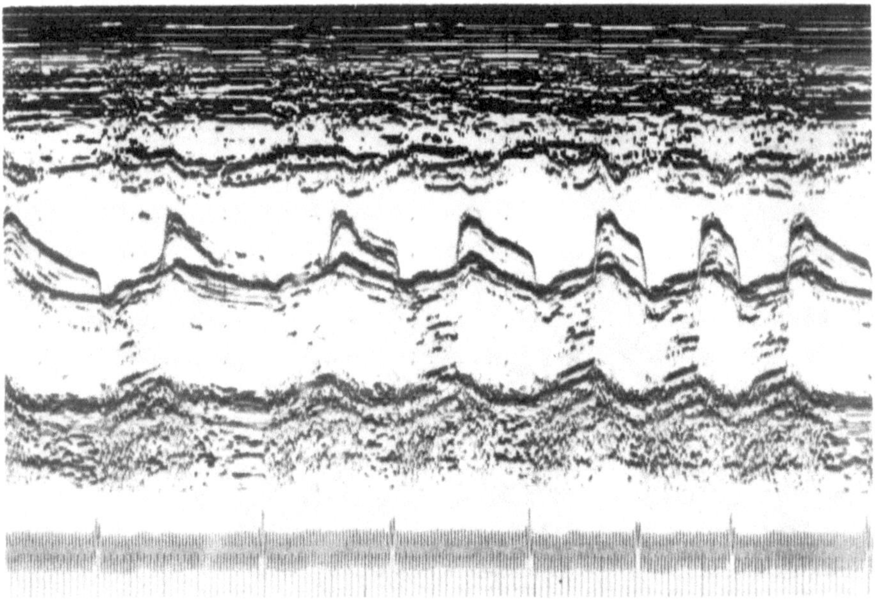

Abb. 7.8 Echokardiogramm eines kombinierten Mitralvitiums mit dominanter Insuffizienz.

der Wand des linken Ventrikels mit einer gleichzeitigen Abflußbehinderung im Ausflußkanal des Ventrikels während der Systole auftritt. Es gibt Hinweise dafür, daß die Abflußbehinderung durch eine anormale Vorwärtsbewegung des vorderen Zipfels der Mitralklappe verursacht wird, die sich während der Systole dem Ventrikelseptum nähert, und daß dies ein Ergebnis von Änderungen der Funktion des Papillarmuskels ist. Der gleiche Mechanismus würde ebenfalls die Mitralinsuffizienz erklären, die bei diesen Patienten mit der Angiokardiographie nachgewiesen werden kann. Bei der Echokardiographie [7.35, 7.43] wird die normale, allmähliche vordere systolische Bewegung (aus Stellung *C* zu *D*) des vorderen Zipfels durch eine lokalisierte systolische vordere Bewegung ersetzt, die nach dem Beginn des Auswurfs aus dem Ventrikel einsetzt und während des zweiten Teils der Systole anhält, wenn der Zipfel in die Schließstellung zurückkehrt. Zusätzlich gibt es ein vermindertes *E–F* Gefälle, ähnlich dem bei einer Mitralstenose; aber bei einer hypertrophen, obstruktiven Herzmuskelerkrankung geht sie auf die niedrige Füllungsrate des Ventrikels zurück, ein Ergebnis der geringen Dehnbarkeit des Ventrikels. Diese kann man auch bei anderen Zuständen sehen, die beim Fehlen einer Abflußbehinderung eine massive Linkshypertrophie verursachen. Das Echokardiogramm kann zeigen, daß der vordere Zipfel der Mitralklappe während der Systole und auch während der Diastole bei Punkt *E* in einer Apposition zum Ventrikelseptum steht. Es liegt ebenfalls eine Hyptertrophie der Wände des linken Ventrikels vor, sie ist aber asymmetrisch, wobei die Septumwand im Verhältnis dicker als die hintere Wand des linken Ventrikels ist. Das Verhältnis der Dicke der Scheidewand zu der der hinteren linken Ventrikelwand erhöht sich von dem normalen Wert von 1,0–1,6 zu 1,6–3,0 [7.1].

Bei Patienten mit einer Stauungs-Herzmuskelerkrankung und bei einigen Patienten mit einer Koronararterienerkrankung ist der linke Ventrikel groß, und seine Wände können schlecht kontrahieren. Der große linke Ventrikelhohlraum kann mit der Echokardiographie nachgewiesen werden. Die Mitralklappe kann ebenso leicht nachgewiesen werden, und sie scheint sich in einer Stellung mehr nach hinten als normal zu befinden. Das Bewegungsmuster ihrer Zipfel ist normal, aber ihre Amplitude kann kleiner sein. Ebenso können mühelos Echos aus den Chordae tendineae erhalten werden. Die wesentlichen Merkmale sind in Abbildung 7.9 dargestellt.

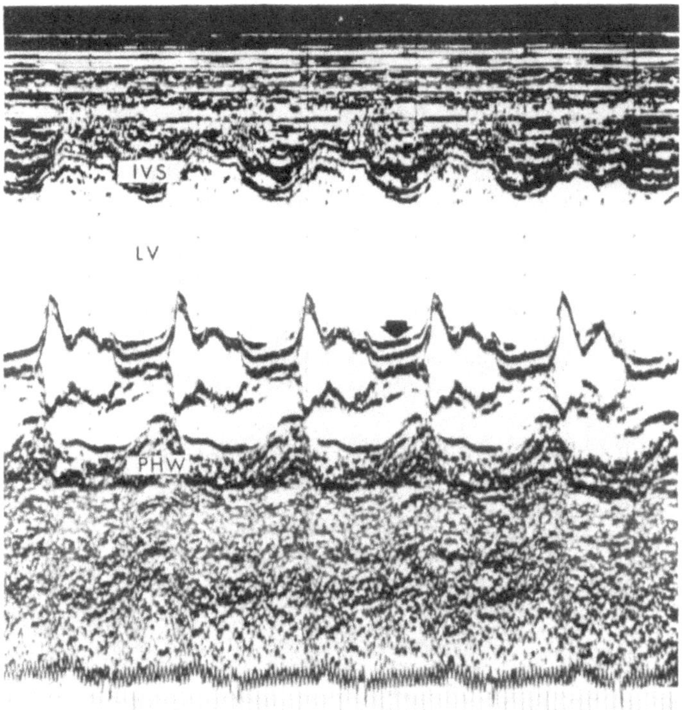

Abb. 7.9 Echokardiogramm einer Mitralklappe bei Patienten mit schwerer Koronararterienerkrankung. Der linke Ventrikelhohlraum (LV) ist groß. Die Mitralklappenzipfel bewegen sich normal. Von den Chordae tendineae (siehe Pfeile) werden Mehrfachechos aufgefangen.

7.8.5. Myxom des linken Vorhofs

Eine Schleimgeschwulst des linken Vorhofs ist ein gestielter Tumor der Gewebsweichteile, der aus der Vorhofseptumwand kommt. Die Geschwulst kann sich dermaßen vergrößern, daß sie während der Diastole des Ventrikels in die Mitralklappenöffnung eindringt, so daß sich ein Teil des Tumors im linken Ventrikel und ein Teil im linken Vorhof und hinter dem vorderen Zipfel der Mitralklappe befindet. Während der Systole des Ventrikels bewegt sich der Tumor zurück in den linken Vorhof. Der Tumor kann mit der Echokardiographie diagnostiziert werden, weil er Mehrfachechos vom Inneren des linken Vorhofs zurückwirft und weil er die Bewegung

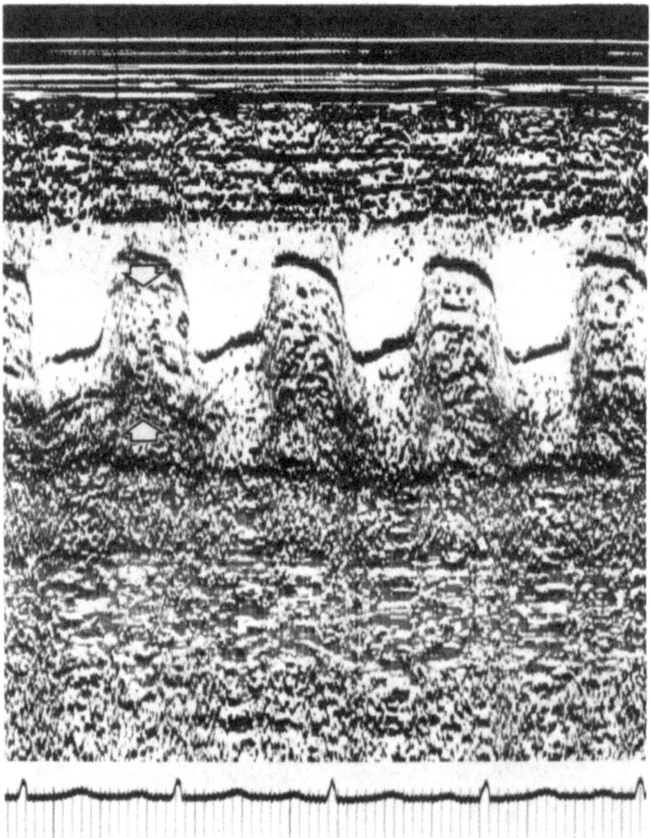

Abb. 7.10 Echokardiogramm einer Mitralklappe bei einem Patienten mit einem Myxom des linken Vorhofs. Das diastolische Gefälle ist sehr flach. Mehrfachechos von dem Tumor (siehe Pfeil) sind während der Diastole hinter dem vorderen Zipfel zu sehen.

des vorderen Zipfels der Mitralklappe besonders während der Diastole stören kann, die eine Kurve zeigt, die der einer Mitralstenose ähnlich ist [7.9, 7.10]. Ein typisches Echokardiogramm ist in Abbildung 7.10 dargestellt. Die Echokardiographie ist eine sehr genaue Methode zur Ermittlung von Schleimgeschwulsten des linken Vorhofes, und sie sollte zur Untersuchung von Patienten mit ungeklärten Allgemeinemboli verwendet werden.

7.9. Erkrankung der Aortenklappe

Bei Patienten mit einer Aortenstenose ist die Zipfelbeweglichkeit herabgesetzt, und wenn die Zipfel verkalkt sind, sind die Echos von ihnen sehr stark (siehe Abbildung 7.11.a).

Bei einer Aorteninsuffizienz ist unter Umständen keine Anomalie der Aortenklappenzipfel zu sehen. Bei Patienten mit Aorteninsuffizienz und einem Austin-Flint-Geräusch erzeugt jedoch der zurückfließende Blutfluß aus der Aortenklappe bei der Diastole zusammen mit dem Blutfluß durch die Mitralklappe ein Flattern des vorderen Zipfels der Mitralklappe. Das ist in Abbildung 7.11.b dargestellt. Die Verschlußzeit des vorderen Zipfels der Mitralklappe bei der Diastole ist im allgemeinen ebenfalls herabgesetzt. Darüber hinaus kann es einen frühen Verschluß der Mitralklappe wegen des schnellen Anstiegs des Drucks im linken Ventrikel geben, der vorzeitig den Fluß zwischen linkem Ventrikel und Vorhof umkehrt.

Ebenso können eine Dilatation der Aorta und ein Aneurysma dissecans nachgewiesen werden [7 .50].

7.10. Erkrankung der Trikuspidalklappe

Die Trikuspidalklappe läßt sich schwer nachweisen, es sei denn, der rechte Ventrikel ist vergrößert. Eine Trikuspidalstenose kann erkannt werden, und das Muster des Echokardiogramms in diesem Zustand ist dem einer Mitralstenose ähnlich.

7.11. Klappenprothesen

Die Bewegungen von Mitral- und Aortenklappenprothesen können mit der Echokardiographie untersucht werden [7.17, 7.48]. Der Zugang zur Aortenklappenprothese erfolgt mit dem Schallkopf in einem Bereich über dem Brustbein: Das ist ein schwieriges Verfahren [7.21]. Die normale Technik dient zum Nachweis der Mitralklappenprothese. Das Muster der echokardiographischen Kurve ändert sich je nach der Art der verwendeten Klappenprothese. Ein Beispiel einer Starr-Edwards' Klappe im Mitralklappen-

a

b

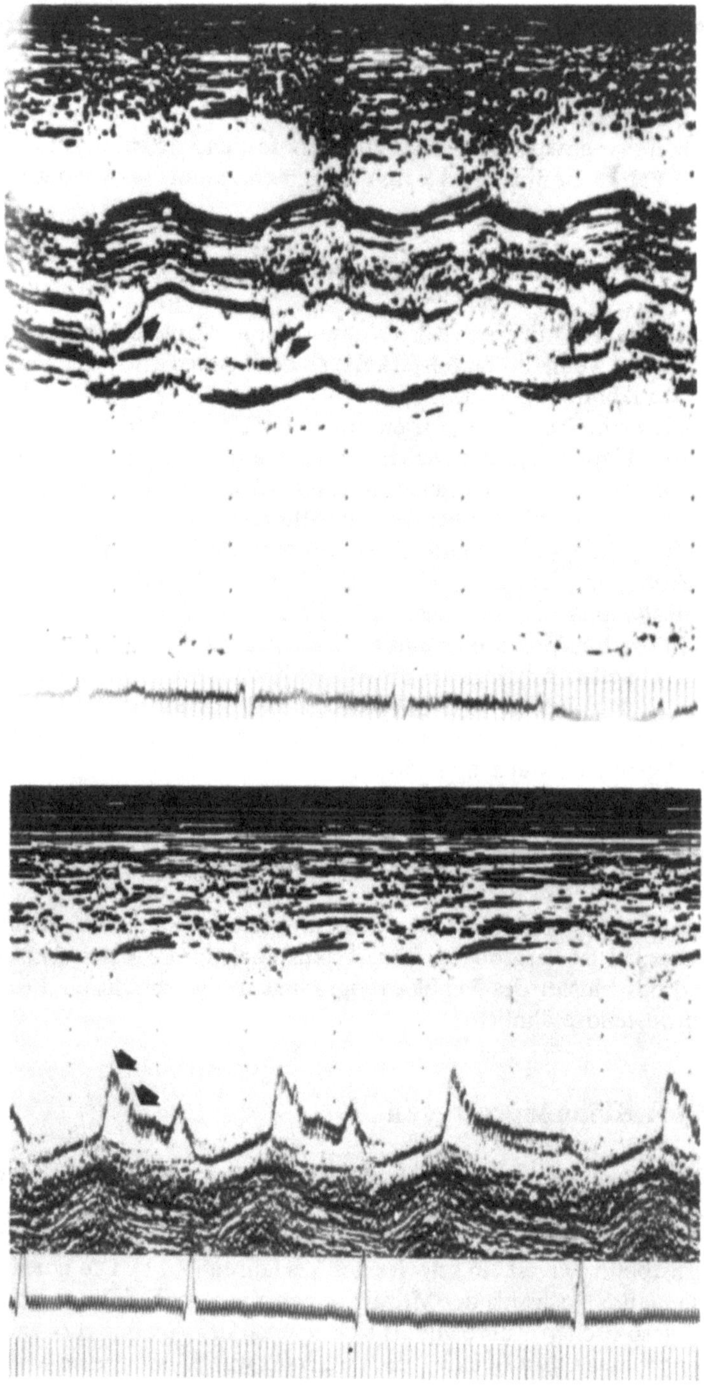

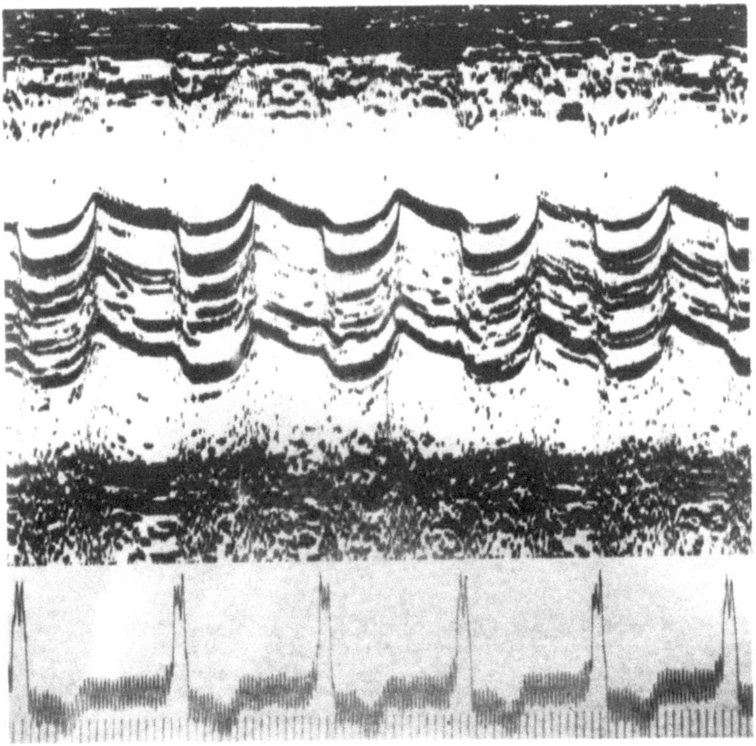

Abb. 7.12 Echokardiogramm einer ungewöhnlich funktionierenden Starr-Edwards-Klappe als Ersatz der Mitralklappe. Die Mehrfachechos kommen von der Kugel und dem Käfig.

ring ist in Abbildung 7.12 gezeigt. Scheibenklappen wie die Bjork-Shiley Klappe ergeben ein anderes Muster. Ebenso kann eine Dysfunktion der Mitralklappenprothese festgestellt werden [7.33, 7.34].

7.12. Perikarderguß

Bei normalen Menschen stellt der Raum zwischen den beiden Schichten des Perikards, die das Herz einschließen, nur einen potentiellen Raum dar, und es ist nicht möglich, mit der Echokardiographie zwischen Echos von der Brustwand oder der hinteren Pleura und den Herzwänden zu unterschei-

◄ *Abb. 7.11* Echokardiogramme von einer erkrankten Aortenklappe. (*a*) Echokardiogramm einer Aortenklappe mit einer verkalkten Aortenstenose. Die verkalkten Klappenzipfeln innerhalb der Aorta zeigen dichte Echos. Die Zipfel öffnen sich kurz (siehe Pfeil) bei der Systole. (*b*) Echokardiogramm einer Mitralklappe bei Aorteninsuffizienz. Das Flattern des vorderen Zipfels bei der Diastole (siehe Pfeile) ist deutlich zu sehen.

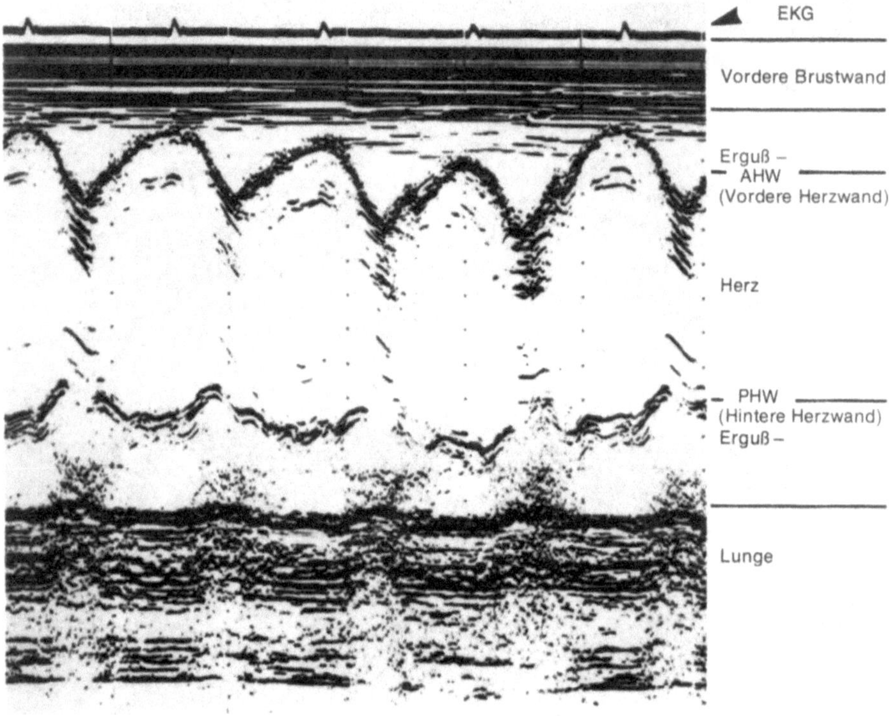

Abb. 7.13 Echokardiogramm, zeigt die Bereiche zwischen der vorderen Brustwand und der Pleura dahinter das Herzen, Nachweis eines Perikardergusses.

den. Wenn sich jedoch im Perikardraum eine Flüssigkeit entwickelt, kann sie die Herzwände von der Brustwand ventral und der Pleura dorsal trennen, und diese Strukturen können dann mit der Echokardiographie als getrennte Echos identifiziert werden, weil der Raum in dem sich die Perikardflüssigkeit dazwischen gesammelt hat, echofrei ist (siehe Abbildung 7.13). Der Ultraschall ist eine schnelle, sichere und verhältnismäßig zuverlässige Methode zur Feststellung eines Perikardergusses oder um ihn auszuschließen [7.15, 7.36].

7.13. Untersuchungen mit intrakardialen Sonden

Kleine, auf Kathetern angebrachte Schallköpfe wurden zum Nachweis und zur Bestimmung von Vorhofseptumdefekten verwendet [7.31].

7.14. Querschnittbilder des Herzens

Um Herzstruktur und -funktion besser darzustellen, wurden Systeme entwickelt, die zweidimensionale Querschnitte des Herzens zeigen. Diese kann man erhalten unter Anwendung von B-Bild-Methoden entweder vom Real-time- oder durch das EKG gesteuerten Typ (siehe Abschnitt 2.1.5). Der zuletzt genannte Typ zeigt einen Querschnitt zu einer vorher festgelegten Phase des Herzzyklus wie z. B. am Ende der Diastole. Diese Methode hat zahlreiche Nachteile, einschließlich der Unfähigkeit, dynamische Studien zu ermöglichen. Um die meisten Schwierigkeiten zu überwinden, ist ein Real-time-Schnitt-Bild notwendig. Z. B. in einem Gerät [7.3] enthält der Untersuchungskopf 20 Schallköpfe in einer Reihenanordnung, die 80 mm lang und 10 mm breit ist. Jedes Element überträgt der Reihe nach einen kurzen Ultraschallimpuls, und die Anordnung der Elemente wird auf der waagerechten Achse des Oszillographen wiedergegeben. Die Echos von jedem Element sind auf der senkrechten Achse des Oszillographen entsprechend ihrer jeweiligen Stellung auf dem Wandler dargestellt. Durch schnelles elektronisches Umschalten von einem Element zum anderen wird der Herzquerschnitt untersucht, und man erhält Momentanbilder im Rhythmus der Wiederholungsfrequenz. Die Aufzeichnung kann auf einem Film oder einem Videoband mit einer Fernsehkamera zur Herstellung eines sich bewegenden Bildes erfolgen. Interessante klinische Befunde, die mit dieser Methode erhalten wurden, sind beschrieben worden [7.38].

7.15 Kongenitale Herzfehler

Säuglinge und Kleinkinder eignen sich ausgezeichnet für eine Untersuchung mit der Echokardiographie, denn der Ultraschallstrahl verläuft nur mit einer geringen Dämpfung durch das knorpelige Sternum und die Rippen, so daß das Herz im allgemeinen zugänglicher ist als bei Erwachsenen. Andererseits kann es schwierig sein, Unterstützung vom Patienten zu erhalten, und eine Tachykardie, die das Muster der Echokurve verändert, ist häufig vorhanden. Normale echokardiographische Befunde bei Neugeborenen wurden ausführlich beschrieben [7.44]. Die Echokardiographie ist bei der Diagnose von Vorhofseptumdefekten (Siehe Abb. 7.14), Endokardwanddefekten, der Fallot-Tetralogie, einem Ventrikelseptumdefekt, einer kongenitalen Mitralstenose und vielen anderen Zuständen wertvoll [7.18]. Gelegentlich erspart sie dem Neugeborenen eine Herzkatheterisierung wie bei einem Linksherzsyndrom, aber am häufigsten liefert sie Informationen, die die mit einer Herzkatheterisierung und Angiokardiographie erhaltenen ergänzen.

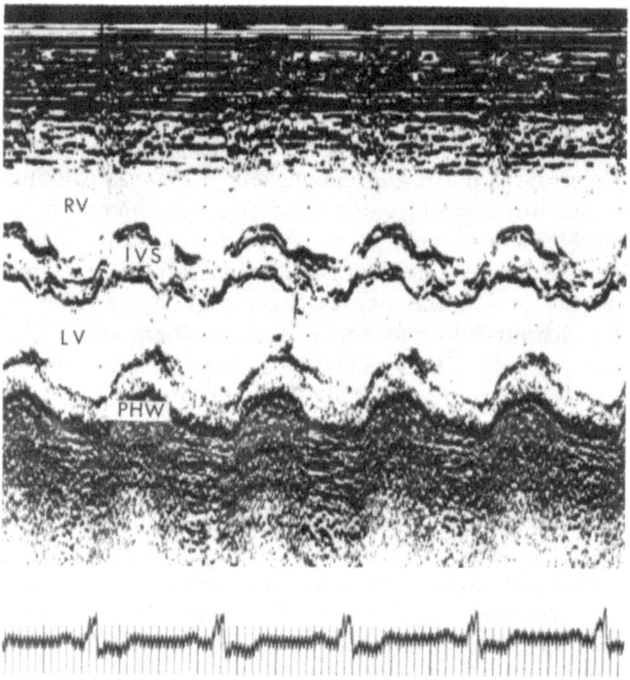

Abb. 7.14 Echokardiogramm des linken Ventrikels bei Patienten mit einem großem Vorhofseptumdefekt. Das Ventrikelseptum (IVS) und die hintere Herzwand (PHW) bewegen sich gleichzeitig, was auf eine Volumenüberlastung des rechten Ventrikels (RV) hinweist.

7.16. Doppler-Methoden bei der Herzuntersuchung

Der Blutfluß im Aortenbogen kann durch einen Doppler-Schallkopf festgestellt werden, der in einem Bereich über dem Brustbein angelegt wird [7.29]. Die Korrelationen zwischen den Geschwindigkeitsmessungen mit dieser Methode und verschiedenen Aspekten der Herzfunktion sind ziemlich ermutigend [7.28]. Eine weitere, potentiell wertvolle Methode, die Auskunft über Defekte des rechten Herzens und der Vorhofscheidewand gibt, beruht auf der Feststellung von Störungen des Flußmusters in der Vena jugularis [7.24] (siehe Abschnitt 9.1.2).

Doppler-Systeme wurden zur Feststellung und Festlegung der günstigsten Zeit für Operationen der Herzklappen verwendet [7.2, 7.49]. Die zeitliche Lage der Klappenbewegungen steht in Beziehung zu dem klinischen Zustand der Klappe. Die Methode ist bedeutend empfindlicher und auch weniger Artefakten unterworfen als die Phonokardiographie. Die für die Phonokardiographie verwendeten Mikrophone sind nicht sehr richungsgenau, und sie sind, wenn sie selektiv sein sollen, davon abhängig, daß sie nahe an die untersuchte Struktur gelegt werden. Dagegen ist der Ultraschallstrahl eines Doppler-Systems sehr richtungsgenau, und so kann die untersuchte Struktur (innerhalb der begrenzten Übertragung durch Rippen und die Lunge) genau lokalisiert werden. Versuche haben gezeigt, daß Signale von sich bewegenden Herzstrukturen, in Abständen am Strahl angeordnet, durch die Einrichtung von zeitlichen Bereichsgrenzen getrennt werden können [7.46]. Kürzlich wurde ein Zugang durch das Ventrikelseptum verwendet, um einen Geschwindigkeitsmesser eines richtungsempfindlichen Doppler-Ultraschallkatheters in die Nähe des Mitralklappenringes zu legen und die Mitralflußgeschwindigkeitskurven bei der normalen [7.22] und der anomalen [7.23] Klappe zu untersuchen. Es wurde behauptet, daß es sich dabei um eine zuverlässige Methode zur Bestimmung der Diagnose (Stenose, Insuffizienz oder eine Kombination von beiden) und die Festlegung der Schwere der Veränderung handelt. Sie stellt auch eine neue Einstellung zum Verständnis der hämodynamischen Störungen der Mitralklappe auf der Grundlage eines Herzschlags dar.

Tabelle 7.4 Die wichtigsten Anwendungen der Echokardiographie

Feststellung und Beurteilung der Schwere der Mitralstenose
Beurteilung der Beweglichkeit und Beschaffenheit des vorderen Zipfels der Mitralklappe
Beurteilung des Ergebnisses einer Mitralklappensprengung
Kontrolluntersuchung, um den Fortschritt der Mitralstenose zu beurteilen, und nach einer Mitralklappensprengung
Beurteilung der Dominanz einer Stenose oder Insuffizienz bei einem kombinierten Mitralvitium
Feststellung und Ermittlung der Ursache einer Mitralinsuffizienz
Feststellung des Vorhandenseins oder Fehlens einer Mitralstenose bei Patienten mit einer Aortenklappenerkrankung (Austin-Flint-Geräusch)
Ermittlung einer Aorteninsuffizienz
Diagnose eines Vorhofmyxoms, besonders des linken Vorhofs
Diagnose einer Herzmuskelerkrankung
Studien von Klappenprothesen, besonders der Mitralklappe
Beurteilung der Funktion des linken Ventrikels
Diagnose eines Perikardergusses
Untersuchung einer kongenitalen Herzerkrankung, besonders einer Volumenüberlastung des rechten Ventrikels, des links-Herzsyndroms und eines Ventrikelseptumdefektes

7.17. Zusammenfassung

Die wichtigsten Anwendungen der Echokardiographie sind in Tabelle 7.4 zusammengefaßt.

Literatur

7.1. Abbasi, A. A., Macalpin, R. N., Eber, L. M. and Pearce, M. L. (1973). Left ventricular hypertrophy diagnosed by echocardiography. *New Eng. J. Med.*, **289**, 118–21.

7.2. Bellet, S. and Kostis, J. (1968). Study of the cardiac arrhythmias by the ultrasonic Doppler method. *Circulation*, **38**, 721–36.

7.3. Bom, N. (1962). *New Concepts in Echocardiography*. Leiden: Stenfert Kroese.

7.4. Cleland, W., Goodwin, J., McDonald, L. and Ross, D. (1969). *Medical and Surgical Cardiology*. Oxford: Blackwell.

7.5. Diamond, M. A., Dillon J. R., Haine, C. L., Chang, S. and Feigenbaum, H. (1971). Echocardiographic features of atrial septal defect. *Circulation*, **43**, 129–35.

7.6. Dillon, J. C., Haine, C. L., Chang, S. and Feigenbaum, H. (1971). Use of echocardiography in patients with prolapsed mitral valve. *Circulation*, **43**, 503–7.

7.7. Duchak, J. M., Chang, S. and Feigenbaum, H. (1972). Echocardiographic features of torn chordae tendineae. *Am. J. Cardiol.*, **29**, 260.

7.8. Edler, I. (1961). Ultrasoundcardiography. *Acta med. scand.*, **170**, suppl. 370.

7.9. Edler, I. (1965). The diagnostic use of ultrasound in heart disease. In *Ultrasonic Energy*, Ed. E. Kelly, pp. 303–21. Urbana: University of Illinois Press.

7.10. Edler, I. (1966). Mitral valve function studied by the ultrasonic echo method. In *Diagnostic Ultrasound*, Ed. C. C. Grossman, J. H. Holmes, C. Joyner and E. W. Purnell, pp. 198–228. New York: Plenum Press.

7.11. Edler, I. and Hertz, C. H. (1954). The use of the ultrasonic reflectoscope for the continuous recording of the movements of heart walls. *K. fysiogr. Sällsk. Lund Förh.*, **24**, 40–58.

7.12. Effert, S. (1959). Der derzeitige Stand der Ultraschallkardiographie. *Arch. Kreislaufforsch.*, **30**, 213–68.

7.13. Feigenbaum, H. (1972). *Echocardiography*. Philadelphia: Lea and Febiger.

7.14. Feigenbaum, H., Wolfe, S. B., Popp, R. L., Haine, C. L. and Dodge, H. T. (1969). Correlation of ultrasound with angiocardiography in measuring left ventricular diastolic volume. *Am. J. Cardiol.*, **23**, 111.

7.15. Feigenbaum, H., Zaky, A. and Waldhausen, J. A. (1967). Use of reflected ultrasound in detecting pericardial effusion. *Am. J. Cardiol.*, **19**, 84–90.

7.16. Flaherty, J. T., Livengood, S. and Fortuin, N. J. (1975). Atypical posterior leaflet motion in echogram in mitral stenosis. *Am. J. Cardiol.*, **35**, 675–8.

7.17. Gimenez, J. L., Winters, W. L., Davita, J. C., Connell, J. and Klein, K. S. (1965). Dynamics of the Starr-Edwards ball valve prosthesis – a cinéfluorographic and ultrasonic study in human. *Am. J. med. Sci.* **250**, 652–7.

7.18. Godman, M. J., Tham, P. and Langford-Kidd, R. S. (1974). Echocardiography in the evaluation of the cyanotic newborn infant. *Br. Heart. J.* **36**, 154–66.

7.19. Gramiak, R., Shah, P. M. and Kramer, D. H. (1969). Ultrasound cardiography: contrast studies in anatomy and function. *Radiology*, **92**, 939–48.

7.20. Gustafson, A. (1967). Correlation between ultrasoundcardiography, hemodynamics and surgical findings in mitral stenosis. *Am. J. Cardiol.*, **19**, 32–41.

7.21. Johnson, M. L. (1975). Echocardiographic evaluation of prosthetic heart valves. In *Cardiac Ultrasound*, Ed. R. Gramiak and R. C. Waag, pp.. 149–84. St. Louis: Mosby.

7.22. Kalmanson, D., Bernier, A., Veyratt, C., Witchitz, S., Savier, C. H. and Chiche, P. (1975). Normal pattern and physiological significance of mitral valve flow velocity recorded using transseptal directional Doppler ultrasound catheterisation. *Br. Heart J.*, **37**, 249–56.

7.23. Kalmanson, D., Veyratt, C., Bernier, A., Savier, C. H., Chiche, P. and Witchitz, S. (1975). Diagnosis and evaluation of mitral valve disease using transseptal Doppler ultrasound catheterization. *Br. Heart J.*, **37**, 257–71.

7.24. Kalmanson, D., Veyratt, C., Chiche, P. and Witchitz, S. (1974). Noninvasive diagnosis of right heart diseases and of left-to-right shunts using directional Doppler ultrasound. In *Cardiovascular Applications of Ultrasound.* Ed. R. S. Reneman, pp. 361–70. Amsterdam: North-Holland.

7.25. King, D. L. (1974) (Ed.) *Diagnostic Ultrasound.* St. Louis: Mosby.

7.26. Layton, C., Gent, G., Pridie, R., MacDonald, A. and Brigden, W. (1973). Diastolic closure rate of normal mitral valve. *Br. Heart J.*, **35**, 1066–74.

7.27. Levisman, J. A., Abbasi, A. S. and Pearce, M. L. (1975). Posterior mitral leaflet motion in mitral stenosis. *Circulation*, **51**, 511–4.

7.28. Light, H. (1974). Initial evaluation of transcutaneous aortovelography – a new non-invasive technique for haemodynamic measurements in the major thoracic vessels. In *Cardiovascular Applications of Ultrasound*, Ed. R. S. Reneman, pp. 325–60. Amsterdam: North-Holland.

7.29. Light, H. and Cross, G. (1972). Cardiovascular data by transcutaneous aortovelography. In *Blood Flow Measurement*, Ed. C. Roberts, pp. 60–3. London: Sector.

7.30. Madiera, H. C., Ziady, G., Oakley, C. M. and Pridie, R. B. (1974). Echocardiographic assessment of left ventricular load. *Br. Heart J.*, **36**, 1175–81.

7.31. Omoto, R. (1967). Intracardiac scanning of the heart with the aid of ultrasonic intravenous probe. *Jap. Heart. J.*, **8**, 569–81.

7.32. Paraskos, J. A., Grossman, W., Saltz, S., Dalen, J. E. and Dexter, L. (1971). A non-invasive technique for the determination of velocity of circumferential fiber shortening in man. *Circulation Res.*, **29**, 610–5.

7.33. Pfeifer, J., Goldschlager, N., Sweatman, T., Gerbode, F. and Selzer, A. (1972). Malfunction of mitral ball valve prosthesis due to thrombus: report of 2 cases with notes of early clinical diagnosis. *Am. J. Cardiol.* **29**, 95–9.

7.34. Popp, R. L. and Carmichael, B. M. (1971). Cardiac echography in the diagnosis of prosthetic mitral valve malfunction. *Circulation,* **44**, suppl. II, 33.

7.35. Popp, R. L. and Harrison, D. C. (1969). Ultrasound in the diagnosis and evaluation of idiopathic hypertrophic subaortic stenosis. *Circulation,* **40**, 905–914.

7.36. Pridie, R. B. and Turnbull, T. A. (1968). Diagnosis of pericardial effusion by ultrasound. *Br. med. J.*, **3**, 356–357.

7.37. Reid, J. M. (1966). A review of some basic limitations in ultrasonic diagnosis. In *Diagnostic Ultrasound,* Ed. C. C. Grossman, J. H. Holmes, C. Joyner and E. W. Purnell, pp. 1–12. New York: Plenum Press.

7.38. Roelandt, J., Kloster, F. E., Ten Cate, F. J., Van Dorp., W. G., Honkoop, J., Bom, N. and Hugenholtz, P. G. (1974). Multidimensional echocardiography. An appraisal of its clinical usefulness. *Br. Heart J.*, **36**, 29–43.

7.39. Roger, J. C. and Sumner, D. J. (1975). Measurement of the diastolic closure rate of normal mitral valve. *Br. Heart J.*, **37**, 504–513.

7.40. Segal, B. L., Likoff, W. and Kingsley, B. (1967). Echocardiography. Clinical application in combined mitral stenosis and mitral regurgitation. *Am. J. Cardiol.*, **19**, 42–49.

7.41. Segal, B. L., Likoff, W. and Kingsley, B. (1967). Echocardiography. Clinical application in mitral regurgitation. *Am. J. Cardiol.*, **19**, 50–58.

7.42. Seward, J. B., Tajik, A. J., Spangler, J. G. and Ritter, D. G. (1975). Echocardiographic contrast studies: initial experiences. *Mayo Clin. Proc.*, **50**, 163–192.

7.43. Shah, P. M., Gramiak, R. and Kramer, D. H. (1969). Ultrasound localization of left ven-

tricular outflow obstruction in hypertrophic obstructive cardiomyopathy. *Circulation,* **40**, 3–11.
7.44. Solinger, R., Elbi, F. and Minhas, K. (1973). Echocardiography in the normal neonate. *Circulation,* **47**, 108–118.
7.45. Sweatman, T. W., Seller, A. and Cohn, K. (1970). Echocardiographic diagnosis of ruptured chordae tendineae. *Am. J. Cardiol.* **26**, 661–662.
7.46. Wells, P. N. T. (1969). A range-gated ultrasonic Doppler system. *Med. biol. Engng.,* **7**, 641–652.
7.47. Wells, P. N. T. and Ross, F. G. M. (1969). A time-to-voltage analogue converter for ultrasonic cardiology. *Ultrasonics,* **7**, 171–176.
7.48. Winters, W. L., Gimenez, J. and Soloff, L. A. (1967). Clinical application of ultrasound in the analysis of prosthetic ball function. *Am. J. Cardiol.,* **19**, 97–107.
7.49. Yoshida, T., Mori, M., Nimura, Y., Hikita, G., Takagishi, S., Nakanishi, K. and Satomura, S. (1961). Analysis of heart motion with ultrasonic Doppler method, and its clinical application. *Jap. Heart J.,* **61**, 61–75.
7.50. Yuste, P., Aza, V., Minguez, I., Cerezo, L. and Martinez-Bordia, C. (1974). Dissecting aortic aneurysm diagnosed by echocardiography. *Br. Heart J.,* **36**, 111–112.

Weiterführende Literatur

Feigenbaum, H. (1972). *Echocardiography.* Philadelphia: Lea and Febiger.
Gramiak, R. and Waag, R. C. (1975) (Eds.). *Cardiac Ultrasound.* St. Louis: Mosby.
Goldberg, S. J., Allen, H. D. and Sahn, D. J. (1975). *Pediatric and Adolescent Echocardiography.* Chicago: Year Book Medical Publishers.
Joyner, C. R. (1974). *Ultrasound in the Diagnosis of Cardiopulmonary Disease.* Chicago: Year Book Medical Publishers.
Köhler, E. (1979). *Klinische Echokardiographie.* Stuttgart: Enke.
Reneman. R. S. (1974) (Ed.). *Clinical Applications of Ultrasound.* Amsterdam: North-Holland.

8. Ultraschall-Untersuchungen in der Urologie

F. G. M. Ross

8.1. Einleitung

In den letzten Jahren hat sich die Ultraschalluntersuchung des Harntraktes als eine zuverlässige Methode durchgesetzt. Im allgemeinen ergänzt sie jedoch andere diagnostische Methoden, besonders die Röntgendiagnostik und die Untersuchung mit Radioisotopen. Der Ultraschall hat den Vorteil, eine nicht invasive Methode zu sein, und soweit die Untersuchung die Nieren betrifft, muß der Patient nicht besonders vorbereitet werden. Daß die Ultraschalluntersuchung nicht von der Qualität der Nierenfunktion abhängig ist, ist ein weiterer Vorteil.

Die Ultraschalluntersuchung der Blase und Prostata hat noch nicht das gleiche Entwicklungsstadium erreicht wie ihre Anwendung auf die Nieren. Es ist jedoch durchaus möglich, daß sie künftig bei der Beurteilung von Blasen- und Prostataprozessen eine weitere Anwendung finden wird [8.8].

8.2. Niere

Es ist ratsam, vor der Ultraschalluntersuchung eine intravenöse Urographie vorzunehmen, und die Filme sollten zur Untersuchung vorliegen. Denn es ist für den Erfolg der Untersuchung wichtig, das klinische Problem zu definieren, und die Lage der Nieren, insbesondere ihre Neigung zur Längsachse der Wirbelsäule sollte aufgezeichnet werden. Das ermöglicht die beste Ausrichtung der Ultraschallschnittebene zur Nierenachse. Ebenso wichtig ist die Bestimmung, ob irgendeine mit dem Ultraschall gezeigte Anomalie in Größe und Lage mit der im Röntgenbild nachgewiesenen Anomalie korreliert.

Der Patient wird im allgemeinen auf dem Bauch liegend untersucht, aber beim Scan durch die Leber ist eine Darstellung der rechten und manchmal auch der linken Niere von ventral möglich. Außer der Untersuchung von Kindern [8.12] sind direkte Kontakt-B-Scanmethoden bequemer als die mittels einer Wasserkoppelung.

Das A-Bild dient zur Ermittlung von Nierensteinen bei der Operation [8.9, 8.18], zur Identifizierung der Tiefe und Lage der Niere vor einer Biopsie [8.4] und Untersuchungen mit Radioisotopen und zur Unterscheidung zwischen Zysten und soliden Prozessen [8.6, 8.16], besonders wenn die Lage der Raumforderung zuvor durch einen zweidimensionalen Scan bestimmt wurde.

Für den Kontakt-B-Scan werden Längs-, Quer- und Schrägschnitte im allgemeinen beim Einatmen gemacht, da die Nieren dadurch für den Ultraschallstrahl zugänglicher sind, weil sie nach unten zum Rippenrand verschoben werden. Läsionen des unteren Pols werden am besten beim Ausatmen gezeigt. Nützliche Querschnitte beider Nieren können durch Sektorscan in einem lateralen Interkostalraum erhalten werden [8.20].

Längsschnitte erfolgen parallel zur Wirbelsäule in regelmäßigen Abständen von 5 bis 10 mm. Am besten beginnt man mit dem Scan ungefähr 60 mm von der Mittellinie, da diese Ebene im allgemeinen durch die Niere verläuft. Ebenso sollte die Niere am besten in ihrer vollen Längsachse dargestellt werden, und deshalb vermitteln Schrägschnitte häufig ein mehr an Information als Längsschnitte. Darauf folgen Querschnitte, deren Ebenen zu der des Darmbeinkams in Beziehung gesetzt werden; diese Ebene wird am besten anhand der Längsschnitte bestimmt. Wenn der Patient eine lordotische Wirbelsäule hat, ist es wichtig, die Scanebene leicht zum Kopf des Patienten hin zu neigen, um einen guten Kontakt der Schallkopfoberfläche mit der Haut zu gewährleisten. Wenn dem Patienten ein Kissen unter den Bauch geschoben wird, verringert sich im allgemeinen der Grad der Lordose und erleichtert ihm das Atmen. Im allgemeinen verwendet man eine Frequenz von 2 oder 2,5 MHz, und die Untersuchungen werden mit hohen und niedrigen Verstärkungen durchgeführt. Es muß erwähnt werden, daß bei einer kleinen Anzahl von Patienten (1–2 %) eine Nierenuntersuchung entweder auf Grund von Fettsucht, darüberliegendem Gas oder Knochen unmöglich ist.

8.3. Indikationen für eine Ultraschall-Untersuchung der Niere

Lage, Größe und Form der Nieren kann nachgewiesen und das Nierenvolumen berechnet werden.

8.3.1. Renale raumfordernde Prozesse

Am häufigsten wird der Ultraschall in der klinischen Praxis verwendet, um zu bestimmen, ob eine mit einer intravenösen Urographie nachgewiesene Raumforderung der Nieren eine Zyste oder ein Tumor ist, und um anzugeben, ob eine Zystenpunktion oder Angiographie die geeignetere weitere Untersuchung ist. Es ist wichtig, sich daran zu erinnern, daß rechtsseitige Nierenveränderungen leichter darzustellen sind als linksseitige, daß Veränderungen des unteren Pols leichter darzustellen sind als die des oberen Pols und daß große Massen sich leichter nachweisen lassen als kleine. Diese Überlegungen sollten berücksichtigt werden, wenn die statistische Zuverlässigkeit der Methode beurteilt wird. Nierenveränderungen, die kleiner als 20 mm im Durchmesser sind, können zwar identifiziert aber im Hinblick auf ihre pathologische Beschaffenheit nicht differenziert werden.

8.3.2. Niereninsuffizienz

Bei Patienten mit einer schlechten Nierenfunktion, die kein diagnostisches intravenöses Urogramm zeigen, kann die Bestimmung der Nierengröße und -konfiguration von großer Bedeutung sein [8.8]. Eine Differentialdiagnose zwischen Schrumpfnieren bei Pyelonephritis und einer obstruktiven Uropathie ist mühelos möglich.

8.3.3. Einseitige, stumme Niere

Wenn die intravenöse Urographie eine einseitige Ausscheidung zeigt, kann mit der Ultraschalluntersuchung schnell bestimmt werden, ob es eine Niere in der erwarteten Lage auf der betroffenen Seite gibt oder nicht. Ebenso kann nachgewiesen werden, ob die Ursache eine kleine Schrumpfniere, eine Hydronephrose oder ein Tumor ist.

8.3.4. Nierenverlagerung

Eine Nierenverlagerung kann durch einen Tumor, einen Abszeß, ein Hämatom, ein Urinom, ein Aneurysma oder eine Milzvergrößerung verursacht sein; der Ultraschall kann sehr hilfreich sein bei der Bestimmung, welcher dieser Zustände nun vorliegt. Die Beziehung der Niere zu einem intraabdominalen raumfordernden Prozeß, selbst wenn keine Nierenverlagerung vorliegt, kann leicht nachgewiesen werden, und bei der Differentialdiagnose sehr nützlich sein.

8.3.5. Doppelseitige Nierenvergrößerung

Die sichere Diagnose von polyzystischen Nieren kann mit der Röntgendiagnostik schwierig sein, besonders wenn die Nierenfunktion herabgesetzt ist. Mit dem Ultraschall sind polyzystische Nieren mühelos nachzuweisen.

8.3.6. Planung der Strahlentherapie

Die Lokalisierung der Niere mit dem Ultraschall für eine Strahlentherapie kann eine wertvolle Hilfe bei der Planung sein. Mit ihm können Tiefe, Größe und Lage der Niere bestimmt werden.

8.3.7. Nierenbiopsie oder -punktion

Die am besten geeignete Stelle für eine Nierenbiopsie, die Punktion einer Niere oder einer Nierenfistelanlegung kann bestimmt werden, und wenn ein Schallkopf mit einem Loch in der Mitte verwendet wird, kann die Nadel mit größter Genauigkeit unter Ultraschallkontrolle geführt werden [8.7].

8.3.8. Schwangerschaft

Bei der Untersuchung von schwangeren Frauen ist der Gebrauch von Röntgenstrahlung unerwünscht, es sei denn, es ist nicht zu umgehen. Bei diesen Patientinnen kann demnach der Gebrauch des Ultraschalls bei der Diagnose möglicher Nierenprozesse ein ungemein wertvolles Hilfsmittel für die klinische Untersuchung sein.

8.3.9. Nierentransplantationen

Die Ultraschalluntersuchung hat sich zu einer wertvollen Hilfe bei der Kontrolluntersuchung von Patienten erwiesen, bei denen eine Nierentransplantation vorgenommen wurde. Sie ist gefahrenlos, und keine Arterie muß punktiert werden. Deshalb kann sie für Kontrollen zur Feststellung von Komplikationen verwendet werden, die Patienten mit einer Nierentransplantation erleiden, Komplikationen wie Abstoßung, Obstruktion und Ansammlungen von Urin, Blut oder Eiter in der Umgebung der Niere [8.15].

8.3.10. Fetale Niere

Nieren und Blase des Fötus können *in utero* nachgewiesen werden, und mit dem zunehmenden Gebrauch des Ultraschalls in der Geburtshilfe sind mehrere Fälle einer intrauterinen Nierenanomalie dargestellt worden wie z. B. eine polyzystische Erkrankung [8.5].

8.4. Normale Ultraschall-Bilder der Niere

Im Längsschnitt ist der Umriß der Niere oval und ihre Oberfläche eben. Ein typisches Bild ist in Abbildung 8.1a zu sehen. Die Niere ist gut von den umgebenden Muskeln und Bauchorganen zu unterscheiden. Das Nierenparenchym ist echoarm. Nierenkelche, Becken und Blutgefäße (Pyelon) erscheinen als eine Gruppe in der Mitte mit hohen Amplitudenechos. Bei einer Doppelniere oder wenn es in der oberen Kelchgruppe einen langen Hauptkelch gibt, werden die zentralen Echos der Kelche in zwei Gruppen

a

b

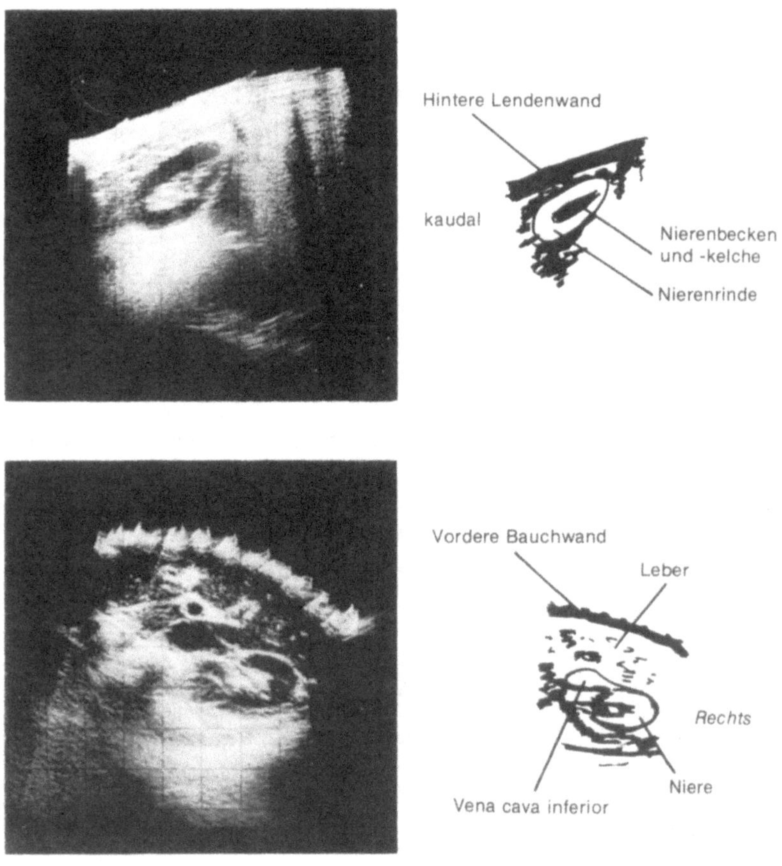

Abb. 8.1 Bilder der normalen Niere. (*a*) Längsschnitt von der Lumbalregion aus, 70 mm rechts von der Mittellinie. (*b*) Schräger, subkostaler Querschnitt von der Abdominalregion aus.
Hinweis: Mit Ausnahme des Bilds in Abbildung 8.5 entstanden sämtliche Bilder in diesem Kapitel mit einem speziell entwickelten 2 MHz Kontaktscanner.

geteilt, eine kleine Gruppe im oberen Pol und eine größere im unteren Pol. Wenn der Schnitt seitlich zum Pyelon erfolgt, stellen sich keine verstärkten zentralen Echofelder dar. Häufig werfen die Rippen lineare „Schatten" über den oberen Nierenteil. Wenn von vorn in der Rückenlage untersucht wird, ist es wichtig zu beachten, daß die rechte Niere schräg gelegen ist mit ihrem unteren Pol mehr ventral als der obere Pol. Bei Querschnitten ist die Niere oval oder rund, wie in Abbildung 8.1.b gezeigt. Die Kelche sind als eine runde Gruppe von Echos fast zentral gelegen dargestellt, wenn der Schnitt durch einen der Nierenpole verläuft; sie sind medial gelegen, wenn der Schnitt durch das Nierenbecken verläuft. Wenn der Schnitt unter- oder oberhalb der Kelche verläuft, fehlt das zentrale Gruppenecho. Die Harnleiter können nur identifiziert werden, wenn sie erweitert sind.

8. 5. Ultraschall-Bilder bei einer Nierenerkrankung

8.5.1. Nierenkarzinom

Damit Nierenzellkarzinome mit dem Ultraschall identifiziert werden können, müssen sie groß genug sein, um bei der intravenösen Urographie eine Verformung der Kelche zu zeigen. Das übliche klinische Problem, das sich stellt, ist die Differentialdiagnose eines raumfordernden Nierenprozesses nachgewiesen von einer intravenösen Urographie; aber für eine Beschreibung ist es leichter, die Ultraschallbilder der einzelnen pathologischen Veränderungen wiederzugeben.

Abbildung 8.2 zeigt ein Bild von einem Nierentumor. Im allgemeinen verdrängt der Tumor einen Teil der zentralen Kelchechos, verlagert oder zerstört sie. Sie werden durch eine Substanz ersetzt, die mannigfaltige unregelmäßige Echos bei einer hohen Verstärkung reflektiert. Die Substanz buckelt die Nierenform entweder lokal an einer Oberfläche aus oder verur-

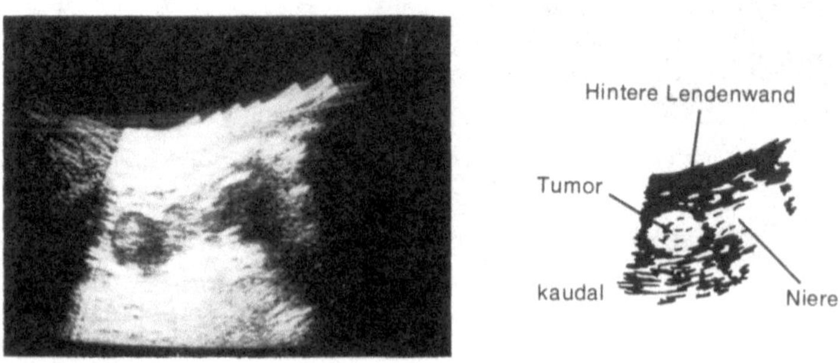

Abb. 8.2 Längsschnitt, 70 mm links von der Mittellinie. Die Niere ist wegen eines Tumors des unteren Pols größtenteils aus der Schnittebene verschoben.

sacht eine diffuse Vergrößerung eines Pols. Der Umriß der Substanz ist im allgemeinen unscharf. Beim Durchgang durch den Tumor wird der Ultraschallstrahl gedämpft, so daß die Strukturen unter dem Neoplasma in einem Ultraschallschatten verschwinden, d. h. Echos tief unter dem Neoplasma haben eine geringere Intensität als die umgebenden Echos. Typisch für ein Neoplasma ist die Tatsache, daß die Intensität der Echos, die aus dem Prozeß kommen, an jedem Ort unterschiedlich sind, und deshalb ist auch das Echomuster unregelmäßig. Nekrotische Teile des Neoplasmas reflektieren kaum Echos, solide Bereiche dagegen mannigfaltige, d. h. sie können ein komplexes Echomuster erzeugen. Ein A-Bild zeigt vielfältige Echos von einer unterschiedlichen Amplitude durch den ganzen Tumor. Zum Beispiel gab es in einer Gruppe [8.19] von 30 Patienten mit einem renalen raumfordernden Prozeß, die komplexe Ultraschallmuster erzeugten, 18 (60%) Karzinome, 3 Nierenabszesse, 2 Zysten mit Blutgerinsel in ihnen, eine Kelchzyste, eine Solitärzyste, eine lokalisierte polyzystische Erkrankung, ein Nierenhämatom, einen Harnleiter-obturierender Tumor. Fett im Sinus renalis und eine normale Niere.

8.5.2. Nierenzysten

Je nach Größe erzeugt eine Zyste eine Einkerbung oder Verlagerung der Kelchechos und eine Substanz, die die Nierenform verändert. Die Substanz kann den einen oder anderen Pol ersetzen, oder sie kann sich über die Nierenfläche hinaus erstrecken. Die Grenzen der Substanz sind scharf, besonders ihre tiefergelegene Oberfläche, die sich als eine feine, halbmondförmige, weiße Linie zeigt. Ein typisches Bild ist in Abbildung 8.3 dargestellt. Ein A-Bild zeigt keine Echos aus dem Inneren der Substanz. Im B-Bild gibt es, da der Ultraschall in der Zystenflüssigkeit nur leicht gedämpft wird, einen

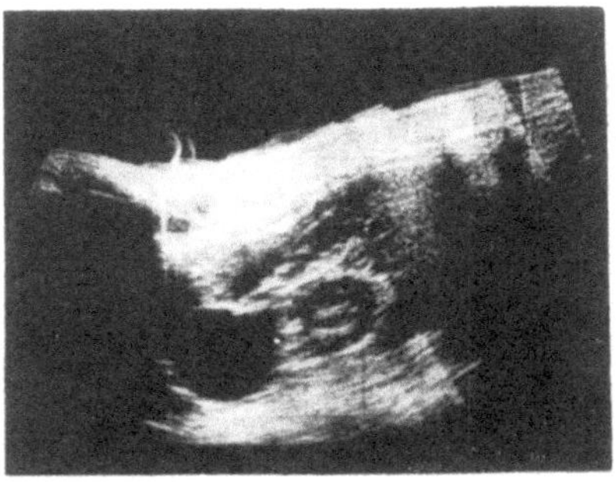

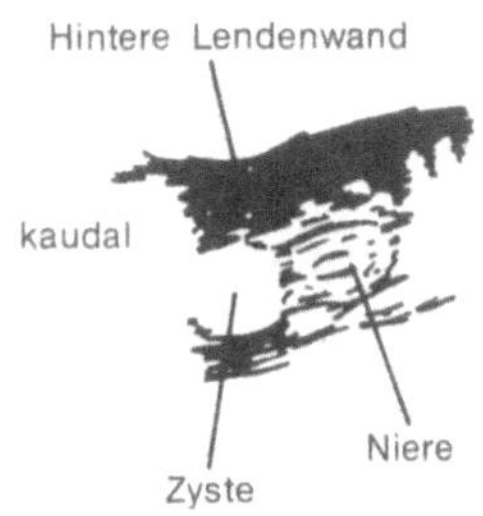

Abb. 8.3 Längsschnitt, 50 mm links von der Mittellinie. Eine Zyste, ungefähr 40 mm im Durchmesser, erfaßt den unteren Pol der Niere.

Bereich mit relativ hohen Echointensitäten unterhalb der Zyste. Selbst bei hoher Verstärkereinstellung bleibt die Zyste verhältnismäßig echofrei verglichen mit den umgebenden Strukturen, obwohl einige Echos in sie gestreut werden. Zum Beispiel wurden in einer Gruppe [8.19] von 58 Patienten mit einer vermuteten Nierenzyste 56 (97 %) korrekt diagnostiziert; bei einem wurde ein Nierenkarzinom, beim anderen ein Nierenabszeß angegeben.

8.5.3. Polyzystische Erkrankung

Bei einer polyzystischen Erkrankung sind beide Nieren vergrößert. Die Nierenform kann Lappen aufweisen, die den Rändern der peripheren Zysten an der Oberfläche entsprechen (Abbildung 8.4). Die normale zentrale Gruppe der Echos von den Kelchen fehlt: Sie wird ersetzt durch mehrfache, kleine, feine Echos durch die Niere, die den Zystenwänden entsprechen. Diese Echos, durch echofreie Flächen getrennt, können eng zusammen liegen, wenn die Zysten klein sind, aber sie können auch ziemlich weit auseinanderliegen oder es kann sogar Kreise von Echos geben, wenn die Zysten größer sind. Wenn polyzystische Nieren nachgewiesen werden, sollte auch die Leber untersucht werden, denn auch dort kann eine hepatische, polyzystische Erkrankung vorhanden sein. Wenn Mehrfachzysten nur in einer Niere nachgewiesen werden, liegt eine polyzystische Erkrankung vor.

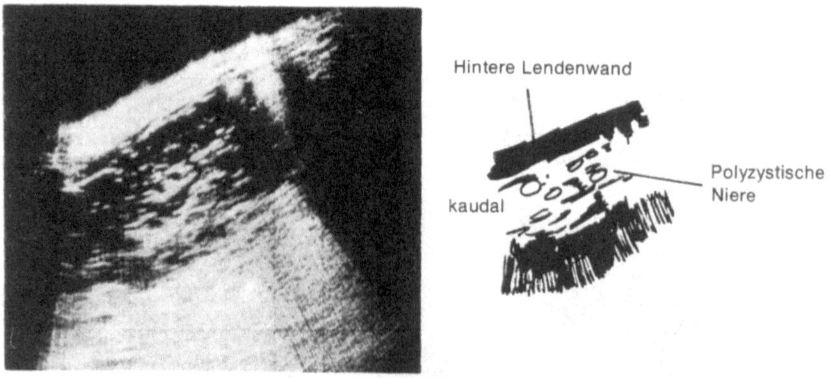

Abb. 8.4 Polyzystische Nierenerkrankung. Längsschnitt, 60 mm rechts von der Mittellinie.

8.5.4. Hydronephrose

Die Nierengröße hängt von der Art der Hydronephrose und ihrem Umfang ab. Bei der frühen Nierenbeckenhydronephrose erscheinen die zentralen Echos durch die Nierenbeckenerweiterung getrennt und erzeugen einen Ring von Echos im Längsschnitt (siehe Abbildung 8.5) und halbmondförmige Echos (C-Zeichen) im Querschnitt [8.3]. Bei einer weiter fortgeschrittenen Nierenbeckenhydronephrose kann das erweiterte Nierenbecken als eine ultraschalldurchlässige Substanz in der Mitte zur Niere identifiziert werden, und gelegentlich kann der obere Teil des erweiterten Harnleiters als eine lineare, echofreie Verlängerung nach unten aus dem Nierenbecken nachgewiesen werden. Bei einer fortgeschrittenen Hydronephrose sind auch die Kelche erweitert. In diesem Fall verschwinden die normalen zentralen Echos, und die Niere ist vergrößert. Wegen des zusammengedrückten Nierengewebes werden zwischen den erweiterten, echofreien Kelchen grobe Septen dargestellt. Ist eine Nierenbeckenhydronephrose ungewöhnlich ausgebildet und die Kelcherweiterung nicht auffällig, zeigt sich ein großer schalldurchlässiger Bereich medial zur verlagerten Niere. Wenn bei einer Hydronephrose ein großer Nierenstein vorhanden ist, wird er als eine Gruppe von dichten Echos innerhalb des sonst echofreien Nierenbeckens oder -kelchs mit Ultraschallschatten auf der Rückseite nachgewiesen.

8.5.5. Perinephritischer Abszeß

Ein perinephritischer Abszeß zeigt sich als ein echofreier Bereich, der an die unversehrte Niere angrenzt, und, wenn er die Niere verschiebt, erfolgt das am häufigsten in die Richtung nach ventral.

8.6. Blase und Prostata

Zum Nachweis von Blasen- und Prostataprozessen muß die Blase so voll wie möglich sein. Längs- und Querschnitte (mit oder ohne zum Becken hin geneigten Schallkopf) werden durchgeführt.

8.6.1. Blase

Auf dem A-Bild [8.10, 8.11.] ist die Messung der Entfernung von der vorderen zur hinteren Wand der Blase möglich, jedoch ist diese Information für eine genaue Bestimmung des enthaltenen Urinvolumens unzureichend. Allerdings hat diese Methode einen gewissen klinischen Wert zur Feststellung des Restharnes.

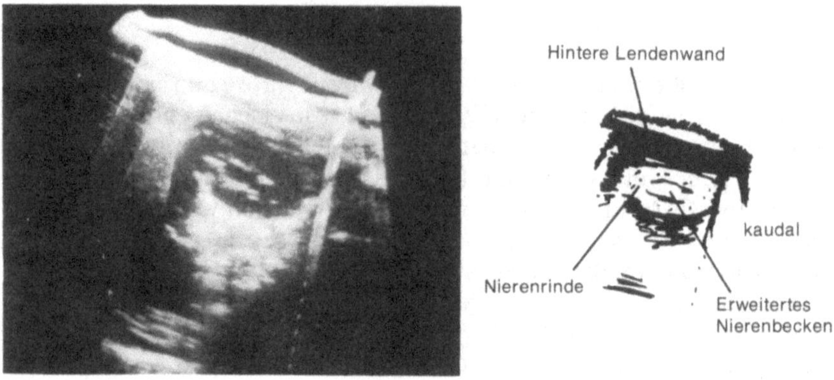

Abb. 8.5 Hydronephrose bei einer Schwangerschaft. Längsschnitt, 50 mm links von der Mittellinie.
Hinweis: Dieses Bild entstand mit einem Picker Echoview System 80L (siehe Anhang).

Obwohl das Volumen des Restharnes mit röntgenologischen Methoden bestimmt werden kann, sind derartige Untersuchungen – besonders bei Kindern – unerwünscht, sie können auch nicht wiederholt angewandt werden. Andererseits kann das Blasenvolumen durch serienweise, zweidimensionale Quer-B-Bildschnitte mit Hilfe eines Planimeters bestimmt werden, um die Fläche des Blasenquerschnitts auf jeder Abtastebene zu ermitteln. Eine durchschnittliche Differenz von 25 % wurde bei einem Vergleich zwischen der Messung mit Ultraschall und des ausgeschiedenen Volumens in einer Serie [8.11] von 26 Patienten festgestellt. Es sieht jedoch ganz so aus, daß man Ergebnisse mit einer ähnlichen Genauigkeit auf eine einfachere Weise erhalten kann, und zwar mit Flächenbestimmungen in einem einzigen Quer- und einem einzigen Längsschnitt [8.1]. Bei 50 Patienten belief sich der mittlere Irrtum mit dieser Methode auf 28 %, wenn das Volumen über 100 ml lag. Bei kleineren Volumen war die Bestimmung mit Ultraschall sehr ungenau.

Mit der Röntgendiagnostik und Zystoskopie kann man die meisten Tumore der Blase nachweisen, aber sie haben mehrere Nachteile wie Strahlenbelastung, Gefahr von Infektionen und Unbehagen des Patienten. Darüber hinaus ist die Röntgendiagnostik bei einer schlechten Nierenfunktion unwirksam, und die Zystoskopie ist bei einer Striktur besonders schwierig. Das zweidimensionale Ultraschallbild zeigt mühelos, daß die normale Blase, wenn sie mit Urin gefüllt ist, eine glatte Kontur besitzt, im Längsschnitt birnenförmig ist und im Querschnitt senkrechte Seitenwände aufweist. Prozesse im Inneren der Blase, die in ihr Lumen hineinragen, und äußere Prozesse, die auf die Wände drücken, können mit einer Ultraschalluntersuchung der mit Flüssigkeit gefüllten Blase dargestellt werden (Abbildung 8.6). Tumore, die in das Blasenlumen hineinwachsen, können verhältnis-

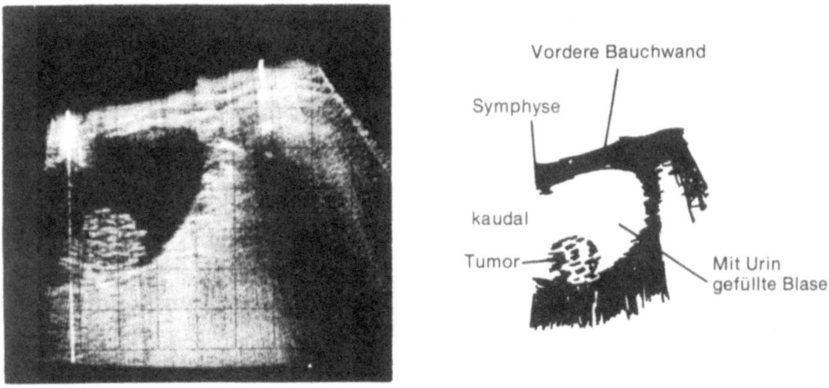

Abb. 8.6 Blasentumor an der dorsalen Blasenwand gelegen in einem Längsschnitt in der Mittellinie dargestellt.

mäßig genau mit der Röntgendiagnostik nachgewiesen und mit der Zystoskopie gesehen und punktiert werden. Der Beitrag des Ultraschalls liegt darin, daß er es ermöglicht, das Vorhandensein oder Fehlen einer Wandinfiltration, die Länge der Tumorbasis und, wenn vorhanden, den Umfang einer Infiltration in die Beckenweichteile zu bestimmen [8.2, 8.3]. Eine Infiltration der Blasenwand zeigt sich an ihrer zunehmenden Dicke und fehlenden Abgrenzung zusammen mit einer Verformung der Blasenkontur in fortgeschrittenen Fällen. Die Reaktion des Tumors auf eine Strahlentherapie kann durch Kontrolluntersuchung aufgezeichnet werden. Die Zuverlässigkeit dieser Studien ist am größten, wenn die Blase ein großes Fassungsvermögen besitzt und der Tumor sich an der hinteren Wand befindet. Der untere Blasenteil hinter der Symphyse ist aus anatomischen Gründen schwer für den Ultraschall zu erreichen, aber die übrige vordere Wand sollte deutlicher zu sehen sein, wenn ein Schallkopf mit Wasservorlaufstrecke verwendet wird.

8.6.2. Prostata

Die Prostata ist bei einem Normalbefund mit dem Ultraschall nicht leicht darzustellen. Wenn sie vergrößert ist, ist allerdings zu erkennen, wie sie in die mit Urin gefüllte Blase eindringt, auf Bildern, die transkutan durch die vordere Bauchwand gemacht wurden [8.2]. Auf diesem Wege kann das Prostatavolumen bestimmt werden [8.13, 8.22], eine Angabe, die dem Chirurgen bei der Entscheidung für einen offenen Eingriff oder eine transurethrale Resektion behilflich sein kann.

Eine alternative Methode zur Darstellung der Prostata beruht auf der Anwendung eines gewinkelten Ultraschallkopfes durch das Rektum. Technisch erscheint diese Methode sehr überzeugend, aber sie ist für einige Patienten vom ästhetischen Standpunkt eher unangenehm; außerdem ist die Ausrüstung teuer.

8.7. Hoden

Direkte Kontaktbilder der Hoden, durch das Skrotum transkutan aufgenommen, können Hydrozele, Hodenabszesse und Tumore nachweisen [8.14]. Eine Hodentorsion kann anhand anormal verschobener Doppler-Signale diagnostiziert werden, wenn der Schallkopf auf das Skrotum gehalten wird [8.17].

Literatur

8.1. Alftan, O. and Mattson, T. (1969). Ultrasonic method of measuring urine. *Annls Chir. Gynaec. Fenn.*, **58**, 300–303.

8.2. Barnett, E. and Morley, P. (1971). Ultrasound in the investigation of space-occupying lesions of the urinary tract. *Br. J. Radiol.*, **44**, 733–742.

8.3. Barnett, E. and Morley, P. (1972). Diagnostic ultrasound in renal disease. *Br. med. Bull.*, **28**, 196–199.

8.4. Berlyne, G. M. (1961). Ultrasonics in renal biopsy. An aid to determination of kidney position. *Lancet*, **2**, 750–751.

8.5. Garrett, W. J., Grunwald, G. and Robinson, D. E. (1970), Prenatal diagnosis of fetal polycystic kidney by ultrasound. *Aust. N. Z. J. Obstet. Gynaec.*, **10**, 7–9.

8.6. Goldberg, B. B., Ostrum, B. J. and Isard, H. J. (1968). Nephrosonography: ultrasound differentiation of renal masses. *Radiology*, **90**, 1113–1118.

8.7. Goldberg, B. B. and Pollack, H. M. (1973). Ultrasonically guided renal cyst aspiration. *J. Urol.*, **109**, 5–7.

8.8. Green, W. L. and King, D. L. (1976). Diagnostic ultrasound of the urinary tract. *J. clin. Ultrasound*, **4**, 55–64.

8.9. Heap, G. (1968). Localization of urinary calculi by ultrasound. *Br. J. Urol.*, **40**, 485.

8.10. Holmes, J. H. (1966). Ultrasonic studies of the bladder and kidney. In *Diagnostic Ultrasound*, Ed. C. C. Grossman, J. H. Holmes, C. Joyner and E. W. Purnell, pp. 465–480. New York: Plenum Press.

8.11. Holmes, J. H. (1967). Ultrasonic studies of the bladder. *J. Urol.*, **97**, 654–663.

8.12. Lyons, E. A., Murphy, A. V. and Anreil, G. C. (1972). Sonar and its use in kidney disease in children. *Arch. Dis. Child.*, **47**, 777–786.

8.13. Miller, S. S., Garvie, W. H. H. and Christie, A. D. (1973). The evaluation of prostate size by ultrasonic scanning: a preliminary report. *Br. J. Urol.*, **45**, 187–191.

8.14. Miskin, M. and Bain, J. (1974). B-mode ultrasonic examination of the testes. *J. clin. Ultrasound*, **2**, 307–311.

8.15. Morley, P., Barnett, E., Bell, P. R. F., Briggs, J. K., Calman, K. C., Hamilton, D. N. H. and Paton, A. M. (1975). Ultrasound in the diagnosis of fluid collections following renal transplantation. *Clin. Radiol.*, **26**, 199–207.

8.16. Ostrum, B. J., Goldberg, B. B. and Isard, H. J. (1967). A-mode ultrasound differentiation of soft-tissue masses. *Radiology,* **88**, 745–749.
8.17. Pedersen, J. F., Holm, H. H. and Hald, T. (1975). Torsion of the testis diagnosed by ultrasound. In *Ultrasound in Medicine,* Ed. D. White, p. 193. New York: Plenum Press.
8.18. Schlegal, J. U., Diggdon, P. and Cuellar, J. (1961). The use of ultrasound for localising renal calculi. *J. Urol.,* **86**, 367–369.
8.19. Sherwood, T. (1975). Renal masses and ultrasound. *Br. med. J.,* **4**, 682–683.
8.20. Taylor, K. J. W. (1976). Gray-scale ultrasound B-scanning for assessment of the liver and the kidney. *Br. J. clin. Equipment,* **1**, 113–121.
8.21. Watanabe, H., Kaiho, H., Tanaka, M. and Terasawa, Y. (1971). Diagnostic application of ultrasonotomography to the prostate. *Invest. Urol.,* **8**, 548–559.
8.22. Whittingham, T. A. and Bishop, R. (1973). Ultrasonic estimation of the volume of the enlarged prostate. *Br. J. Radiol.,* **46**, 68–70.

Weiterführende Literatur

Kratochwil, A. (1977). *Ultraschalldiagnostik in der Inneren Medizin, Chirurgie und Urologie.* Stuttgart: Thieme.

9. Andere Ultraschall-Untersuchungen

F.G.M. Ross und P.N.T. Wells

9.1. Angiologie

9.1.1. Angiographie

Untersuchungen der Bauchschlagader mit einem A-Bild [9.8, 9.21, 9.33], einem zweidimensionalen B-Bild [9.2, 9.8, 9.10, 9.13, 9.14, 9.20, 9.21, 9.39] und Zeit-Positionsaufzeichnungen [9.8, 9.33] wurden mit Frequenzen im Bereich von 1 bis 3 MHz durchgeführt. Der Patient wird in der Rükkenlage untersucht. Direktkontaktmethoden und zweidimensionales Abtasten mit Wasserbadkoppelung wurden angewandt, allerdings sind die zuerst genannten Methoden bequemer. Gelegentlich ist eine Darstellung der Aorta wegen der dazwischen liegenden gasgefüllten Eingeweide unmöglich. Unter derartigen Umständen können befriedigende Ergebnisse manchmal später erhalten werden [9.21].

Die Untersuchung beginnt am besten mit einer Reihe paraleller Längsschnitte im zweidimensionalen B-Bild, die sich so weit wie möglich vom Xiphoid zur Symphyse erstrecken (Abbildung 9.1). Manchmal schließt eine geschwungene Aorta die Darstellung ihrer gesamten Länge im Bauch auf einem einzigen Bild aus.

Obwohl der Durchmesser des Aneurysmas anhand eines zweidimensionalen B-Bilds beurteilt werden kann, ist die Bestimmung mit einer Zeit-Positionsaufzeichnung (bei der die Pulsierungen zur Identifizierung der Echos von den Aortenwänden behilflich sein können [9.8]) oder anhand eines A-Bildes bei einem größeren Aneurysma mit niedrigem Puls [9.21] unter Umständen genauer. So überschritt die Differenz zwischen operativen oder kontrastaortographischen Messungen und den Bestimmungen mit dem Ultraschall bei einer Serie von 18 Patienten nicht 6 mm. Der Nachweis eines Aortendurchmessers von über 30 mm gilt als pathologisch [9.8].

Die konventionellen röntgenologischen Untersuchungen der Aorta haben mehrere Nachteile. Bei einer Verkalkung kann die Aorta zwar auf einem einfachen Film dargestellt werden. Wenn das nicht der Fall ist, kann eine Aortographie notwendig sein. Die Ultraschalldarstellung ist bei denjenigen Patienten nützlich, bei denen eine Aortographie kontraindiziert ist, wie auch bei Kontrolluntersuchungen, um Änderungen des Durchmessers der Aorta zu ermitteln. Ein übliches klinisches Problem, bei dem eine Ultraschalluntersuchung behilflich sein kann, ist die Ermittlung, ob es sich bei einem tastbaren, pulsierenden Bauchtumor um ein Aortenaneurysma oder

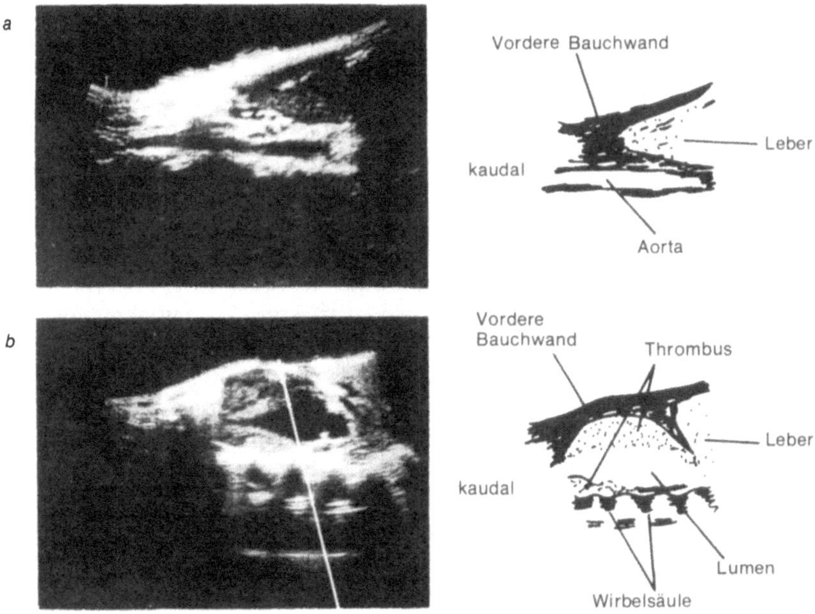

Abb. 9.1 Bauchaorta, in Längsschnitten entlang der Mittellinie dargestellt. (*a*) Normal. (*b*) Aorten-Aneurysma: Man beachte den Thrombus und das Lumen.
Hinweis: Mit Ausnahme von Abbildung 9.6 wurden die Bilder in diesem Kapitel mit einem speziell entwickelten 2 MHz Kontaktscanner aufgenommen.

um einen ventralen Tumor handelt, der Pulsierungen von einer dahinter liegenden normalen Aorta überträgt.

Obwohl die Aorta das Bauchgefäß ist, das für die Ultraschalluntersuchung die größte Aufmerksamkeit gefunden hatte, können auch andere Arterien und Venen dargestellt werden. Im allgemeinen ist es möglich, die terminale Lage der Vena cava inferior mit einem Scan durch die Leber hindurch [9.37] wiederzugeben, und in Fällen eines Verschlusses der Vena cava inferior kann die Ursache entweder direkt oder indirekt hergeleitet werden. Ebenso häufig werden die obere Mesenterial- und Nierenarterie wie auch die Pfortader und die obere Mesenterial- und Nierenvene nachgewiesen [9.22].

Mit den Impuls-Echo-Methoden wurden ebenfalls Aneurysmen der Fermoralarterie [9.14] beurteilt wie auch die Durchmesser der Brustaorta und der rechten Pulmonalarterie (mit dem Ultraschallkopf im suprasternalen Bereich) [9.12].

9.1.2. Untersuchungen des Kreislaufs

(a) Der Kreislauf in der Plazenta

Der Gebrauch der Doppler-Methode mit kontinuierlichen Wellen zum Nachweis der Bewegungen des fetalen Herzens wurde in Abschnitt 4.3 besprochen. Mit einiger Erfahrung können auch die Doppler-Signale von der Plazenta identifiziert werden: Sie bestehen aus einem Gemisch aus Wellen, da die fetalen Herzbewegungen überlagert sind durch die des mütterlichen Herzens.

In den letzten Wochen der Schwangerschaft wurde in einer ersten Untersuchungsreihe bei der Lokalisierung der Plazenta eine Genauigkeit von ungefähr 75% angegeben [9.3]. Erst kürzlich wurde bei einer Gruppe [9.16] von 56 Patientinnen, bei denen die Plazentalage endgültig bestätigt wurde, von einem Fehler bei der Bestimmung des Uterusabschnitts, der die Plazenta enthält, berichtet: in einer weiteren Gruppe von 46 Patientinnen [9.4] wurde eine Genauigkeit von 92% erreicht. Es besteht jedoch kein Zweifel daran, daß derartige ausgezeichnete Resultate nicht ohne eine große Erfahrung mit der Methode zu erreichen sind. Die Ermittlung von Signalen von einer dorsal gelegenen Plazenta ist besonders schwierig.

(b) Arterien

Die erste Anwendung des Doppler-Kreislaufdetektors zur Beurteilung einer Arterienerkrankung war im Prinzip einfach: Der Verlauf einer Arterie wurde entlang einer Extremität verfolgt, während der Untersucher auf plötzliche Änderungen der Signale achtete [9.29]. Normalerweise besteht der Ton aus zwei Komponenten, die einem Dauerton mit niedriger Frequenz überlagert sind. Beim ersten Signal ist die Tonlage hoch und entspricht der Systole, beim zweiten ist sie niedrig und tritt bei der Diastole auf. Obwohl die Methode bei der Diagnose von thrombotischen Verschlüssen [9.27] im Vergleich zu den normalen klinischen Methoden einen bedeutenden Vorteil bietet, können nicht verschließende Gerinsel, die sehr viel wahrscheinlicher zu einer Embolie führen, dabei übersehen werden. Wenn eine Arterie verschlossen ist, entwickelt sich ein Kollateralkreislauf. Ein grober Test für das Vorhandensein eines Kollateralkreislaufs ist das Unvermögen, eine Änderung des distalen Flußsignals festzustellen, wenn proximal Druck ausgeübt wird. Eine weit nützlichere Information kann man durch Messungen der Geschwindigkeit-Zeit-Wellenformen erhalten, die simultan an verschiedenen Stellen der Extremität aufgezeichnet werden [9.40]. Die im allgemeinen gewählten Stellen sind bei der Arteria femoralis communis unmittelbar unterhalb des Leistenbands und der Arteria poplitea in der Fossa poplitea oder bei der Arteria poplitea und der Arteria tibialis posterior leicht über und hinter dem inneren Knöchel des Fußgelenks. Drei Größen können bestimmt werden. Die erste ist die Puls-*Durchgangszeit* (T.T.) zwischen den beiden Meßstellen; die zweite der *Pulsationsindex* (P.I.) an jeder Stelle. Er wird definiert als die Summe der maximalen

Schwingungsenergie der Fourierreihe auf dem Doppler-Frequenzspektrum, geteilt durch die mittlere Energie des Blutkreislaufes. Die dritte Größe ist der *Dämpfungsfaktor* (D.F.) zwischen den beiden Meßstellen, definiert als das Verhältnis der P.I.e zwischen den beiden Meßstellen an den Stellen stromaufwärts und stromabwärts.

Ein alternativer und leichterer Weg mit diesen Begriffen umzugehen ist das Ableiten einer Größe P.I.', die sich gut dem Wert des tatsächlichen Pulsationsindexes nähert. Das geschieht unter Anwendung eines Planimeters, um die Integrale (A) der Puls-Wellenform zu erhalten, die auf einem Tonspektrographen erscheint, und einem vollen Puls der Dauer T entspricht. Denn es ist:

$$P.\,I.' = \frac{|\hat{V}|}{\overline{V}} \tag{9.1}$$

wobei $\hat{V}$ die Spitzenvorwärtsgeschwindigkeit während des Pulses oder die Differenz zwischen der Vorwärts- und Spitzenrückwärtsgeschwindigkeit ist, wenn ein umgekehrter Fluß auftritt,

und $\overline{V} = \int_0^T \frac{\overline{V}dt}{T} = \frac{A}{T}$

wobei V = die Geschwindigkeit zur Zeit t ist.

Bei jedem Patienten können diese Indices dazu verwendet werden, die Arterienerkrankung in eine von vier Klassen einzustufen [9.10]. Das ist in Abbildung 9.2 veranschaulicht.

Die übliche nichtinvasive Methode zur Bestimmung des Blutdrucks beruht auf dem Messen des Drucks, der in einer Manschette notwendig ist, um den Blutstrom in der Arterie zu verschließen. Der Arterienpuls distal zur Manschette kann auf verschiedene Arten ermittelt werden. Die üblichste Methode ist das Anlegen eines Stethoskops über der Arterie. Allerdings ist der Doppler-Bewegungsdetektor weit empfindlicher und kann ebenso Bewegungen der Arterienwand wahrnehmen, die denen entsprechen, die bei einer Auskultation zu hören sind. Mit dem Ultraschall kann der Blutdruck bei starken Hypotonikern und neugeborenen Kindern [9.18], bei denen konventionelle Methoden problematisch sein können, gemessen werden.

Blutdruckmessungen mit dem Doppler-Kreislaufdetektor können auch klinisch relevant sein. Die Beurteilung von *Shunt*-Gefäßen im Arteriensystem einer Extremität kann erfolgen, indem der Manschettenverschlußdruck an mehreren Abschnitten entlang dieser Arterie gemessen wird, wobei die Ultraschallsonde am Arm auf der Arteria radialis oder am Bein auf den Aa. peronaea und tibialis liegt [9.1].

Die Doppler-Methode mit kontinuierlichen Wellen gibt einen schnellen und zuverlässigen Hinweis auf die Durchgängigkeit der Gefäße zu einem Nierentransplantat [9.27, 9.32]. Die Ultraschallsonde wird auf die Bauchwand unmittelbar über die Niere gelegt. Eine herabgesetzte Flußgeschwindigkeit zu einer einzelnen Nieren dient als Warnung, daß eine Abstoßung unmittelbar bevorsteht.

Vorwiegend von dem Blut, das in der Brustaorta fließt, wurden Doppler-Signale mittels einem 2 MHz Doppler-Systems mit einer kontinuierlichen Welle ermittelt, wobei der Schallkopf auf die Fossa jugularis aufgesetzt wurde (9.24). Der Aortenbogen ist so ausgerichtet, daß die Achse des Ultraschallfeldes der Richtung des Blutflusses entspricht. Demnach entspricht die höchste Doppler-Verschiebung in jedem Augenblick dem höchsten Geschwindigkeitsfaktor innerhalb des Strömungsprofils. Der Gebrauch eines Real-time-Tonspektographen zur Darstellung der gerichtet ermittelten Doppler-Verschiebungssignale ermöglicht es dem Untersucher, eine optimale Ausrichtung des Schallkopfes zu erzielen und Strömungssignale aus Arterienästen zu erkennen, die, da sie Kopf und Hals versorgen, so ausgerichtet sind, daß die Vektorflußkomponente in die entgegengesetzte Richtung zu der im Aortenbogen erfolgt. Mit dem Spektrum-

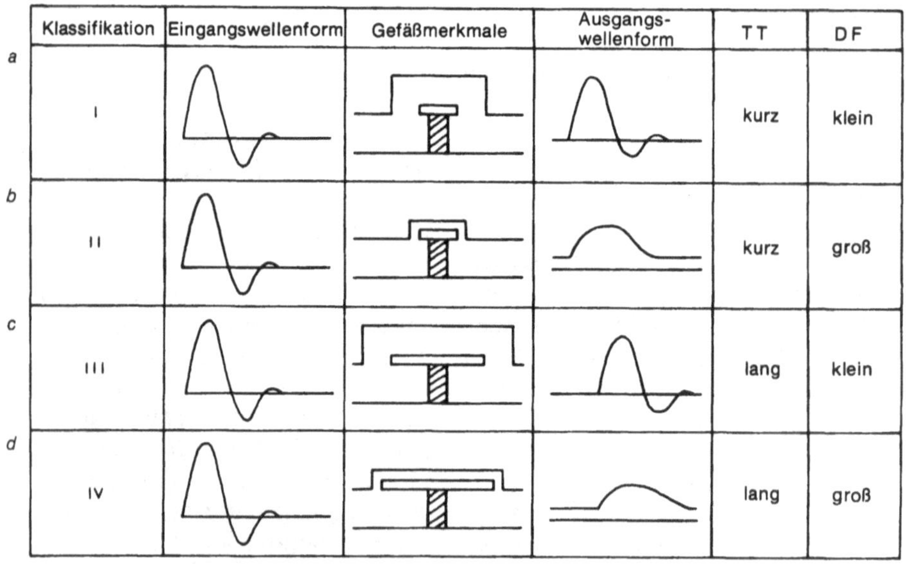

Abb. 9.2 Klassifikation der Arterienerkrankung entsprechend der Puls-Durchgangszeit und dem Dämpfungsfaktor. (Die Eingangs- und Ausgangswellenformen zeigen, wie sich die mit dem Ton-Spektrogramm gemessenen Spitzengeschwindigkeiten mit der Zeit ändern.) In physiologischen Begriffen entsprechen diese Klassifikationen (*a*) einem kurzen Kollateralkreislauf mit großem Durchmesser; (*b*) einem kurzen Kollateralkreislauf mit kleinem Durchmesser; (*c*) einem langen Kollateralkreislauf mit großem Durchmesser und (*d*) einem langen Kollateralkreislauf mit kleinen Durchmesser. (TT-Pulsdurchgangszeit; DF-Dämpfungsfaktor)

bild kann die Wirbelbewegung identifiziert und interpretiert werden, selbst wenn das Signal-Rausch-Verhältnis schwach ist.

Der klinische Nutzen der transkutanen Aortovelographie muß noch entschieden werden [9.23, 9.25]. Der Teil der Aorta, in dem die Strömungsgeschwindigkeit überwacht wird, befindet sich nahe dem Herzen, so daß man Information über die linke Herztätigkeit erhält. Bei jedem Menschen ist das momentane Herzminutenvolumen wahrscheinlich proportional zur gemessenen Geschwindigkeit, vorausgesetzt, daß die systolische Querschnittfläche der Aorta, das Geschwindigkeitsströmungsprofil und die Anteile des Flusses in die Äste des Aortenbogens insgesamt konstant bleiben. Erste Beobachtungen zeugen von der Gültigkeit dieser Annahmen, und die Methode kann in kritischen Behandlungssituationen nützlich sein. Die Wellenform der Umhüllungskurve des Frequenzspektrums scheint die Herzleistung auch in anderer Hinsicht widerzuspiegeln, wie z. B. eine frühe systolische Beschleunigung, Spitzengeschwindigkeit und Dauer der Beschleunigungs- und Verzögerungsphase der systolischen Periode.

Bei Kreislaufstudien ist es manchmal nützlich, eine zweidimensionale Karte mit der Lage der Blutgefäße vor sich zu haben. An geeigneten anatomischen Stellen – wie Hals und Schenkel – kann man Karten dieser Art mit Hilfe eines zweidimendionalen Scanners erhalten, der die Lage einer Doppler-Sonde angibt. Die Doppler-Sonde wird über die Haut des Patienten geschwenkt; wenn der Ultraschallstrahl das fließende Blut kreuzt, werden Doppler-Signale ermittelt, die Aufzeichnungen auf dem Speicherbild erzeugen, und die der Projektion der Position der Blutgefäße entsprechen. Signale von Venen und Arterien können durch gerichtete Ermittlung unterschieden werden. Kontinuierliche Wellen- [9.35] und Doppler-Impulsapparate wurden [9.9, 9.31] verwendet: Mit dem zuletzt genannten Gerät können Blutströme der gleichen Richtung, aber unterschiedlicher Lokalisation, getrennt und zur Aufzeichnung von Querschnittbildern bei einem Gefäßscan verwendet werden.

(c) Venen

Doppler-Signale von Venen erzeugen hörbare Töne, die aus einem kontinuierlichen, brausendem Rauschen bestehen. Plötzliche Kompression einer Extremität resultiert in einem deutlichen, kurzen und hohen Geräusch, das als „erhöhtes Strömungsgeräusch" [9.34] bezeichnet wird. Vier derartige Töne können an jeder beliebigen Stelle der Vene erzeugt werden. Zwei hört man normalerweise, einen in Verbindung mit einem distalen Druck und den anderen nach Aufheben des proximalen Drucks. Ihr Fehlen weist auf einen Verschluß hin. Töne in Verbindung mit dem Aufheben des distalen Drucks und einem proximalen Druck weisen auf insuffiziente Venenklappen hin.

Eine sehr einfache Methode kann bei der Suche nach einer tiefen Venenthrombose nützlich sein [9.7]. Der Doppler-Schallkopf wird auf die Leiste gelegt, und die Töne aus der Arteria femoralis werden geortet. Der Schallkopf wird dann 10–20 mm medial geschwenkt, bis er über der Vena femoralis liegt. Der Ton steigt an, wenn die Wade (oder der Fuß) bei einer manifesten Durchblutungsstörung komprimiert wird. Die Methode, für die sich ein 2 MHz Doppler-System eignet, ist einer klinischen Beurteilung überlegen, und sie ist bei der Feststellung von Thrombosen im oberen Teil der Extremität am wirksamsten. Der radioaktive Fibrinogentest ergänzt die Untersuchung; zur Feststellung von Thromben in der Wade ist er effektiver.

Ganze Extremitäten können untersucht werden, um insuffiziente venae perforantes zu entdecken, und zwar mit einem Doppler-Blutgeschwindigkeitsdetektor [9.30]. Die Haut über der verdächtigen Fläche wird mit Punkten in einem Rastermuster markiert, und der Schallkopf wird nacheinander über jedem Punkt normal auf die Haut gelegt. In jeder Lage wird die Wade oder der Fuß unterhalb des Schallkopfes zusammengedrückt: Wenn eine insuffiziente venae perforantis vorhanden ist, hört man, wie das Blut zunächst in die eine und dann in die andere Richtung fließt.

Eine rechte Herzerkrankung kann sich in spezifische Änderungen des Strömungsmusters der Vena jugularis auswirken, die mit einem richtungsempfindlichen Doppler-System festgestellt werden können [9.17]. Für diese Untersuchung wird der Schallkopf hinter das mediale Ende des rechten Schlüsselbeins angelegt, wobei der Patient auf dem Rücken liegt und sein Kopf leicht angehoben ist. Eine Trikuspidalinsuffizienz und ein Rechts-Links Shunt der Arterie können zuverlässig anhand von Störungen des venösen Rückflusses festgestellt werden.

9.1.3. Feststellung von Gasblasen im Blut

Das Auftreten von Gasblasen im Blut (oder Gewebe) ist eine wohl bekannte Gefahr der Dekompression bei Tauchern und Arbeitern, die im Tiefbau unter Druckluft arbeiten, bei Patienten mit einem extrakorporalem Kreislauf wie auch bei neuochirurgischen Operationen, bei denen der Patient sitzt.

Drei verschiedene Methoden wurden angewandt, um derartige Gasblasen mit dem Ultraschall festzustellen. Erstens erfolgt eine zunehmende Dämpfung des Ultraschalls wegen des Vorhandenseins von Blasen im Gewebe, die auf eine Drucksenkung zurückgeht und die man auf einem A-Schirm sehen kann, zum Beispiel durch das Verschwinden des Echos von der gegenüberliegenden Seite, wenn der Schallkopf auf einen Ohrlappen aufgesetzt wird [9.38]. Zweitens kann man die erhöhte Dämpfung, die auf Gasblasen im Blut zurückgeht, durch eine Transmissionsmethode feststellen, beispielsweise mit zwei Schallköpfen, zwischen denen extrakorporales umgeleitetes Blut zirkuliert [9.26]. Drittens führen *in vivo* zirkulierende

Gasblasen zu typischen Änderungen der Anzeige eines mit kontinuierlichen Wellen arbeitenden Doppler-Gerätes (im allgemeinen wurde ein 2 MHz System verwendet). Obwohl ein Schallkopf bei dem ersten Nachweis um die Vena cava caudalis eines Schweins [9.11] gelegt wurde, wird er beim Menschen im allgemeinen extern angeordnet, und zwar an die Brustwand oberhalb des Herzens [9.5, 9.6, 9.28, 9.29] oder manchmal über die Karotis [9.41]. Das Vorhandensein von Gasblasen im Blut wird neben den üblichen Doppler-Signalen durch das Auftreten eines Tons angezeigt, der einem hohen Kratzen gleicht [9.29]. Diese Signale sind mühelos auf einem Oszilloskopbild zu sehen, und die Methode ist ungemein empfindlich. So wurde nachgewiesen, daß das Einführen von etwas mehr als 0,1 ml Luft ins Herz mit dem Ultraschall festgestellt werden kann.

9.2. Endokrinologie

9.2.1. Nebennieren

Der Nachweis von Nebennierentumoren mit der konventionellen Röntgendiagnostik kann schwierig sein. Die normale Nebenniere sieht man bei zweidimensionalen Ultraschallschnitten bei Erwachsenen nur selten, dagegen kann sie bei Kindern häufig dargestellt werden, und dies besonders auf der linken Seite [9.46]. Raumfordernde Nebennierenprozesse bei Kindern können verhältnismäßig zuverlässig nachgewiesen werden [9.42]. Bei Erwachsenen ist es relativ unwahrscheinlich mit einer Ultraschallabtastung Tumore nachzuweisen, die kleiner als 30 mm im Durchmesser sind. Das Bild eines großen Tumors ist in Abbildung 9.3 wiedergegeben.

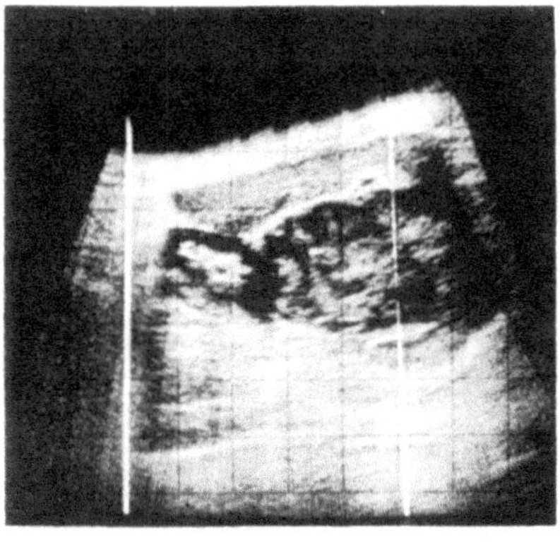

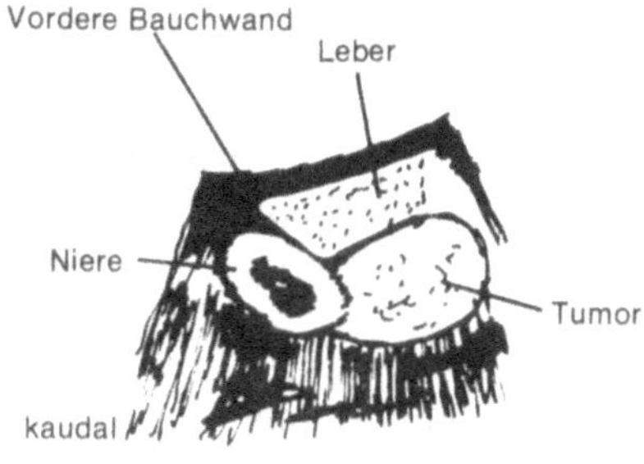

Abb. 9.3 Nebennierentumor. Längsschnitt, 60 mm rechts von der Mittellinie.

9.2.2. Schilddrüse

Die Untersuchung der Schilddrüse durch Palpation und der Einsatz von Radioisotopen liefert im allgemeinen bei der Feststellung der Art der Schilddrüsenveränderungen befriedigende Ergebnisse. Demnach wurde die Drüse nicht sehr eingehend mit Ultraschall untersucht, obwohl sie sehr leicht zugänglich ist.

Vorläufige Resultate mit einem zweidimensionalen Kontaktscanner [9.43] haben darauf hingewiesen, daß eine Differenzierung zwischen gekapselten und homogenen Adenomen von Karzinomen möglich sein kann. Ziemlich ermutigende Ergebnisse hat man mit Wasserbad-Scannern erhalten, die lineare [9.44] und Schnittbilder [9.45] erzeugen. Obwohl der Ultraschallschnitt der normalen Schilddrüse verhältnismäßig echofrei ist, kann ihre Lage anhand der verhältnismäßig starken Echos von den angrenzenden Strukturen her ermittelt werden. Solide und Zystenprozesse können mühelos unterschieden werden [9.47], und proliferative Prozesse geben im allgemeinen eine erhöhte Echodichte [9.44] an.

Mit einem Wasserbadscanner wurden zweidimensionale B-Bilder erzeugt, anhand derer das Gewicht der Schilddrüse bestimmt wurde [9.48]. Das ist eine Ergänzung zur Szintigraphie, mit der das Funktionsvolumen festgestellt werden kann.

9.3. Gastroenterologie

Ultraschalluntersuchungen von Leber, Gallenblase, Gallengang und Milz wurden in Kapitel 6 besprochen. Der vorliegende Abschnitt behandelt die Ultraschalluntersuchungen anderer Strukturen des Magen-Darm-Traktes.

9.3.1. Zähne und Mund

In der zivilisierten Welt ist die Bevölkerung hauptsächlich einer Strahlenbelastung beim Zahnarzt ausgesetzt. Darüber hinaus kann die Zeit, bis der Film entwickelt ist, für den einzelnen Patienten einen Zeitverlust bzw. wiederholte Besuche bedeuten. Deshalb würden mit der Entwicklung sicherer und schneller Ultraschalldiagnosemethoden in der Zahnmedizin wichtige Vorteile errungen werden, vorausgesetzt, die klinischen Resultate sind so zuverlässig wie die Röntgendiagnostik, und der Apparat wäre in der Anschaffung günstig und leicht zu bedienen.

Zur Feststellung einer fortgeschrittenen Pulpitis haben sich Reflexions- und Transmissionsmethoden als geeignet erwiesen [9.53]. Schallköpfe mit einem Durchmesser von 1 mm, mit einer Frequenz von 18 MHz betrieben, wurden verwendet. Die Transmissionsmethode beruht auf der Dämpfung, die auf das Gas in Verbindung mit einer Pulpitis zurückgeht. Sie ist zuverlässiger als die Reflexionsmethode, weil sie nicht durch die Neigung der Oberflächen beeinträchtigt wird, allerdings muß der Zugang zu beiden Seiten des Zahns möglich sein.

Mit dem A-Bild [9.56] wurden die Lagen der Verbindungsstelle von Zahnschmelz und Pulpahöhlenwand untersucht. Ein Schallkopf mit einer Vorlaufstrecke wurde verwendet, bei dem eine Aluminiumstange (die eine ähnliche Schallimpedanz wie der Zahnschmelz hat) zwischen dem Schallkopf und dem Zahn lag. Die Ergebnisse der vorläufigen Versuche zeigen, daß es möglich sein kann, die Dicke des Wasserfilms zwischen einer Amalgamfüllung und dem Dentin zu bestimmen. Ebenso kann es möglich sein, Änderungen in der Mineralzusammensetzung des Zahnschmelzes zu beurteilen [9.55].

Zur Darstellung von Zähnen [9.60] wurde ein 15 MHz zweidimensionaler B-Scanner mit Wasserkoppelung (vom gleichen Typ wie der für die Augenuntersuchung verwendete) verwendet. Waagerechte Scans erfolgten in Abständen von 0,5 mm. Es war nicht möglich, zwischen Füllungen und Karies zu unterscheiden.

Es wurde berichtet, daß eine Unterscheidung zwischen soliden Veränderungen und Zysten der Speicheldrüsen mit einem transkutanen zweidimensionalen Scan durch den oberen Hals [9.58] möglich ist.

9.3.2. Magen-Darm-Trakt

Wegen des Gases, das im allgemeinen im Magendarmtrakt vorhanden ist, kann die Ultraschalluntersuchung eines Teils des Abdomens zeitweise erschwert sein. Gegenwärtig begrenzt diese Tatsache häufig die klinisch nützlichen Anwendungen der Methode in der Gastroenterologie auf die Untersuchung der Organgewebe des Oberbauches und des Gallengangssystems. Es gibt einige Ausnahmen. Zum Beispiel können Zysten des Omentum dargestellt werden [9.59]. Ebenso wurde berichtet [9.5], daß eine Ultraschalluntersuchung Eingeweidetumore entdecken kann, die fast echofreie Außenschichten und dichte Echos aus ihrer Mitte aufweisen (Abbildung 9.4).

9.3.3. Bauchspeicheldrüse

Die Untersuchung der Bauchspeicheldrüse ist eine Herausforderung für den Diagnostiker. Eine einfache, sichere und zuverlässige Methode zur transkutanen Untersuchung des Organs wäre klinisch besonders wertvoll. Außer dem Ultraschall gibt es gegenwärtig keine Alternativen zur röntgenographischen Kontrastuntersuchung, zum Schichtaufnahmeverfahren

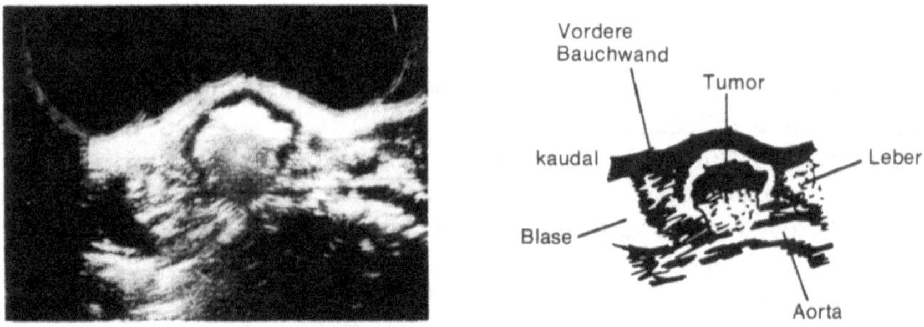

Abb. 9.4 Längsschnitt in der Mittellinie bei einem Karzinom des Kolon transversum. Man beachte den echofreien Rand des Tumors und dichte Echos im Tumor.

oder zum Doppelisotopen-Scan. Nur das Röntgen-Computer-Tomogramm bietet eine Lösung. Die Indikationen dafür müssen jedoch wegen des höheren apparativen Aufwandes noch bestimmt werden.

Bei den ersten Versuchen einer Untersuchung der Bauchspeicheldrüse mit dem Ultraschall wurde das A-Bild [9.62] verwendet; seit jüngerer Zeit wird fast ausschließlich das zweidimensionale B-Bild entweder im direkten Kontakt oder im Wasserbad eingesetzt. Die Frequenzen bewegen sich im Bereich von 2 bis 3 MHz. Oft erhält man eine bessere Darstellung der Bauchspeicheldrüse, wenn der Patient vor der Untersuchung ein leichtes Abführmittel einnimmt und 12 Stunden nüchtern bleibt. Querschnitte werden so sorgfältig gelegt, daß die Facies dorsalis der Leber, der Magenschatten und die Vorderflächen der Aorta und Vena cava dargestellt werden. In dem dreieckigen Raum, den diese drei Elemente begrenzen, ist die Pfortader normalerweise die einzige echofreie Struktur, Kopf und Körper der Bauchspeicheldrüse nehmen den größten Teil des übrigen Raums ein, der Schwanz der Bauchspeicheldrüse liegt hinter dem Magen und dem Querkolon. Die volle Länge der Bauchspeicheldrüse kann man bei geeigneten Versuchspersonen sehen, sie wird in einem Querschnitt dargestellt, der einen Winkel von ungefähr 20° zur kranialen Körperachse bildet. Die Arteria mesenterica kann unmittelbar unterhalb dieser Abtastebene erkannt werden.

Geräte mit bistabiler Bilddarstellung können nur dann zur Darstellung der Bauchspeicheldrüse zuverlässig verwendet werden, wenn diese durch eine Erkrankung vergrößert ist [9.49, 9.50, 9.52, 9.54]. Die normale Bauchspeicheldrüse kann oft mit Graustufengeräten dargestellt werden, und die Diagnose von Tumoren, Zysten und Pseudozysten (siehe Abbildung 9.5) kann ziemlich zuverlässig sein.

Wenn die Ursache einer vergrößerten Bauchspeicheldrüse zweifelhaft ist, kann eine mit dem Ultraschall geführte Feinnadelbiopsie behilflich sein [9.51, 9.61]. Obwohl die falsch-negative Rate bei ungefähr 10–20% liegt,

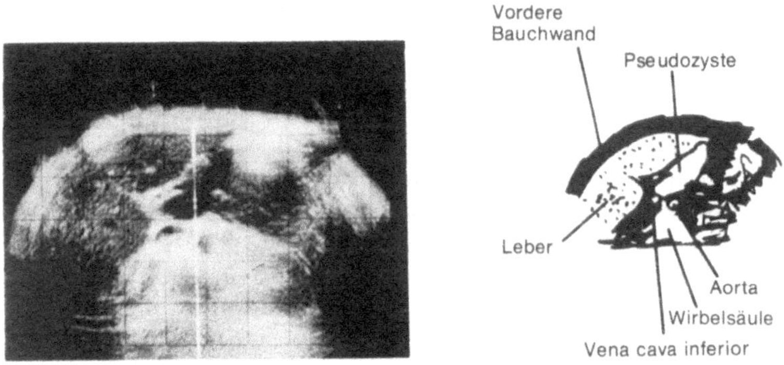

Abb. 9.5 Querschnitt, 40 mm unterhalb des Xiphoids mit einer Pseudozyste des Pankreas.

kann eine positive Biopsie, die ein Neoplasma bestätigt, dem Patienten eine unnötige Probeoperation ersparen, da nur 25% der Pankreaskarzinome resezierbar sind und die Überlebensrate nach fünf Jahren dabei nicht besser als 1% ist.

9.4. Onkologie

9.4.1. Ultraschall-Untersuchung in der Strahlen- und Chemotherapie

Bei der Planung einer Strahlentherapie und zur Beurteilung der Wirksamkeit der Behandlung mit Strahlen- und Chemotherapie kann die Ultraschalldarstellung maligner Prozesse von großem klinischem Wert sein.

Das hohe Maß an Genauigkeit, das potentiell durch eine mit dem Computer durchgeführten Planung der Strahlentherapie zur Verfügung steht, ist nicht zu vergleichen mit den üblichen Methoden zum Erlangen von Daten anhand von Patientenumrissen und Lokalisationen von Tumoren. Die Ultraschalldarstellung hat Bilder geliefert, aus denen der Strahlentherapeut nach einer Analog-Digital-Umsetzung Informationen in einen Computer füttern kann, einschließlich der Oberflächengeometrie des Patienten und des Sitzes von soliden Tumoren und normalen Organen [9.64, 9.70, 9.75]. Diese Daten werden im Computer gespeichert und können für spätere Änderungen abgerufen werden. Sobald die Information nach Ansicht des Strahlentherapeuten genau und vollständig ist, kann der Computer die Vorbereitung des optimalen Behandlungsplans aufnehmen.

Diese Methoden finden ihre wichtigsten Anwendungen bei Neoplasmen der retroperitonealen Lymphknoten, der Bauchspeicheldrüse, der Nebennieren, der Nieren, des Uterus, der Ovarien, der Blase und der Prostata.

Eine Kontrolle der Ultraschallbilder von Tumoren, die mit Strahlen- oder Chemotherapie behandelt werden, ist behilflich bei der Beurteilung einer Rückbildung [9.63, 9.72, 9.73, 9.74]. Wenn die Rückbildungsrate enttäuschend verläuft, kann der Onkologe den Behandlungsplan ändern oder die Wirkung anderer Medikamente prüfen.

Das Messen der Brustwanddicke ist behilflich bei der Planung einer Strahlentherapie mit dem Betatron (siehe Abschnitt 9.5.1).

9.4.2. Untersuchungen der Brust

Die klinische Untersuchung der Brust ist verhältnismäßig leicht; aber oft gibt es Zweifel im Hinblick auf die Beschaffenheit eines Brustprozesses. Diese Schwierigkeit kann im allgemeinen durch die Mammographie behoben werden. Das wichtigste Problem ist die Entdeckung eines Brustkrebses in einem sehr frühen Stadium, um die Möglichkeit, ob eine Frühbehandlung die Prognose beeinflußt, prüfen zu können.

Die Brust gehört zu den Strukturen, die einer Ultraschalluntersuchung am zugänglichsten sind. Demzufolge gehörte sie auch zu den ersten Organen, die mit dem Ultraschall untersucht wurden, und zwar mit dem A-Bild bei 15 MHz [9.78], dem 2 MHz [9.68] und 15 MHz [9.78] zweidimensionalen B-Bild. Im Rückblick ist klar, daß die Wahl einer dermaßen hohen Frequenz wie 15 MHz (mit einer entsprechend hohen Dämpfung) die Ergebnisse ernsthaft begrenzte, aber es wurde nachgewiesen, daß maligne und nicht maligne Gewebe mit dem Ultraschall unterschieden werden konnten. Diese Unterscheidung wurde auf der Grundlage gemacht, daß die Amplitude der von neoplastischem Gewebe empfangenen Echos statistisch größer ist als von der gesunden Brust.

Bei Frequenzen um 2 MHz ist die Diagnose von Zysten ziemlich zuverlässig [9.65, 9.66, 9.67, 9.77]. Ein typisches Bild ist in Abbildung 9.6 wiedergegeben. Die Bilder von soliden Prozessen sind weniger geradlinig und scharf begrenzt wie die der Zysten. Die Identifizierung einer Anomalie wird erleichtert, wenn beide Brüste auf dem gleichen Bild dargestellt werden, so daß jede Asymmetrie stärker ins Auge fällt. Aus der Literatur geht hervor [9.69, 9.71, 9.73], daß Nichtcompoundbilder häufig leichter zu interpretieren sind als Compoundbilder, und zwar selbst mit Graustufen. Das liegt daran, daß einige Anomalien anhand der Charakteristiken der distaleren Echos zu erkennen sind. Demnach zeigen Prozessse mit einer verhältnismäßig hohen Dämpfung distale Echos mit einer kleineren Amplitude und umgekehrt. Die distalen Echos im zuerst genannten Fall sind „Schatten", die im zweiten Fall „Gegenschatten". Der Compoundscanner zerstört diese Information, da er Schatten – oder Gegenschatten – über einen großen Sektor in das hinter den Prozeß gelegene Gewebe projiziert.

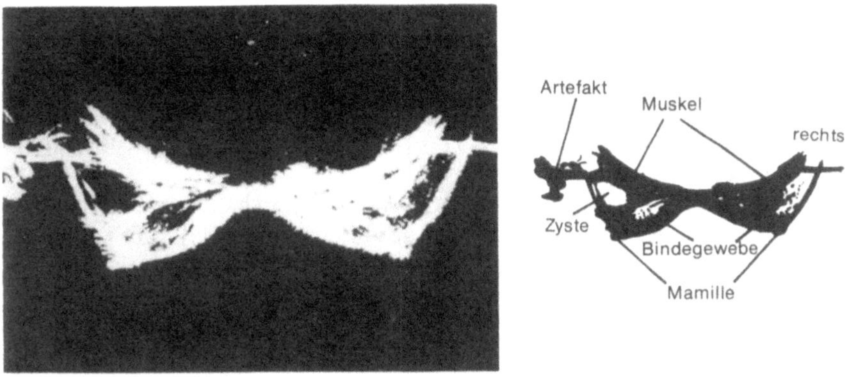

Abb. 9.6 Bild einer normalen rechten Brust und einer Zyste in der linken Brust, hergestellt mit einem Wasserbadscanner und einer Betriebsfrequenz von 2 MHz [9.77]. Die Artefakte, die zu beiden Seiten des Bildes erscheinen, aber links deutlicher sind, gehen auf Spiegelungen an der Wasseroberfläche zurück. (*Mit Genehmigung von* K.T. Evans.)

Ein Gebiet, auf dem der Ultraschall einen Einfluß auf die Patientenbetreuung haben könnte und das bisher allem Anschein noch nicht erforscht wurde, ist die Suche nach ultraschallpositiven Knoten bei Frauen, von denen man weiß, daß sie Brustkrebs haben. Fast 40% können bei einer klinischen Untersuchung übersehen werden. Ihr Vorhandensein oder Fehlen ist der genaueste Hinweis für die Prognose der Patientin: Wenn die Knoten negativ sind, überleben 80% der Patientinnen mindestens 5 Jahre. Es gibt große Meinungsverschiedenheiten im Hinblick auf den chirurgischen Eingriff und ob eine totale Brustamputation nur notwendig ist, wenn es sich um ausgeprägte Knoten handelt. Früher oder später wird diese Frage geklärt werden, und der Ultraschall kann dann als eine wichtige Anwendung bei der Festlegung einer chirurgischen Strategie gelten.

9.5. Orthopädie und Rheumatologie

9.5.1. Weichteildicke und Ödeme

Die Messung der Weichteildicke ist besonders auf zwei Gebieten wichtig. Erstens wurde der Ultraschall bei der Körpermessung zur Beurteilung der Fettdicke verwendet [9.80, 9.81, 9.90]. Zweitens dienten Ultraschallmessungen der Weichteildicke zur Beurteilung von Strahlungseinwirkungen auf die Lunge [9.85, 9.88, 9.89]. So sollte die Behandlung bei einer Strahlentherapie mit dem Betatron so geplant werden, daß die Gefahr einer Strahlenfibrose in der Lunge vermieden wird. Ähnlich ist zur Bestimmung der Menge von inhalierten energiereichen Isotopen durch eine äußere Messung die Kenntnis von der Weichteildicke der Brustwand erforderlich.

Die meisten Untersucher verwendeten Kontaktschallköpfe, allerdings verwendeten einige auch Plastikstangen [9.88] oder wassergefüllte Ballons [9.89], um den Schallkopf von der Haut zu trennen und so den Sendeimpuls und Anfangsmeßfehler zu umgehen.

Bei der Beurteilung von subkutanem Fett belief sich die Korrelation zwischen einer Nadelpunktion und Ultraschallmessungen bei 100 Versuchspersonen an einer Stelle 20 mm unterhalb und rechts vom Nabel auf 0,96 [9.81]. Gemeinhin gilt die Ultraschallmethode als genauer als die Harpenden-Calipers [9.80].

Die Weichteilstrukturen der Extremitäten und besonders des Beins können im zweidimensionalem Ultraschallbild nachgewiesen werden [9.82, 9.83, 9.84]. Im allgemeinen wurden Compound-Wasserbadscanner mit einer Betriebsfrequenz von ungefähr 2 MHz verwendet. Die Bilder sind zum Nachweis großer Details fähig, und sie sind bei der Beurteilung von Ödemen behilflich. Kontaktscanner können ebenfalls nützlich sein, und es wurde nachgewiesen, daß sie zwischen einer Baker Zyste und einer Thrombophlebitis [9.86] unterscheiden, Zysten der Poplitea diagnostizieren und beurteilen [9.87] können.

9.5.2. Beurteilung von Frakturheilungen

Es gab Berichte über einige vorläufige Experimente; diese sollten klären, ob Möglichkeiten einer Beurteilung von Frakturheilungen in Extremitäten unter Anwendung der Dämpfung von Wellen bestehen, die quer durch die Fraktur übertragen werden [9.83]. Der Grundgedanke dieser Methode besteht darin, daß Wellen in biologischen Flüssigkeiten stärker gedämpft werden. Das bedeutet, daß die Übertragung einer Welle quer durch den Bereich einer Fraktur größtenteils ein Maß der Knochenverschmelzung angibt, da eine Flüssigkeit den Raum füllt, in dem keine Verschmelzung eingetreten ist. Eine fast ähnliche Technik wurde vorgeschlagen, die auf einer Änderung der Schallaufzeit im Knochen basiert, während die Fraktur sich zusammenfügt [9.79]. Keine dieser Möglichkeiten wurde allem Anschein nach klinischen Versuchen unterzogen.

9.6. Otorhinolaryngologie

9.6.1. Pharynx und Stimmband

Mit der Zeitpositionsaufzeichnung [9.94] wurde die Bewegung der Pharynxseitenwand während der Lautbildung untersucht. Ein 2,25 MHz Ultraschallkopf wird unmittelbar unterhalb des Kieferwinkels auf die Außenwand des Halses gelegt. Die Technik kann bei der Beurteilung von Patienten mit einer Gaumenspalte vor der Therapie und der Rehabilitation von Patienten nach einer Kehlkopfexstirpation nützlich sein.

Mit einem 6 MHz Doppler-System mit einer kontinuierlichen Welle [9.95] wurde die Bewegung des Stimmbands während der Stimmbildung gemessen. Der Schallkopf wird auf die Halsseite unmittelbar vor der schrägen Linie des Schildknorpels in Höhe der Ebene der Stimmbänder gelegt. Diese nicht invasive Ultraschallmethode ergibt Resultate, die gut mit jenen übereinstimmen, die man mit Filmaufnahmen mit hoher Bildfolge (high-speed ciné films) erhalten kann.

9.6.2. Ansammlungen von Flüssigkeiten

Mit einem 3 MHz A-Bild wurde das Vorhandensein von Flüssigkeit in der Oberkieferhöhle und im Mittelohr ermittelt [9.91]. Bei der ersten dieser Anwendungen wurde ein Schallkopf mit einem Durchmesser von 10 mm in Kontakt mit der Haut auf das Gesicht über dem Sinus gelegt. Wenn die Höhle eine Flüssigkeit enthält, wird ein Echo von ihrer hinteren Wand empfangen; wenn sie Luft enthält, wird kein Echo empfangen. So sollte die Ultraschallmethode den Gebrauch von Röntgenstrahlung besonders bei Kindern herabsetzen, bei denen Veränderungen der Höhle vermutet werden. Bei der Anwendung in der Ohrenheilkunde wird eine kleine Sonde mit einer höheren Betriebsfrequenz an das Trommelfell gehalten.

9.6.3. Innenohr

Wegen des darüberliegenden Knochens und der Luft ist das Innenrohr normalerweise einer Ultraschalluntersuchung nicht zugänglich. Bei der Operation von Zerstörungen des Labyrinths bei der Meniere'schen Krankheit und ähnlichen Störungen [9.92] besteht jedoch für den Ultraschall ein chirurgischer Zugang zum seitlichen Bogengang. Der Chirurg bemüht sich, über dem Gang eine Knochendicke von ungefähr 0,5 mm zu belassen, und es wurde vorgeschlagen, ob diese Dicke mit einer Ultraschall-Impuls-Methode gemessen werden könnte. Vorläufige Experimente mit einer 4 MHz Sonde zeigten ermutigende Ergebnisse [9.93].

9.7. Krankheiten der Atmungsorgane

9.7.1. Lunge

Bei Patienten mit einer vermuteten Lungenembolie kann die Diagnose im allgemeinen klinisch erfolgen. Mit der Szintigraphie kann sie im allgemeinen gestützt werden. Wenn sie versagen, wird eine Arteriographie der Lunge nur selten als ratsam erachtet.

Die Interpretation von Ultraschallechos transkutan zur Lunge ist wegen der hohen Dämpfung problematisch, während Wiederholungsechos gleichzeitig zu Artefakten führen. Es wurde berichtet, daß die Länge der Zeitbasis auf dem A-Bild, den die Echos einnehmen, wenn der Schallkopf mit der Brust in Berührung ist, mit einem 2 MHz System über Ischämieflächen viel größer ist als über der normalen Lunge [9.98]. Das geht wahrscheinlich auf eine verringerte Ventilation nach der Unterbrechung der Durchblutung eines Lungenabschnitts durch einen Lungenembolus zurück [9.100]. Ein einfaches Instrument wurde entwickelt mit einer „Ja-Nein" Anzeige, das dazu ein hörbares Signal erzeugt, dessen Höhe sich mit zunehmender „Penetration" steigert [9.96]. Mit diesem Apparat ist es anscheinend einfach, die Lungen zu untersuchen und so die verdächtigen Gebiete zu identifizieren.

9.7.2. Pleuraerguß

Mit den A-Bild [9.99], dem zweidimensionalen B-Bild [9.101] und der Zeitpositionsaufzeichnung [9.97] wurde der Wert des Ultraschalls bei der Diagnose eines Pleuraergusses erwiesen. Das klinische Problem, das sich stellt, ist, daß die Differentialdiagnose großer strahlenundurchlässiger Bereiche des Thorax auf einem Röntgenbild sehr schwierig sein kann. In dieser Situation ist eine Flüssigkeitsansammlung echofrei und schalldurchlässig. Der Ultraschall kann die anatomischen Strukturen skizzieren, die Bewegung des Bauchfells nachweisen, die Flüssigkeit darstellen und die günstigste Stelle für eine Punktion der Pleura festlegen. Demnach kann das Vorhandensein eines Pleuraergusses bestätigt und Zweifel über subphrenische Ansammlungen und eine Pleuraverdickung beseitigt werden.

Literatur

9.1. Angiologie

9.1. Allen, J.S. and Terry, H.J. (1969). The evaluation of an ultrasonic flow detector for the assessment of peripheral vascular disease. *Cardiovasc. Res.*, **3**, 503–509.

9.2. Birnholz, J.C. (1973). Alternatives in the diagnosis of abdominal aortic aneurysm: combined use of isotope aortography and ultrasonography. *Am. J. Roentg.*, **118**, 809–813.

9.3. Bishop, E.H. (1966). Obstetric uses of the ultrasonic motion sensor. *Am. J. Obstet. Gynec.*, **96**, 863–867.

9.4. Cooper, J.A., John, A.H., Ross, F.G.M. and Davies, E.R. (1969). Plancental localization using an ultrasonic fetal pulse detector. *J. reprod. Med.*, **3**, 271–277.

9.5. Edmonds-Seal, J. and Maroon, J.C. (1969). Air embolism diagnosed with ultrasound *Anaesthesia,* **24**, 438–440.

9.6. Evans, A. and Walder, D.N. (1970). Detection of circulating bubbles in the intact mammal. *Ultrasonics,* **8**, 216–217.

9.7. Evans, D.S. and Cockett, F.B. (1969). Diagnosis of deep-vein thrombosis with an ultrasonic Doppler technique. *Br. med. J.*, **2**, 802–804.

9.8. Evans, G.C., Lehman, J.S., Segal, B.S., Likoff, W., Ziskin, M. and Kingsley, B. (1967). Echoaortography. *Am. J. Cardiol.*, **19**, 91–96.

9.9. Fish, P. (1972). Visualising blood vessels by ultrasound. In *Blood Flow Measurement,* Ed. C. Roberts, pp. 29–32. London: Sector.

9.10. Fitzgerald, D.E., Gosling, R.G. and Woodcock, J.P. (1971). Grading dynamic capability of arterial collateral circulation. *Lancet,* **1**, 66–67.

9.11. Gillis, M.F., Peterson, P.L. and Karagianes, M.T. (1968). *In-vivo* detection of circulating gas emboli associated with decompression sickness using the Doppler flowmeter. *Nature, Lond.*, **217**, 965–967.

9.12. Goldberg, B.B. (1971). Suprasternal ultrasonography. *J. Am. med. Ass.*, **215**, 245–250.

9.13. Goldberg, B.B., Ostrum, B.J. and Isard, H.J. (1966). Ultrasonic aortography. *J. Am. med. Ass.*, **198**, 353–358.

9.14. Holm, H.H. (1971). Ultrasonic scanning in the diagnosis of space-occupying lesions of the upper abdomen. *Br. J. Radiol.*, **44**, 24–36.

9.15. Holm, H.H., Kristensen, J.K., Mortensen, T. and Gammelgaard, P.A. (1968). Ultrasonic diagnosis of arterial aneurysms. *Scand. J. thor. cardiovasc. Surg.*, **2**, 140–146.

9.16. Hunt, K.M. (1969). Placental localization using the Doptone fetal pulse detector. *J. Obstet. Gynaec. Br. Commonw.*, **76**, 144–147.

9.17. Kalmanson, D., Veyrat, C., Chiche, P. and Witchitz, S. (1974). Non-invasive diagnosis of right heart diseases and of left-to-right shunts using ultrasound. In *Cardiovascular Applications of Ultrasound,* ed. R.S. Reneman, pp. 361–370. Amsterdam: North-Holland.

9.18. Kirby, R.R., Kemmerer, W.T. and Morgan, J.L. (1969). Transcutaneous Doppler measurement of blood pressure. *Anesthesiology,* **31**, 86–89.

9.19. Kristensen, J.K., Holm, H.H. and Rasmussen, S.N. (1972). Ultrasonic diagnosis of aortic aneurysms. *J. cardiovasc. Surg.*, **13**, 168–174.

9.20. Laustela, A. and Tähti, E. (1968). Echoaortography in abdominal aortic aneurysm. *Annls Chir. Gynaec. Fenn.*, **57**, 506–509.

9.21. Leopold, G.R. (1970). Ultrasonic abdominal aortography. *Radiology,* **96**, 9–14.

9.22. Leopold, G.R. (1975). Gray scale ultrasonic angiography of the upper abdomen. *J. clin. Ultrasound,* **3**, 665–671.

9.23. Light, L.H. (1974). Initial evaluation of transcutaneous aortovelography – a new noninvasive technique for haemodynamic measurements in the major thoracic vessels. In *Cardiovascular Applications of Ultrasound,* Ed. R.S. Reneman, pp. 325–360. Amsterdam: North-Holland.

9.24. Light, H. and Cross, G. (1972). Cardiovascular data transcutaneous aortovelography. In *Blood Flow Measurement,* Ed. C. Roberts, pp. 60–63. London: Sector.

9.25. Light, L.H., Cross, G. and Hansen, G.L. (1974). Non-invasive measurement of blood velocity in the major thoracic vessels. *Proc. Roy. Soc. Med.*, **67**, 142–144.

9.26. Manley, D.M.J.P. (1969). Ultrasonic detection of gas bubbles in blood. *Ultrasonics,* **7**, 102–105.

9.27. Marchioro, T.L., Strandness, D.E. and Krugmire, R.J. (1969). The ultrasonic velocity detector for determining vascular patenc in renal homografts. *Transplantation,* **8**, 296–298.

9.28. Maroon, J.C., Edmonds-Seal, J. and Campbell, R.L. (1969). An ultrasonic method for detecting air bubbles. *J. Neurosurg.*, **31**, 196–201.
9.29. Maroon, J.C., Goodman, J.M., Horner, T.G. and Campbell, R.L. (1968). Detection of minute venous air emboli with ultrasound. *Surg. Gynec. Obstet.*, **127**, 1236–1238.
9.30. Miller, S.S. and Foote, A.V. (1974). The ultrasonic detection of incompetent perforating veins. *Br. J. Surg.*, **61**, 653–656.
9.31. Mozersky, D.J., Hokanson, D.E., Baker, D.W., Sumner, D.S. and Strandness, D.E. (1971). Ultrasonic arteriography. *Arch. Surg.*, **103**, 663–667.
9.32. Sampson, D. (1969). Ultrasonic method for detecting rejection of human renal allotransplants. *Lancet*, **2**, 976–978.
9.33. Segal, B.L., Likoff, W., Asperger, F. and Kingsley B. (1966). Ultrasonic diagnosis of an abdominal aortic aneurysm. *Am. J. Cardiol.* **17**, 101–113.
9.34. Sigel, B., Popky, G.L., Wagner, D.K., Boland, J.P., Mapp, E. McD. and Feigl, P. (1968). Comparison of clinical and Doppler ultrasound evaluation of confirmed lower extremity venous disease. *Surgery, St. Louis*, **64**, 332–338.
9.35. Spencer, M.P., Reid, J.M., Davis, D.L. and Paulson, P.S. (1974). Cervical carotid imaging with a continuous-wave Doppler flowmeter. *Stroke*, **5**, 145–154.
9.36. Strandness, D.E., Schultz, R.D., Sumner, D.S. and Rushmer, R.F. (1967). Ultrasonic flow detection. A useful technic in the evaluation of peripheral vascular disease. *Am. J. Surg.*, **113**, 311–320.
9.37. Taylor, K.J.W. (1975). Ultrasonic investigation of inferior vena-caval obstruction. *Br. J. Radiol.*, **48**, 1024–1026.
9.38. Walder, D.N., Evans, A. and Hempelman, H.V. (1968). Ultrasonic monitoring of decompression. *Lancet*, **1**, 897–898.
9.39. Winsberg, F., Cole-Beuglet, C. and Mulder, D.S. (1974). Continuous ultrasound ‚B‘ scanning of abdominal aortic aneurysms. *Am. J. Roentg.*, **121**, 623–633.
9.40. Woodcock, J.P. (1970). The significance of changes in the velocity/time waveform in occlusive arterial disease of the leg. In *Ultrasonics in Biology and Medicine*, Ed. L. Filipczyński, pp. 243–250. Warsaw: Polish Scientific Publishers.
9.41. Yao, S.Y., Needham, T.N. and Ashton, J.P. (1970). Transcutaneous measurement of blood flow by ultrasound. *Bio-med. Engng.*, **5**, 230–233.

9.2. Endokrinologie

9.42. Bearman, S., Sanders, R.C. and Oh Kook Sang (1973). B scan ultrasound in the evaluation of pediatric abdominal masses. *Radiology*, **108**, 111–117.
9.43. Damascelli, B., Cascinelli, N., Livraghi, T. and Veronesi, U. (1968). Preoperative approach to thyroid tumours by two-dimensional pulsed echo technique. *Ultrasonics*, **6**, 242–243.
9.44. Fujimoto, Y., Oka, A., Omoto, R. and Hirose, M. (1967). Ultrasound scanning of the thyroid as a new diagnostic approach. *Ultrasonics*, **5**, 177–180.
9.45. Jellins, J., Kossoff, G., Wiseman, J., Reeve, T. and Hales, I. (1975). Ultrasonic grey scale visualization of the thyroid gland. *Ultrasound Med. Biol.*, **1**, 405–410.
9.46. Lyons, E.A., Murphy, A.V. and Arneil, G.C. (1972). Sonar and its uses in kidney disease in children. *Arch. Dis. Child.*, **47**, 777–784.
9.47. Ramsay, I. and Meire, H. (1975). Ultrasonics in the diagnosis of thyroid disease. *Clin. Radiol.*, **26**, 191–197.
9.48. Tanaka, K., Wagai, T., Kikuchi, Y., Uchida, R. and Uematsu, S. (1966). Ultrasonic diagnosis in Japan. In *Diagnostic Ultrasound*, Ed. C.C. Grossman, J.H. Holmes, C. Joyner and E.W. Purnell, pp. 27–45. New York: Plenum Press.

9.3. Gastroenterologie

9.49. Engelhart, G. and Blauenstein, U.W. (1970). Ultrasound in the diagnosis of malignant pancreatic tumours. *Gut*, **11**, 443–449.

9.50. Filly, F.A. and Freimanis, A.K. (1970). Echographic diagnosis of pancreatic lesions. *Radiology,* **96,** 575–582.
9.51. Hancke, S., Holm, H.H. and Koch, F. (1975). Ultrasonically guided percutaneous fine needle giopsy of the pancreas. *Surg. Gynec. Obstet.,* **140,** 361–364.
9.52. Holm, H.H. (1971). Ultrasonic scanning in the diagnosis of space-occupying lesions of the upper abdomen. *Br. J. Radiol.,* **44,** 24–36.
9.53. Kossoff, G. and Sharpe, C.J. (1966). Examination of the contents of the pulp cavity in teeth. *Ultrasonics,* **4,** 77–83.
9.54. Kratochwil, A., Rosenmayr, F. and Howanietz, L. (1973). Diagnosis of a traumatic pancreas cyst by means of ultrasound. *Ultrasound Med. Biol.,* **1,** 49–52.
9.55. Lees, S., Gerhard, F.B. and Oppenheim, F.G. (1973). Ultrasonic measurement of dental demineralization. *Ultrasonics,* **11,** 269–273.
9.56. Lees, S. and Barker, F.E. (1971). Looking into the tooth and its surfaces with ultrasonics. *Ultrasonics* **9,** 95–100.
9.57. Lutz, H. and Rettenmaier, G. (1973). Sonographic pattern of tumors of the stomach and the intestine. *Excerpta Medica International Congress Series,* **277,** 31.
9.58. Macridis, C.A., Kouloulas, A., Koutsimbelas, B. and Yannoulis, G. (1975). Diagnosis of tumours of the salivary glands by ultrasonography. *Electomedica,* **43,** 130–134.
9.59. Mittelstaedt, C. (1975). Ultrasonic diagnosis of omental cysts. *J. clin. Ultrasound,* **3,** 673–676.
9.60. Smirnow, R. (1966). Diagnostic ultrasonics in dentistry. In *Diagnostic Ultrasound,* ed. C.C. Grossman, J.H. Holmes, C. Joyner and E.W. Purnell, pp. 300–305. New York: Plenum Press.
9.61. Smith, E.H., Bartrum, R.J., Chung, Y.C., D'orsi, C.J., Lokich, J., Abbruzzese, A. and Dontano, J. (1975). Percutaneous aspiration biopsy of the pancreas under ultrasonic guidance. *New Eng. J. Mes.,* **292,** 825–828.
9.62. Wagai, T., Miyazawa, R., Ito, K. and Kikuchi, Y. (1965). Ultrasonic diagnosis of intracranial disease, breast tumors and abdominal diseases. In *Ultrasonic Energy,* Ed. E. Kelly, pp. 346–360. Urbana: University of Illinois Pres.

9.4. Onkologie

9.63. Brascho, D.J. (1972). Clinical applications of diagnostic ultrasound in abdominal malignancy. *S. med. J.,* **65,** 1331–1339.
9.64. Brascho, D.J. (1974). Computerized radiation treatment planning with ultrasound. *Am. J. Roentg.,* **120,** 213–223.
9.65. Damascelli, B., Musumeci, R. and Orefice, S. (1970). Sonar information about breast tumors. *Radiology.* **96,** 583–586.
9.66. Deland, F.H. (1969). A modified technique of ultrasonography for the detection and differential diagnosis of breast lesions. *Am. J. Roentg.,* **105,** 446–452.
9.67. Evans, G.C., Lehman, J.S., Brady, L.W., Smyth, M.G. and Hart, D.J. (1966). Ultrasonic scanning of abdominal and pelvic organs using B-scan display. In *Diagnostic Ultrasound,* Ed. C.C. Grossman, J.H. Holmes, C. Joyner and E.W. Purnell, pp. 369–415. New York: Plenum Press.
9.68. Howry, D.H., Stott, D.A. and Bliss, W.R. (1954). Ultrasonic visualization of carcinoma of the breast and other soft tissue structures. *Cancer, N.Y.,* **7,** 354–358.
9.69. Jellins, J., Kossoff, G., Reeve, T.S. and Barraclough, B.H. (1975). Ultrasonic grey scale visualization of breast disease. *Ultrasound Med. Biol.,* **1,** 393–404.
9.70. Jentzsch, K., Kärcher, K.H. and Böhm, B. (1974). Ultraschall in der Strahlenentherapie: bei der Bestrahlungsplanung und Überwachung des Therapieerfolges. *Ultrasound Med. Biol.,* **1,** 149–159.
9.71. Kobayashi, T. (1975). Ultrasonic diagnosis of breast cancer. *Ultrasound Med. Biol.,* **1,** 383–391.
9.72. Kobayashi, T., Takatani, O., Hattori, N. and Kimura, K. (1972). Clinical investigation of

ultrasonographic patterns of malignant abdominal tumor in special reference to changes of its pattern after irradiation or chemotherapy (preliminary report). *Med. Ultrasonics,* **10,** 18–22.

9.73. Kobayashi, T., Takatani, O., Hattori, N. and Kimura, K. (1972). Clinical investigation of ultrasonotomographic patterns of malignant abdominal tumors in special reference to changes of its pattern after irradiation of chemotherapy. (II). *Med. Ultrasonics,* **10,** 132–135.

9.74. Kobayashi, T., Takatani, O., Hattori, N. and Kimura, K. (1974). Echographic evaluation of abdominal tumor regression during antineoplastic treatment. *J. clin. Ultrasound,* **2,** 131–141.

9.75. Slater, J.M., Neilsen, I.R., Chu, W.T., Carlsen, E.N. and Chrispens, J.E. (1974). Radiotherapy treatment planning using ultrasound–sonic graph pen-computer system. *Cancer, N.Y.,* **34,** 96–99.

9.76. Wagai, T., Takahashi, S., Ohashi, H. and Ichinkawa, H. (1967). A trial for quantitative diagnosis of breast tumor by ultrasonotomography. *Med. Ultrasonics,* **5,** 39–40.

9.77. Wells, P.N.T. and Evans, K.T. (1968). An immersion scanner for two-dimensional ultrasonic examination of the human breast. *Ultrasonics,* **6,** 220–228.

9.78. Wild, J.J. and Reid, J.M. (1952). Further pilot echographic studies on the histologic structure of the living intact human breast. *Am. J. Path.,* **28,** 839–861.

9.5. Orthopädie und Rheumatologie

9.79. Abendschein, W. and Hyatt, G.W. (1972). Ultrasonics and the physical properties of healing bone. *J. Trauma,* **12,** 297–301.

9.80. Booth, R.A., Goddard, B.A. and Paton, A. (1966). Measurement of fat thickness in man: a comparison of ultrasound. Harpenden calipers and electrical conductivity. *Br. J. Nutr.,* **20,** 719–725.

9.81. Bullen B.A., Quaade, F., Olesen, E. and Lund, S.A. (1965). Ultrasonic reflection used for measuring subcutaneous fat in humans. *Hum. Biol.,* **37,** 375–384.

9.82. Holmes, J.H. and Howry, D.H. (1958). Ultrasonic visualization of edema. *Trans. Am. clin. climat. Ass.,* **70,** 225–235.

9.83. Horn, C.A. and Robinson, D. (1965). Assessment of fracture healing by ultrasonics. *J. Coll. Radiol. Aust.,* **9,** 165–167.

9.84. Howry, D.H. (1965). A brief atlas of diagnostic ultrasonic radiologic results. *Radiol. Clin. N. Am.,* **3,** 433–452.

9.85. Jackson, S.M., Naylor, G.P. and Kerby, I.J. (1970). Ultrasonic measurement of postmastectomy chest wall thickness. *Br. J. Radiol.,* **43,** 458–461.

9.86. McDonald, D.G. and Leopold, G.R. (1972). Ultrasound B-scanning in the differentiation of Baker's cyst and thrombophlebitis. *Br. J. Radiol.,* **45,** 729–732.

9.87. Meire, H.B., Lindsay, D.J., Swinson, D.R. and Hamilton, E.B.D. (1974). Comparison of ultrasound and positive contrast arthrography in the diagnosis of popliteal and calf swellings. *Ann. rheum. Dis.,* **33,** 221–224.

9.88. Ramsden, D., Peabody, C.O. and Speight, R.G. (1967). The use of ultrasonic to investigate soft tissue thickness on the human chest. *U.K.A.E.A. Reactor Group Report:* AEEW-R493. London: H.M.S.O.

9.89. Ross, F.G.M. (1975). Ultrasound in diagnosis. In *Recent Advances in Radiology,* Ed. T. Lodge and R.E. Steiner, pp. 315–334. Edinburgh: Churchill Livingstone.

9.90. Whittingham, P.D.V.G. (1962). Measurement of tissue thickness by ultrasound. *Aerospace Med.,* **33,** 1121–1128.

9.6. Otorhinolaryngologie

9.91. Brzezińska, H. (1972). Application of the ultrasonic echo method for laryngeal diagnostics in children. In *Ultrasonics in Biology and Medicine,* ed. L. Filipczyński, pp. 29–33. Warsaw: Polish Scientific Publishers.

9.92. James, J. A. (1963). New developments in the ultrasonic therapy of Menière's disease. *Ann. Roy. Coll. Surg.*, **33**, 226–244.
9.93. Johnson, S., Sjöberg, A. and Stahle, J. (1966). Studies of the otic capsule. 1. Reduced dead time ultrasonic probe for the measurement of bone thickness. *Acta oto-lar.*, **62**, 532–544.
9.94. Kelsey, C. A., Hixon, T. J. and Minifie, F. D. (1968). Ultrasonic measurement of lateral pharyngeal wall displacement. *I. E. E. E. Trans. bio-med. Engng.*, **BME-16**, 143–147.
9.95. Minifie, F. D., Kelsey, C. A. and Hixon, T. J. (1968). Measurement of vocal fold motion using an ultrasonic Doppler velocity meter. *J. acoust. Soc. Am.*, **43**, 1165–1169.

9.7. Krankheiten der Atmungsorgane

9.96. Gordon, D. (1974). A new ultrasonic technique for lung diagnosis. In *Ultrasonics in Medicine*, Ed M. des Vlieger, D.N. White and V.R. McCready, pp. 207–211. Excerpta Medica, Amsterdam.
9.97. Joyner, C. R., Herman, R. J. and Reid, J. M. (1967). Reflected ultrasound in the detection and localization of pleural effusin. *J. Am. med. Ass.*, **200**, 399–402.
9.98. Miller, L. D., Joyner, C. R., Dudrick, S. J. and Eskin, D. J. (1967). Clinical use of ultrasound in the early diagnosis of pulmonary embolism. *Ann. Surg.*, **166**, 381–392.
9.99. Pell, R. L. (1964). Ultrasound for routine clinical investigations. *Ultrasonics*, **2**, 87–89.
9.100. Ross, A. M., Genton, E. and Holmes, J. H. (1968). Ultrasonic examination of the lung. *J. lab. clin. Med.*, **72**, 556–564.
9.101. Taylor, K.J.W. (1974). Use of ultrasound in opaque hemithorax *Br. J. Radiol.*, **47**, 199–200.

Weiterführende Literatur

Schneekloth, G., Frank, Th., Albers, G. (1977). *Ultraschalltomographie abdomineller Organe und der Schilddrüse im Grey-Scale-Bild.* Stuttgart. Enke.
Squire, L. F., Gosink, B. (1978). *Übungen in radiologischer Diagnostik. Band IX: Ultraschalldiagnostik.* Stuttgart: Thieme.

Teil III
Biologische Wirkungen einschließlich der Gefährdungsmöglichkeit durch die Ultraschalldiagnostik

10. Biologische Wirkungen des Ultraschalls

C.R. Hill

10.1. Einleitung

Die Erzeugung von Ultraschall in festen Stoffen und Flüssigkeiten wurde zum ersten Mal von dem französischen Physiker Langevin im Jahr 1917 erreicht, der den Eifall hatte, mit dem Piezoeffekt einen Quarzkristall elektrisch in eine mechanische Schwingung bei seiner Resonanzfrequenz zu versetzen. Die Methode wurde im Zusammenhang mit dem Interesse der Marine an der Echolotung schnell entwickelt, und schon ziemlich früh wurde bei dieser Arbeit beobachtet, daß kleine Fische durch die Energie der Schallwellen getötet wurden. Diese Beobachtung wurde später von Wood und Loomis [10.44] in einer an Fischen, Mäusen, einzelligen Organismen und Blut durchgeführten Arbeit wie auch anschließend durch zahlreiche andere Forscher bestätigt. Das führte in den 30er Jahren zu einem beachtlichen Interesse an den Möglichkeiten, den Ultraschall zur Gewebsveränderung oder Therapie eines breiten Spektrums von Krankheiten – vom Krebs bis zum Violinspieler-Krampf – einzusetzen (Bergmann [10.1]). Im Rückblick erscheint ein großer Teil der Arbeiten aus dieser Zeit heute wohl etwas naiv, teilweise dazu bestimmt, die Ablehnung zu rechtfertigen, die es anscheinend in einigen Kreisen gegen den Gebrauch des Ultraschalls in der Medizin gab. Aus dem umfassenden und kritischen Überblick dieser Periode, den Bergmann [10.1] gibt, geht jedoch hervor, daß sich das Thema einer Ultraschallbiologie bereits als von größtem Interresse erwiesen hatte, obwohl zweifelsohne streng physikalische und quantitative Grundlagen fehlten.

Nach dem zweiten Weltkrieg begann für die medizinische und biologische Anwendung des Ultraschalls ein neues Stadium. Einerseits hatte die Entwicklung von Radar und Sonar auf dem militärischen Gebiet die für die Einführung der Impuls-Echo-Methoden in der Diagnose notwendige Technik bereitgestellt, gleichzeitig wurden die quantitativen, biophysikalischen Grundlagen zur Untersuchung der biologischen Auswirkungen des Ultraschalls geschaffen. Diese letzten verdanken wir vor allem der wegweisenden Arbeit von Fry und Dunn von der Universität von Illinois [10.14]. Aber trotz dieser Entwicklungen geht das ernsthafte Interesse an der Sicherheit beim Ultraschallverfahren in der Medizin, wie auch die spezifische Versuchsforschung über dieses Thema, ungefähr auf das Jahr 1964 zurück.

10.2. Ultraschall-Biophysik

Um den großen Umfang von experimentellen Nachweisen, die jetzt über die „biologischen Auswirkungen des Ultraschalls“ zur Verfügung stehen, zu verstehen und interpretieren zu können, muß man zumindest in groben Zügen die physikalischen Zusammenhänge der Prozesse beurteilen können, die sich abspielen, wenn Ultraschallenergie von Geweben wie auch durch experimentelle Systeme, die den Biologen interessieren, absorbiert wird. Im Folgenden wurde ein Versuch unternommen, dieses Thema zusammenzufassen. Dabei werden selbstverständlich viele Einzelheiten ausgelassen, die in der Literatur zu finden sind. In dieser Diskussion wird angenommen, daß nur Flüssigkeiten und Gewebeweichteile (die sich ja akustisch wie Flüssigkeiten verhalten) interessieren: insbesondere wird nur die Longitudinalwellenbewegung (durch Druck) berücksichtigt, es sei denn, etwas anderes wird ausdrücklich erwähnt.

10.2.1. Ultraschallabsorption

Die Dämpfung eines Ultraschallstrahls durch ein Medium erfolgt als Ergebnis mehrerer Vorgänge, die unter den Überschriften echte Absorption, Streuung und Blasenbildung eingestuft werden können.

Die echte Absorption ist ein Vorgang, der sich auf der Ebene einer inter- oder intramolekulären Organisation ereignet und dem unwiderruflichen Transfer kohärenter mechanischer Energie auf molekularen oder strukturellen Energieebenen entspricht (siehe Abschnitt 1.1.6). Fast die gesamte – oder die gesamte – Energie erscheint schließlich als Wärme.

Die Ultraschallabsorption ist ein komplexes Thema, das noch nicht einmal in einfachen Substanzen voll verstanden wird [10.2], und die weiteren Komplikationen, die sich mit biologischen Stoffen ergeben, sind sehr beträchtlich [10.7, 10.41]. In einigen sehr einfachen einatomigen Flüssigkeiten geht die Absorption hauptsächlich auf viskose Kräfte zurück, die sich der mechanischen Bewegung des Stoffes widersetzen; in molekulären Flüssigkeiten aber und besonders bei großen biologischen Molekülen hängen die vorherrschenden Absorptionsmechanismen mit der inter- und der intramolekularen Struktur zusammen. Im lebenden Gewebe geht die Absorption anscheinend fast ausschließlich auf Makromoleküle zurück, und eine Studie über Protein [10.25] hat erwiesen, daß ein großer Teil der Absorption auf die Neuordnung zurückgeht, die unter dem Einfluß des Schwingungsdrucks in der Hydrationshülle erfolgt, die das Proteinmolekül umgibt. Da eine derartige Neuordnung eine bestimmte Zeit in Anspruch nimmt, ergibt sich eine Verzögerung und es wird auf diese Weise Energie aus der Druckwelle aufgenommen. Noch ist nicht bekannt, ob sogenannte „Relaxtionsprozesse“ wie diese zu irgendeiner dauerhaften Änderung der

Molekülstruktur führen können oder daß die Änderung auf Grund der Freisetzung der Wärmeenergie, die sich schließlich ergibt, erfolgt.

10.2.2. Streuung

Die Streuung des Ultraschalls durch Gewebe [10.20] ist ein Thema, das bisher noch wenig beachtet wurde, obwohl es Nachweise für ihr Vorhandensein aus Beobachtungen der Reflexion diffuser Echos von makroskopisch homogenen Gewebsvolumen während einer Ultraschall-Impuls-Echodiagnose gibt. Eine derartige Streuung kann sich aus der Existenz von akustischen, nicht homogenen Faktoren in dem Stoff ergeben (z. B. Unterschiede in der Dichte) und besonders solcher, die sich mit der Ultraschallwellenlänge vergleichen lassen (0,1 – 1 mm im Gewebe beim medizinischen Ultraschallbereich). Wenn eine Ultraschallwelle einen derartigen nicht homogenen Stoff durchquert, schwingen die verschiedenen Komponenten mit unterschiedlichen Amplituden und bewegen sich so relativ zueinander. Diese relative Bewegung ist denn auch zum Teil für den Streuprozeß verantwortlich. Es sollte jedoch beachtet werden, daß nicht die gesamte einfallende Energie zurückgeschallt wird: Ein bedeutender Bruchteil wird von den viskosen Kräften absorbiert.

Noch gibt es keine zuverlässige Information über die relative Bedeutung dieses Vorgangs einer *unelastischen Streuung* und des Anteils der Gesamtabsorption , für eine Reihe von Gewebeweichteilen scheint sie immerhin für 10% der Gesamtabsorption verantwortlich zu sein [10.20]. Ein weiterer Aspekt dieses Phänomens ist die Tatsache, daß theoretisch eine relative Schwingungsbewegung von Gewebekomponenten zu erwarten ist, um stetige Flüssigkeitsstrommuster innerhalb des Gewebes zu erzeugen. Unter bestimmten Versuchsbedingungen hat es sich gezeigt, daß eine derartige strömende Bewegung zu einer Vielzahl von Strukturänderungen in Zellen und Geweben führen kann [10.33].

10.2.3. Blasenbildung (Kavitation)

Der dritte Dämpfungsprozeß, der berücksichtigt werden muß, die *Blasenbildung*, kann als eine Streuungsform gelten, in der die gestreuten Gegenstände selbst durch den Einfluß des Ultraschallfelds geschaffen werden. Alle normalen Flüssigkeiten enthalten einen beträchtlichen Anteil an submikroskopischen Gasblasen, und unter dem Einfluß einer mechanischen Vibration wachsen sie im allgemeinen durch einen Prozeß einer *gleichgerichteten Diffusion* (Nettotransfer von Gas in die Blase aus der Lösung in der umgebenden Flüssigkeit). Wenn derartige Blasen in Bezug auf die Ultraschallwellenlänge eine bestimmte Größe erreichen (bei 1 MHz ungefähr

6 μm Durchmesser), verhalten sie sich als Resonanzhohlräume, und ihre Schwingungsamplitude kann sehr groß werden (um mehrere Größenordnungen größer als die Schwingungsamplitude der einfallenden Ultraschallwelle).

Derartige große Amplitudenschwingungen von Blasen in einer Flüssigkeit können auf zwei ziemlich verschiedene Arten zu einer Änderung biologischer Strukturen führen. Wie in dem bereits oben erwähnten Fall erzeugt die relative Schwingungsbewegung, die in Gewebestrukturen auftritt, zunächst einmal im allgemeinen ein stetiges Strömungsmuster in der umgebenden Flüssigkeit, woraufhin an einigen Stellen ein hoher Geschwindigkeitsgradient auftritt, der ausreicht, um Zellmembranen und große biologische Moleküle einer Schubbeanspruchung auszusetzen [10.31]. Als Ergebnis der extrem schnellen Änderung des Schwingungsdrucks des Gases innerhalb der Mikroblasen tritt im Gasvolumen zusätzlich ein Phänomen auf, das einer Ionisierung gleicht, und chemisch hochreaktive freie Radikale werden erzeugt und in großen, örtlichen Konzentrationen in die umgebende Flüssigkeit freigesetzt. In dieser Hinsicht weist die Blasenbildung eine interessante Ähnlichkeit zur Ionisierungsstrahlung auf und besonders zur linearen Hochenergiestrahlung [10.45]. Es wurde nachgewiesen, daß die Freisetzungsrate freier Radikaler aus der Ultraschallblasenbildung ins Wasser genauso hoch sein kann wie die, die auf eine absorbierte Dosisrate in der Größenordnung von 100 Gy min^{-1} zurückgeht.

Die oben beschriebenen Phänomene werden in der Literatur manchmal mit dem Begriff *stabile Blasenbildung* im Gegensatz zur *wechselnden* oder *Kollapsblasenbildung* bezeichnet, einem Phänomen, das im allgemeinen nur bei sehr großen Ultraschallintensitäten auftritt und bei dem die Flüssigkeitsstruktur aufgehoben wird, was zu einem Hohlraum führt der am Ende des negativen Halbzyklus der Druckwelle zusammenbricht [10.11]. In Biologie und Medizin ist eine vorübergehende Blasenbildung sehr wahrscheinlich nur in außergewöhnlichen Fällen einer Exposition bedeutungsvoll, aber wie weiter unter zu sehen sein wird, kann die stabile Blasenbildung zumindest bei Versuchsstudien mit Flüssigkeitssystemen wie einer Suspensionszellenkultur von Belang sein. Es sollte betont werden, daß die stabile Blasenbildung allem Anschein nach im wesentlich eine Erscheinung des flüssigen Zustands ist, und es gibt noch keinen eindeutigen Nachweis für ihr Auftreten in organisierten Geweben von Säugetieren (obwohl sie in Verbindung mit den kleinen Gasblasen beobachtet wurde, die man in bestimmten Pflanzengeweben findet). Ebenso relevant ist die Tatsache, daß der Prozeß zur Stimulierung der stabilen Blasenbildung, wie oben beschrieben, eine bestimmte Zeit braucht bis sie erreicht ist, und deshalb tritt sie auch nicht in Flüssigkeiten bei Schallwellen mit Impulsen auf, die nur wenige Mikrosekunden lang dauern und verhältnismäßig weit auseinanderliegen wie in der Impuls-Echo-Diagnostik [10.19].

10.3. Ultraschallbiologie

In den vergangenen 45 Jahren wurden eine große Anzahl von experimentellen Arbeiten über die chemischen und biologischen Auswirkungen des Ultraschalls veröffentlicht. Sie werden vielleicht am besten klassifiziert in einer steigenden Ordnung der Komplexität des verwendeten Versuchssystems.

10.3.1. Chemische Systeme

Der Einfluß einer durch den Ultraschall stimulierten Blasenbildung auf einfache chemische Substanzen in einer Wasserlösung wurde von einer Reihe von Autoren untersucht und anderweitig darüber berichtet [10.10]. Die Auswirkungen stehen allem Anschein nach im Einklang mit dem Einfluß der vom Wasser gebildeten freien Radikale H und OH, und es wurde geschlossen, der genaue Ablauf der auftretenden Reaktionen sei von der Art und Konzentration der im Wasser aufgelösten Gase abhängig, von der Fähigkeit, in die aktiven Hohlräume zu diffundieren. Eine Reaktion, die gut untersucht wurde und gemeinhin als ein Indikator für eine Blasenbildungsaktivität verwendet wird, ist das Freisetzen von freiem Jod aus einer Kaliumjodidlösung.

Zusätzlich zu dem spezifischen schallchemischen Einfluß kann der Ultraschall ebenfalls bestehende chemische Reaktionen beschleunigen wie die Entwicklung von Emulsionen [10.27], und zwar anscheinend als Ergebnis eines Mischens der Flüssigkeit, induziert vom Schall.

10.3.2. Makromoleküle

Der Einfluß des Ultraschalls auf biologische Makromoleküle in einer Wasserlösung und besonders die Auswirkungen auf die DNS [10.32] fanden große Beachtung. Hier wurde festgestellt, daß der primäre Effekt der eines Zerfallsprozesses ist, in dem die Aufspaltung des Doppelstranges herbeigeführt wird, die vor allem in der Mitte des Moleküls auftritt. Hierbei wird angenommen, daß die Scherbeanspruchung der Flüssigkeit der kausale Mechanismus sei. Obwohl der größte Teil der Arbeit über dieses Phänomen mit kleinen Ultraschallfrequenzen im Bereich von 20 kHz durchgeführt wurde, hat sich dieses Phänomen auch in dem Bereich von 0,25–4 MHz mit Intensitäten in einer Größenordnung von 1 W cm^{-2} als wirksam erwiesen [10.10]. Ebenso wurde von einem Nachweis eines Angriffs auf freie Radikale berichtet, der sich auf beobachtete Änderungen in der Ultraviolettabsorption und der Schmelztemperatur der mit Ultraschall behandelten DNS Lösungen stützt. Dabei scheint es sich jedoch um einen verhältnismäßig geringfügigen Effekt selbst bei Schallintensitäten zu handeln, die zu einem sehr beträchtlichen Zerfall führen (z.B. zu einem mittleren Molekülgewicht von 0,25 Millionen aus anfänglich 10 Millionen).

Im allgemeinen beruhen mechanische und chemische Effekte eindeutig auf der Blasenbildung, da sie gänzlich mit einer Entgasung der Lösung oder durch eine Erhöhung des wirksamen umgebenden Drucks unterdrückt werden können. Es wurde jedoch berichtet, daß die DNS bei geringeren Intensitäten (25 W cm^{-2} bei 1 MHz) durch einen anderen Mechanismus als die Blasenbildung zerlegt werden kann [10.16], obwohl ein Zerfall von Proteinen bei einer fehlenden Blasenbildung nicht entdeckt werden konnte [10.8].

10.3.3. Zellen

Die ersten Arbeiten über die biologischen Auswirkungen des Ultraschalls wurden vor allem in Wassersuspensionen von Mikroorganismen oder an anderen Einzellern durchgeführt, und das große Interesse an dieser Systemart hält wegen des Kompromisses an, der dabei zwischen der Biologie und eines einfachen Modells besteht. Die am häufigsten beobachtete Auswirkung war in diesem Fall eine katastrophale Ruptur der Zellmembran [10.22], und diese Tatsache bildet die Grundlage für die Zellspaltung durch den Ultraschall [10.21]. Der für diese Auswirkung verantwortliche Mechanismus ist wiederum die Blasenbildung, und es wurde nachgewiesen, daß eine schallchemische Tätigkeit im allgemeinen zwar vorhanden ist, aber ihre Auswirkungen werden wahrscheinlich durch das Nährmedium gedämpft, in dem die Zellen beschallt werden; deshalb herrscht auch wie bei dem DNS Zerfall der rein mechanische Einfluß der Blasenbildung vor [10.5]. Eine nicht letale Schädigung der isolierten Zelle, die im allgemeinen die Zellmembrane beeinflußt und möglicherweise auch andere Stellen, konnte ebenfalls nachgewiesen werden. Mehrere Forscher haben zum Beispiel von Änderungen der elektrophoretischen Beweglichkeit der verschiedenen Säugetierzellen berichtet, die allem Anschein nach eine Verminderung der elektrischen Nettooberflächenladung an der Zellmembran widerspiegeln. Es konnte nachgewiesen werden, daß dies mit der Blasenbildung des Ultraschalls zusammenhängt und reversibel ist [10.24]. Eine möglicherweise ähnliche Erscheinung ist die beobachtete Zunahme der Durchlässigkeit bestimmter Zellen für spezifische zytotoxische Drogen nach der Beschallung einer *in vitro* Suspensionskultur mit Ultraschall [10.26].

Wie oben erwähnt, ist die Blasenbildung ein Phänomen des flüssigen Zustands, und es erscheint zweifelhaft, ob sie auch in Geweben auftritt. Will man demnach die Auswirkungen des Ultraschalls verstehen, die in der Zelle eines Gewebes stattfinden, hat der Nachweis aus Experimenten mit einer Suspension von Zellen in einer Flüssigkeit nur einen sehr begrenzten

Aussagewert, es sei denn, wirksame Schritte werden unternommen, um eine Blasenbildung zu verhindern. Erstaunlich wenige Arbeiten wurden in dieser Richtung durchgeführt, obwohl nachgewiesen wurde, daß sie experimentell möglich sind, und sogar für Säugetierzellen wie zum Beispiel durch das Beschallen in einer Gelsuspension [10.6]. Eine weitere Methode zur Unterdrückung der Blasenbildung ist die Anwendung sehr kurzer Ultraschallimpulse. Mit diesem Mittel war es möglich, den Einfluß einer Ultraschallbeschallung auf das Wachstum von Säugetierzellen zu untersuchen und zu beweisen, daß keine feststellbaren Änderungen im Ablauf durch Beschallen auftreten, und zwar auch nicht nach 5 Stunden mit einer Spitzenintensität von 15 W cm^{-2} Impulsen mit einer Dauer von 1 ms und einer Arbeitsphase von 0,1 [10.4].

Mikroskopische Beobachtungen von mit Ultraschall beschallten Einzellern wurden an den Zellen großer Pflanzen und Seeiern durchgeführt, die nahe an die Spitze einer Nadel gehalten wurden, die mit einer Frequenz von ungefähr 20 kHz vibrierte. Unter diesen Bedingungen kann man das Auftreten einer akustischen Strömung des Kernplasmas und Zellplasmas mit Bewegung, Verformung und schließlich Zertrümmerung einiger intrazellulärer Bestandteile beobachten [10.42]. Die Schallfelder, die bei dieser Arbeit verwendet wurden, unterscheiden sich jedoch von denen, die für ein Ultraschallfeld typisch sind, darin, daß sie sehr ungleichförmig sind, und es ist unsicher, inwieweit ähnliche Auswirkungen unter gleichförmigen Bedingungen und bei den beträchtlich höheren Ultraschallfrequenzen auftreten können, die bei der medizinischen Diagnostik verwendet werden.

Es ist interessant, daß Änderungen der visko-elastischen Eigenschaften des Zellplasmas in einer Pflanzenzelle bei Ultraschallintensitäten beobachtet wurden, die unter 40 W cm^{-2} bei 1 MHz lagen [10.23].

10.3.4. Gewebe

Ein wesentliches Interesse in der Ultraschallbiologie gilt den Auswirkungen, die im Gewebe stattfinden. Aber gerade auf diesem Gebiet war die Interpretation der Versuchsdaten bisher besonders schwierig.

Zwei Charakteristika unterscheiden das Gewebe erheblich von dem oben besprochenen einfacheren System, ein verhältnismäßig hoher Ultraschall-Absorptionskoeffizient und eine verhältnismäßig niedrige Wärmeübertragung (d.h. niedriges Wärmeleitvermögen und nicht vorhandene Konvektion). Demnach wird ein Temperaturanstieg zu einem wichtigen Faktor, und in der Praxis kann die Wärme leicht zur Änderung oder Zerstörung von Gewebsfunktionen führen. Allem Anschein nach beruht darauf ein Teil der therapeutischen Wirksamkeit, die dem Ultraschalll in der physikalischen Medizin nachgesagt wird, denn sie wurde besonders bei Methoden, die sich auf fokussierte Ultraschallfelder stützten, für die Zerstörung kleiner, tiefer, lokalisierter Gewebsbereiche verwendet [10.13].

Eine andere Situation, in der eine lokalisierte Erwärmung bedeutungsvoll wird, und zwar ganz unbeabsichtigt, liegt vor, wenn der Ultraschall auf eine Zwischenfläche zwischen Gewebeweichteile und Knochen einfällt. In diesem Fall kann ein beträchtlicher Anteil der Schallenergie in Form von Transversalwellen in die Weichteile dringen, für die der Absorptionskoeffizient in den Weichteilen (und ebenso die lokale Wärmebildungsrate) um mehrere Größenordnungen höher liegen kann als der für die übliche Longitudinalwellen.

Während derartige Temperaturauswirkungen in einigen Situationen offensichtlich eine große Bedeutung besitzen können, ergibt sich ein möglicherweise weit interessanteres Forschungsgebiet aus dem Nachweis, daß andere, nicht thermische und nicht blasenbildende Mechanismen unter Ultraschalleinwirkung im Gewebe wirksam sein können. Der erste deutliche Hinweis auf ein derartiges Phänomen wurde in einer Versuchsserie mit Beschallung des Rückenmarks einer Maus erhalten, deren Ergebnis eine Hinterbeinlähmung war [10.13]. Es wurde bewiesen, daß man eine Lähmung unter Bedingungen erhält, bei denen weder ein Temperaturanstieg noch eine Blasenbildung bedeutungsvolle Faktoren waren, und ebenso wurde ein wirksamer Effekt nachgewiesen, bei dem eine Lähmung nach zwei zeitlich klar voneinander getrennten Beschallungen einsetzte, von denen jede für sich nicht wirksam gewesen wäre. Leider folgten auf diese frühen Ergebnisse keine weiteren Versuche. Eine Arbeit aus jüngerer Zeit [10.37] aber scheint die allgemeine Annahme einer Schwelle für eine akkumulierende Beschallungszeit zu bestätigen, und wiederum gibt es Hinweise, die gegen einen Wärmemechanismus sprechen. Dieser letzte Befund wird weiterhin durch eine Studie an einer Rattenleber gestützt, die einer Impulsbeschallung ausgesetzt war und in der deutliche qualitative Unterschiede in den erzeugten Prozessen während der unterschiedlichen Impulsbehandlung gefunden wurden, wobei allerdings die durchschnittliche Beschallung konstant blieb und damit auch die Wärmewirksamkeit [10.36].

Die Auswirkungen, die zu den oben angeführten Beobachtungen beitragen, sind allem Anschein nach in ihrer Natur biologisch destruktiv, demnach stehen sie im Gegensatz zu dem Nachweis einer bedeutenden Steigerung der Wundheilungsrate nach einer Beschallung mit niedrigen Intensitäten unter Bedingungen, in denen eine Erklärung durch die Wärme außer acht gelassen werden kann und eine Blasenbildung sehr unwahrscheinlich ist [10.9]. Eine erhöhte Syntheserate für DNS und wahrscheinlich auch für Protein wurde in regenierenden Geweben nach einer Beschallung mit dem Ultraschall nachgewiesen. Es wurde vorgeschlagen, daß ausgelöste Mikroströmungsbewegungen in der Gewebsflüssigkeit der für diese Auswirkungen verantwortliche, physikalische Mechanismus sei. Eine weitere interessante Möglichkeit ist die, daß sie das Ergebnis der Tätigkeit von Enzymen sein könnten, die nach einer mit dem Ultraschall ausgelösten Ruptur der lysosomalen Membran erfolgte [10.15].

Ein weiterer Befund, von dem der ursprüngliche Autor zunächst annahm, daß auch er auf einer nicht thermalen Grundlage beruht, ist der, daß der Ultraschall, wenn er mit einer an sich unwirksamen Energie angewendet wird, die tumor-therapeutische Wirksamkeit einer gegebenen Dosis von Röntgenstrahlen um einen Faktor von 1,7 erhöhen kann. Die Möglichkeit eines synergetischen Effekts dieser Art wird durch einige andere Berichte gestützt. Aber bei einem kürzlichen Versuch, die ursprünglichen Versuche zu wiederholen, wobei *in vivo* und *in vitro* Methoden verwendet wurden, konnte kein signifikanter Hinweis auf einen derartigen Synergismus unter gleichbleibenden Temperaturbedingungen nachgewiesen werden [10.6].

10.4. Untersuchungen des Risikofaktors

Man kann drei ziemlich verschiedene, aber sich ergänzende Ansätze zur Erklärung der Risiken bei einer Anwendung des Ultraschallstrahls in der Medizin unterscheiden [10.18]. Die allgemeine Untersuchung der Biologie und Biophysik des Ultraschalls, wie oben beschrieben, sollte schließlich zu einem grundsätzlichen Verständnis aller Prozesse führen, die klinisch schädliche Auswirkungen haben können. Das ist jedoch noch ein langer Weg; kurzfristig müssen spezifische, empirische Untersuchungen durchgeführt werden, in denen bestimmte biologische Endergebnisse wie fetale Anomalien bei Ratten oder Mäusen in Bezug auf die Beschallungsparameter überprüft werden, die für bestimmte Anwendungen in der Medizin typisch sind. Der dritte Weg ist der der Epidemiologie: Das ist die Untersuchung von Menschengruppen, die aus medizinischen oder anderen Gründen dem Ultraschall ausgesetzt sind.

10.4.1. Experimenteller Nachweis

Eine praktische Schwierigkeit bei der Planung eines spezifischen experimentellen Nachweises der Ultraschallgefährdung ist die, daß man wissen muß, welchen Effekt man eigentlich sucht. Die Erfahrung aus dem Gebiet der Risiken bei einer Ionisierungsstrahlung muß nicht unbedingt auch in diesem Fall direkt relevant sein, obwohl sie indirekt insoweit von großem Wert ist, als sie nützliche Kriterien und hohe Normen für eine Beurteilung einer derartigen Arbeit festlegt. Wenn man die entsprechenden Arbeiten mit Ultraschall in diesem Licht betrachtet, befinden sie sich offensichtlich noch in einem sehr frühen Entwicklungsstadium.

Die erste Studie, die sich speziell mit dem Problem der Risiken des Ultraschalls in der Diagnostik beschäftigte, sollte histologische Änderungen im Hirngewebe von Tieren suchen [10.12], aber die anschließende Arbeit hat sich hauptsächlich mit der Möglichkeit genetischer Änderungen oder somatischer Mutation befaßt. Zu diesem Thema liegt eine beachtliche, wenn auch etwas verwirrende Arbeit vor. Eine kürzlich kritische Überprüfung ergab, daß mit der möglichen Ausnahme bestimmter extremer Schallbedingungen, bei denen ein bedeutender Wärmeschock ausgelöst werden kann, die gegenwärtig zur Verfügung stehenden Untersuchungsergebnisse nicht auf ein hohes Risiko von genetischen Auswirkungen des Ultraschalls in der Medizin hinweisen und daß besonders die heutigen diagnostischen Verfahren kaum zu einer genetischen Gefährdung führen werden [10.38]. Diese Schlußfolgerung wird durch die Ergebnisse der kürzlich durchgeführten, systematischen Suche nach genetischen Änderungen der Hefensysteme [10.39] und bei Mäusen [10.28] gestützt, die Ultraschallstrahlen ausgesetzt wurden, die um vieles über denen im medizinischen Bereich verwendeten lagen.

Während eine Reihe anderer, ähnlicher Studien ebenso beruhigende Ergebnisse liefert [10.18], ist es wichtig zu bemerken, daß von einigen einzelnen, anscheinend gegensätzlichen Befunden berichtet wurde, besonders in Verbindung mit der Auslösung zellgenetischer [10.30] und teratogener [10.34] Veränderungen. Obwohl es sich bei diesen Berichten nur um vorläufige Ergebnisse handelt, haben sie wegen ihrer potentiellen Bedeutung ziemlich umfangreiche Serien von Kontrollstudien angeregt, einschließlich anschließender Untersuchungen durch einen der ursprünglichen Autoren [10.29]. Diese Studien haben einheitlich negative Ergebnisse für die untersuchten Säugetierzellsysteme gezeigt [10.3].

10.4.2. Epidemiologie

Wie Erfahrungen auf dem verwandten Gebiet der Strahlensicherheit von Röntgenstrahlen ergeben, ist der epidemiologische Weg zur Feststellung der Gefährung durch Ultraschall sehr wahrscheinlich schwierig und voller Fallen. Bisher wurde nur von einer ernsthaften Studie dieser Art berichtet [10.17], eine Studie über 1114 anscheinend normal schwangere Frauen, die an drei verschiedenen Zentren und in verschiedenen Schwangerschaftsstadien mit dem Ultraschall untersucht wurden. In dieser Gruppe belief sich der Anteil von fetalen Anomalien auf 2,7% verglichen mit einem Anteil von 4,8% aus anderen Berichten einer getrennten, unabhängigen Untersuchung von Frauen, die nicht dem Ultraschall ausgesetzt waren. In der zuerst genannten Studie erhöhte anscheinend weder die Schwangerschaftszeit, in der die erste Untersuchung stattfand, noch die Anzahl der Untersuchungen das Risiko einer fetalen Anomalie. Eine derartige Studie ist sehr wertvoll, da bessere Ergebnisse bisher fehlen; die quantitative Bedeutung ihrer Befunde muß jedoch in Frage gestellt werden. Langfristig ist es sehr wünschenswert, ausführlichere, statistisch kontrollierte Studien durchzuführen, vorzugsweise mit dem Ziel einen Erwartungswert zu bestimmen statt mit dem eines Befundergebnisses. Die Pläne für die Durchführung einer umfassenden Studie dieser Art sind bereits fortgeschritten.

10.5. Zusammenfassung

Nach 50 Jahren befindet sich die Untersuchung der biologischen Auswirkungen des Ultraschalls immer noch ziemlich im Anfangsstadium. Von den verschiedenen unterschiedlichen Einflußmechanismen, die identifiziert werden können, ist der Wärmeeffekt der einfachste und am besten belegte, obwohl die tatsächlichen Vorgänge, die hinter der Ultraschallabsorption in Säugetiergeweben stehen, auch heute noch kaum verstanden werden. Die Blasenbildung stellt einen sehr wirksamen Mechanismus in Flüssigkeiten unter den Bedingungen dar, unter denen ein großer Teil der veröffentlichten experimentellen Arbeiten an der Ultraschallbiologie durchgeführt wurden. Ob sie unter Bedingungen, wie sie bei *in vivo* Anwendungen in der Medizin bestehen, überhaupt auftritt, muß bezweifelt werden. Schließlich mehren sich Beweise für das Vorhandensein von Auswirkungen, die weder auf Wärme noch Blasenbildung zurückgehen: Ihre tatsächliche Wirkungsweise ist unklar, und es gibt keine wesentlichen Ergebnisse, die darauf hinweisen, daß ein Risiko bei der Anwendung des Ultraschalls in der Medizin besteht. Diese zuletzt genannte Schlußfolgerung wurde überall dort gestützt, wo immer die Arbeit unter Bedingungen durchgeführt wurde, die sich als reproduzierbar und quantitativ bedeutungsvoll wegen des Nachweises von toxikologischen Analysen über genetische und verwandte Phänomene erwiesen haben.

Literatur

10.1. Bergmann, L. (1954). *Der Ultraschall.* Stuttgart: Hirzel Verlag.

10.2. Bhatia, A.B. (1967). *Ultrasonic Absorption.* Oxford Clarendon Press.

10.3. *British Journal of Radiology* (1972). Five papers on possible induction of chromosome aberrations by ultrasound. *Br. J. Radiol.,* **45,** 320–342.

10.4. Clarke, P.R. and Hill, C.R. (1969). Biological action of ultrasound in relation to the cell cycle. *Expl. Cell. Res.,* **58,** 443–444.

10.5. Clarke, P.R. and Hill, C.R. (1970). Physical and chemical aspects of ultrasonic disruption of cells. *J. acoust. Soc. Am.,* **47,** 649–653.

10.6. Clarke, P.R., Hill, C.R. and Adams, K. (1970). Synergism between ultrasound and x-rays in tumour therapy. *Br. J. Radiol.,* **43,** 97–99.

10.7. Dunn, F., Edmonds, P.D. and Fry, W.J. (1969). Absorption and dispersion of ultrasound in biological media. In *Biological Engineering,* ed. H.P. Schwann, pp. 205–332. New York: McGraw-Hill.

10.8. Dunn, F. and Macleod, R.M. (1968). Effects of intense noncavitating ultrasound on selected enzymes. *J. acoust. Soc. Am.*, **44,** 932–940.

10.9. Dyson, M., Pond, J.B., Joseph, J. and Warwick, R. (1970). Stimulation of tissue regeneration by pulsed plane-wave ultrasound. *I.E.E.E. Trans. Sonics Ultrason.*, **SU–17,** 133–140.

10.10. El'piner, I.E. (1964). *Ultrasound: Physical, Chemical and Biological Effects.* New York: Consultants' Bureau.

10.11. Flynn, H.G. (1964). Physics of acoustic cavitation in liquids. In *Physical Acoustics,* Ed. W.P. Mason, vol. IB, pp. 57–214. New York: Academic Press.

10.12. French, L.A., Wild, J.J. and Neal, D. (1951). Attempts to determine harmful effects of pulsed ultrasound vibrations. *Cancer, N.Y.*, **4,** 342–344.

10.13. Fry, W.J. (1958). Intense ultrasound in investigations of the central nervous system. *Adv. biol. med. Phys.*, **6,** 281–348.

10.14. Fry, W.J. and Dunn, F. (1962). Ultrasound: analysis and experimental methods in biological research. In *Physical Techniques in Biological Research,* Ed. W.L. Nastuk, vol. IV, pp. 261–394. New York: Academic Press.

10.15. Harvey, W., Dyson, M., Pond, J.B. and Grahame, R. (1975). The 'in vitro' stimulation of protein synthesis in human fibroblasts by therapeutic levels of ultrasound. In *Ultrasonics in Medicine,* Ed. E. Kazner, M. de Vlieger, H.R. Müller and V.R. McCready, pp. 10–21. Amsterdam: Excerpta Medica.

10.16. Hawley, S.A., Macleod, R.M. and Dunn, F. (1963). Degradation of DNA by intense, noncavitating ultrasound. *J. acoust. Soc. Am.*, **35,** 1285–1287.

10.17. Hellman, L.M., Duffus, G.M., Donald, I. and Sunden, B. (1970). Safety of diagnostic ultrasound in obstetrics. *Lancet,* **1,** 1133–1135.

10.18. Hill, C.R. (1968). The possibility of hazard in medical and industrial applications of ultrasound. *Br. J. Radiol.*, **41,** 561–569.

10.19. Hill, C.R. (1972). Ultrasonic exposure thresholds for changes in cells and tissue. *J. acoust. Soc. Am.*, **52,** 667–672.

10.20. Hill, C.R., Chivers, R.C., Huggins, R.W. and Nicholas, D. (in press). Scattering of ultrasound by human tissues. In *Ultrasound: its Application in Medicine and Biology,* Ed. F.J. Fry. Amsterdam: Elsevier.

10.21. Hughes, D.E. (1961). The disintegration of bacteria and other micro-organisms by the M.S.E.-Mullard ultrasonic disintegrator. *J. biochem. microbiol. Technol. Engng.*, **3,** 405–433.

10.22. Hughes, D.E. and Nyborg, W.L. (1962). Cell disruption by ultrasound. *Science, N.Y.*, **138,** 108–114.

10.23. Johnsson, A. and Lindvall, A. (1969). Effects of low-intensity ultrasound on viscous properties of *Helodea cells. Naturwissenschaften,* **56,** 40–41.

10.24. Joshi, G.P., Hill, C.R. and Forrester, J.A. (1973). Mode of action of ultrasound on the surface charge of mammalian cells *in vitro. Ultrasound Med. Biol.*, **1,** 45–48.

10.25. Kremkau, F.W., Kaufmann, J.S., Walker, M.M., Burch, P.G. and Spurr, C.L. (1976). Ultrasonic enhancement of nitrogen mustard cytotoxicity in mouse leukaemia. *Cancer, N.Y.*, **37,** 1643–1647.

10.26. Kessler, L.W. and Dunn, F. (1969). Ultrasonic investigation of the conformal changes of bovine serum albumin in aqueous solution. *J. phys. Chem.*, **73,** 4256–4263.

10.27. Kossoff, G. (1962). Calibration of ultrasonic therapeutic equipment. *Acustica,* **12,** 84–90.

10.28. Lyon, M.F. and Simpson, G.M. (1974). An investigation into the possible genetic hazards of ultrasound. *Br. J. Radiol.*, **47,** 712–722.

10.29. Macintosh, I.J.C., Brown, R.C. and Coakley, W.T. (1975). Ultrasound and 'in vitro' chromosome aberrations. *Br. J. Radiol.*, **48,** 230–232.

10.30. Macintosh, I.J.C. and Davey, D.A. (1972). Relationship between intensity of ultrasound and induction of chromosome aberrations. *Br. J. Radiol.*, **45,** 320–327.

10.31. Nyborg, W. L. (1965). Acoustic streaming. In *Physical Acoustics,* Ed. W. P. Mason, vol. IIB, pp. 265–331. New York: Academic Press.
10.32. Peacocke, A. R. and Pritchard, N. J. (1968). Some biophysical aspects of ultrasound. *Prog. biophys. Chem.,* **18,** 186–208.
10.33. Ravitz, M. J. and Schnitzler, R. M. (1970). Morphological changes induced in the frog semitendinosus muscle fiber by localized ultrasound. *Expl. cell. Res.,* **60,** 78–85.
10.34. Shimizu, T. and Shoji, R. (1973). An experimental safety study of mice exposed to low intensity ultrasound (abstract). *Excerpta Medica International Congress Series,* no. 277, p. 28.
10.35. Taylor, K. J. W. (1970). Ultrasonic damage to the spinal cord and the synergistic effect of hypoxia. *J. Path.,* **102,** 41–47.
10.36. Taylor, K. J. W. and Connolly, C. C. (1969). Differing hepatic lesions caused by the same dose of ultrasound. *J. Path.,* **98,** 291–293.
10.37. Taylor, K. J. W. and Pond, J. B. (1972). A study of the production of haemorrhagic injury and paraplegia in rat spinal cord by pulsed ultrasound of low megahertz frequencies in the context of the safety for clinical usage. *Br. J. Radiol.,* **45,** 343–353.
10.38. Thacker, J. (1973). The possibility of genetic hazard from ultrasonic radiation. *Current Topics in Radiation Research Quarterly,* **8,** 235–258.
10.39. Thacker, J. (1974). An assessment of ultrasonic radiation hazard using yeast genetic systems. *Br. J. Radiol.,* **47,** 130–138.
10.40. Weissler, A. (1959). Formation of hydrogen peroxide by ultrasonic waves. *J. Am. chem. Soc.,* **81,** 1077.
10.41. Wells, P. N. T. (1975). Absorption and dispersion of ultrasound in biological tissue. *Ultrasound Med. Biol.,* **1,** 369–376.
10.42. Wilson, W. L., Wiercinski, F. J., Nyborg, W. L., Schnitzler, R. M. and Sichel, F. J. (1966). Deformation and motion produced in isolated single cells by localized ultrasonic vibration. *J. acoust. Soc. Am.,* **40,** 1363–1370.
10.43. Woeber, K. (1965). The effect of ultrasound in the treatment of cancer. In *Ultrasonic Energy,* Ed. E. Kelly, pp. 137–149. Urbana: University of Illinois Press.
10.44. Wood, R. W. and Loomis, A. L. (1927). The physical and biological effects of highfrequency sound waves of great intensity. *Phil. Mag.,* [7], **4,** 417–436.

Weiterführende Literatur

Schaaffs, W. (1963). *Molekularakustik.* Berlin, Göttingen, Heidelberg: Springer.

Anhang

Ausrüstung für die Ultraschalldiagnostik

A.1. Wahl der Ausrüstung

Sobald die Entscheidung zum Erwerb eines Gerätes für die Ultraschalldiagnose gefallen ist, muß aus einem verwirrend breiten Angebot gewählt werden. Für sehr wenige klinische Anwendungen eignet sich fast jede Ausrüstung des entsprechenden Typs; aber sehr viel häufiger hängt der Erfolg von dem Einsatz eines Gerätes mit einer angemessenen Leistung ab. Der Käufer wird die Wahl der Ausstattung als besonders schwierig empfinden, zumal die richtige Entscheidung zu diesem Zeitpunkt für die anschließende klinische Praxis entscheidend sein kann.

Wegen der komplexen Beschaffenheit der Ultraschallsysteme können dem Käufer keine allgemeinen Leitlinien gegeben werden. Es kann jedoch behilflich sein, die Merkmale aufzuzählen, die man bei der Entscheidung berücksichtigen sollte, ob ein bestimmtes Gerät sich für eine spezielle klinische Anwendung eignet. Zusätzlich zur Beurteilung der Spezifikation der Ausstattung sollte man auch die folgenden Punkte berücksichtigen:

(a) Wie zuverlässig ist das Gerät und welchen Service sichert der Lieferant zu?

(b) Wie viele Mitarbeiter sind notwendig, um das Gerät klinisch zu nutzen?

(c) Ist die Elektronik des Gerätes ausreichend gegen Netzschwankungen stabilisiert?

(d) Kann das Gerät auch von verhältnismäßig unvorbereitetem Personal betrieben werden?

(e) Ist ein gesonderter Untersuchungsraum notwendig?

(f) Ist das Gerät leicht zu transportieren?

(g) Schließt der Preis Zoll, alle Steuern und Abgaben, die anfallen, ein?

A.1.1. Impuls-Echo-Systeme

(a) Allgemeine Überlegungen

Die folgenden Überlegungen gelten für die Wahl des A-Bild-Gerätes, des zweidimensionalen B-Bild-Gerätes und von Zeitpositionsaufzeichnungs-Systemen.

Bildschirm. Wie groß ist der Bildschirm? Wie hell ist er? Ist die Brennfleckgröße annehmbar klein? Welche Vorrichtungen gibt es für die fotographische Aufzeichnung? Kann das Bild gleichzeitig gesehen und aufgenommen werden? Wenn es eine elektronische Speichervorrichtung gibt, ist sie ausreichend? (Mindert das Speicherbild die Bildqualität? Wie wird es gelöscht?) Ist die Graustufenleistung befriedigend? Sind Vergrößerungen und Verschiebung des Bildes vorgesehen? Gibt es Steuerungen des Fokus und Astigmatismus? Gibt es ein Koordinatensystem?

Generator. Ist die Sendeleistung variabel (wenn ja, ist die Ausgangssteuerung geeicht)? Ist die Impulslänge variabel? Wie ist die Impulswiederholungsrate (und ist sie variabel)? Ist die maximale Ultraschallintensität so klein wie möglich (um die mögliche Gefährdung so niedrig wie möglich zu halten)?

Schallkopf. Wie groß ist der Schallkopf? Bei welcher Frequenz wird er betrieben? Wie ist der Frequenzgang (ist die Impulslänge kurz)? Ist das Ultraschallfeld fokussiert? Gibt es Spezialschallköpfe? Kann der Schallkopf sterilisiert werden? Wenn der Schallkopf ein Array ist, ist er handlich?

Empfänger. Welche Frequenzbänder stehen zur Verfügung? Ist die Verstärkung angemessen? Ist die Verstärkerreglung geeicht? Kann ein Tiefenausgleich betrieben werden (wenn ja, können Ausmaß und Tiefenbereich durch geeichte Steuerungen geregelt werden und kann diese Information zur gleichen Zeit auf dem A-Bild dargestellt werden)? Kann das nicht demodulierte Signal dargestellt werden? Können kleine Signale unterdrückt werden? Welche Merkmale hat der Videoverstärker (z. B. lineare oder logarithmische, mit oder ohne Differenzierung)?

(b) A-Bild-Geräte

Ist die Zeitablenkung variabel? Ist sie auf dem Tiefenmaßstab kalibriert? Können Entfernungsmarken dargestellt werden? Kann die Zeitablenkung relativ zur Übertragungszeit verzögert werden (um ausführlich einen Tiefenbereich zu untersuchen, der zu einer Gruppe von tiefen Strukturen gehört (Lupe))? Kann die Ablenkung umgekehrt werden? Gibt es eine Vorrichtung für eine simultane Darstellung der Meßwerte von zwei Schallköpfen, die verschieden dargestellt werden können (nützlich bei neurologischen Untersuchungen)?

(c) Zweidimensionale B-Bild-Geräte

Welche Koppelungsmthode wird verwendet (Direktkontakt oder durch ein Wasserbad)? Welche Fläche und welcher Umfang kann abgetastet werden? Wie vielseitig ist das mechanische Abtastsystem? Ist die Mechanik ausreichend? Wenn es sich um ein Realtimesystem mit einer Handsonde handelt, ist der Schallkopf frei beweglich? Ist die Aufzeichnungsgenauigkeit ausreichend? Eignet sich das System für eine Sonderuntersuchung (z. B. fetale Zephalometrie)? Besonders bei Wasserbadscannern, wie schnell kann eine Abtastung durchgeführt werden (z. B. ist eine Realtime-Darstellung möglich)?

(d) Zeit-Positions-Aufzeichnungssysteme

Wie erfolgt die Aufzeichnung (mit einem Ultraviolettschreiber, einer festen Kamera, auf einer elektronischen Speicherröhre oder auf einem Papierkurvenschreiber mit Hilfe eines Analogkonverters)? Kann die Aufzeichnung nach Zeit und Entfernung geeicht werden? Gibt es Vorrichtungen zur Aufzeichnung weiterer physiologischer Daten (z.B. EKG und PKG)? Bei einem Analogkonverter, kann die Stellung des Zeittors und das gemessene Echo auf einem A-Bild identifiziert werden?

A.1.2. Doppler-Systeme

(a) Allgemeine Überlegungen
Wie groß ist der Schallkopf? Mit welcher Betriebsfrequenz arbeitet der Apparat? Eignet sich die Geometrie des Ultraschallfelds für die klinische Anwendung? Ist die Ultraschallintensität so klein wie möglich (um die mögliche Gefährung auf ein Minimum zu beschränken)? Gibt es Spezialschallköpfe (z. B. für die Überwachung des Fetus, auf einem Katheter, oder für eine periarteriale Anwendung? Erzeugt das Instrument einen annehmbaren Ton (ist er laut genug, oder ist er mißtönend oder voller Rauschen, gibt es Kopfhörer)? Wird das Gerät ans Stromnetz angeschlossen oder mit Batterien betrieben?

(b) Komplexere Geräte
Ist das System mit Tiefenbereichfenstern ausgerüstet? Besitzt es einen empfindlichen Detektor, der die Stromrichtung und zwei nebeneinanderliegende Gefäßte differenzieren kann? Wenn das Gerät einen Nulldurchgangszähler aufweist, ist dies für die klinische Anwendung erforderlich? Gibt es einen Frequenzspektrumanalysator (wenn ja, wie schnell wird die Analyse durchgeführt?).

A.2. Lieferbare Ultraschallgeräte

Die Zahl der Hersteller von Ultraschallgeräten für die Diagnostik erhöht sich ständig. Die meisten, die unseres Wissens ein Gerät anbieten, sind unten angeführt, und zwar mit den Anschriften des Hauptsitzes der Hersteller; die meisten Firmen haben Zweigstellen oder Vertreter in anderen Teilen der Welt. Für Irrtümer oder Unvollständigkeit wird keine Verantwortung übernommen.

Der Liste geht eine Tabelle voraus, die die Abkürzung für die verschiedenen Systeme und die ungefähren Preise anführt.

System	Abkürzung	Preis in DM × 1000
A-Bild	A	4–12+
Automatischer Echoenzephalograph	AM	4–8+
Real-time-B-Bild	TDS	24–120+
Zeit-Positionsschreiber	RT	20–240+
Einfaches Doppler-System	D	0,8–8+
Komplexes Doppler-System	CD	2–40+

Hersteller	**System**
Advanced Diagnostic Research Corporation 2202 South Priest Drive Suite 102 Tempe, AR 85282 USA	RT
Aloka Co Ltd 6-22-1 Mure Mitaka-shi Tokyo 181 Japan	A TDS TP D
Alvar Electronic 6 Bis Rue Du Progres 93107 Montreuil Paris France	TDS
CGR 13 Square Max Hymans 75741 Paris France	TDS
Corometrics Medical Systems Inc Wallingford, CT 06492 USA	D
Delalande Electronique 30 rue Henri Regnault 92402 Courbevoie France	D CD

Diagnostic Electronics Corporation Box 580 Lexington, MA 02173 USA	AM RT
Diagnostic Sonar Ltd 35 Baron's Hill Avenue Linlithgow EH 49 7 JU UK	D
L'Electronique Appliquée 98 rue Maurice Arnoux 92120 Montrouge France	TP
Gruman Health Systems 400 Crossways Park Drive Woodbury, NY 11797 USA	RT
Hewlett Packard Inc 1501 Page Mill Road Palo Alto, CA 94304 USA	D
Hitachi Medical Coporation 1-1-14 Uchikanda Chiyoda-ku Tokyo Japan	D CD
Kretztechnik GmbH A-4871 Zipf Österreich	A TDS TP D
Litton Medical Systems 775 Nicholas Bvd Elk Grove Village, IL 60007, USA	TDS
LKB Medical AB Box 110 161 11 Bromma, Sweden	A
Mediscan Denmark 272 Kongevejen 2830 Virum Copenhagen Denmark	A TDS RT TP

Medishield Corporation Ltd Hammersmith House London W69DX UK	D
Metrix Inc 876 Ventura Aurora, CO80011 USA	A TDS TP D
Nuclear Enterprises Ltd Sighthill Edinburgh EH11 4EY UK	A TDS TP
Nucleus Holdings (Pty) Ltd 5 Sirius Road Lane Cove New South Wales Australia	TDS
Organon Technica BV Industielaan 84 Oss Holland	RT
Parks Electronics Laboratory 419 SW First Beavertron, OR 97005 USA.	D CD
Picker Corporation Medical Marketing Division 595 Miner Road Cleveland, OH 44143 USA	A TDS TP
Radionics Ltd 195 Graveline Street Montreal Quebec H4T 1R6 Canada	AM
Roche Bioelectronics CoLtd 52 rue de Buzenval 92 St Cloud Paris France	RT CD
Rohé Scientific 2158 South Hathaway Street	TDS

PO Box 10760 Santa Ana, CA 92711 USA	
Searle Ultrasound 2270 Martin Avenue Santa Clara, CA 95050 USA	TDS
Siemens AG Unternehmensbereich Medizinische Technik Postfach 3240 8520 Erlangen Bundesrepublik Deutschland	RT
Smith Kline Instruments Inc 880 West Maude Avenue PO Box 1947 Sunnyvale, CA 94086 USA	A TDS RT TP D
Sonicaid Ltd Hook Lane Nyetimber Bognor Regis, Sussex UK	D CD
Sonometrix Systems Inc 2067 Broadway New York, NY 10023 USA	TDS
Sophia 24 rue R. Valognes 78 Mantes-la-Ville France	CD
Techpan Swietokrzyska 21 Warsaw Poland	D CD
Toshiba 1–6 Uchisaiwaicho 1-chome Chiyoda-ku Tokyo 100 Japan	A TDS TP D

Unirad Corporation PO Box 39002 Denver, CO 80239 USA	A TDS TP
Varian Radiation Division 611 Hansen Way Palo Alto, CA 94303 USA	RT
Allen L. Wolff Co. 2485 Huntington Drive San Marino, CA 91108 USA	D CD

Sachregister

FSC
www.fsc.org
MIX
Papier | Fördert
gute Waldnutzung
FSC® C083411

Zeitfracht Medien GmbH
Ferdinand-Jühlke-Straße 7
99095 Erfurt, Deutschland
produktsicherheit@kolibri360.de